Relazione di coppia e malattia cardiaca

Angelo Compare

Relazione di coppia e malattia cardiaca

Clinica psicologica relazionale in psicocardiologia

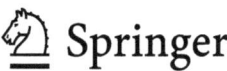

Angelo Compare
Psicologo Specialista in Psicoterapia
Professore presso il Corso di Laurea in Psicologia
Settore Scientifico Disciplinare Universitario-MIUR: Psicologia Clinica e dinamica
Dipartimento di Scienze della Persona
Università degli Studi di Bergamo

ISBN 978-88-470-2302-4 ISBN 978-88-470-2303-1 (eBook)

DOI 10.1007/978-88-470-2303-1

© Springer-Verlag Italia 2012

Quest'opera è protetta dalla legge sul diritto d'autore, e la sua riproduzione è ammessa solo ed esclusivamente nei limiti stabiliti dalla stessa. Le fotocopie per uso personale possono essere effettuate nei limiti del 15% di ciascun volume dietro pagamento alla SIAE del compenso previsto dall'art. 68, commi 4 e 5, della legge 22 aprile 1941 n. 633. Le riproduzioni per uso non personale e/o oltre il limite del 15% potranno avvenire solo a seguito di specifica autorizzazione rilasciata da AIDRO, Corso di Porta Romana n. 108, Milano 20122, e-mail segreteria@aidro.org e sito web www.aidro.org.
Tutti i diritti, in particolare quelli relativi alla traduzione, alla ristampa, all'utilizzo di illustrazioni e tabelle, alla citazione orale, alla trasmissione radiofonica o televisiva, alla registrazione su microfilm o in database, o alla riproduzione in qualsiasi altra forma (stampata o elettronica) rimangono riservati anche nel caso di utilizzo parziale. La violazione delle norme comporta le sanzioni previste dalla legge.

L'utilizzo in questa pubblicazione di denominazioni generiche, nomi commerciali, marchi registrati, ecc. anche se non specificatamente identificati, non implica che tali denominazioni o marchi non siano protetti dalle relative leggi e regolamenti.

Responsabilità legale per i prodotti: l'editore non può garantire l'esattezza delle indicazioni sui dosaggi e l'impiego dei prodotti menzionati nella presente opera. Il lettore dovrà di volta in volta verificarne l'esattezza consultando la bibliografia di pertinenza.

9 8 7 6 5 4 3 2 1   2012   2013   2014

Layout copertina: Ikona S.r.l., Milano

Impaginazione: Ikona S.r.l., Milano
Stampa: Fotoincisione Varesina, Varese

Springer-Verlag Italia S.r.l., Via Decembrio 28, I-20137 Milano
Springer fa parte di Springer Science+Business Media (www.springer.com)

Presentazione

Il modello bio-psico-sociale (Engel, 1980) è alla base della moderna concezione di salute e di malattia e rappresenta la matrice epistemologica di quel recente corpus di studi in psicologia clinica e della salute che si collega al paradigma della complessità. All'interno del paradigma bio-psico-sociale le diverse variabili interagiscono tra di loro in modo non lineare, in un contesto ambientale dinamico, influenzandosi reciprocamente. L'analisi della letteratura scientifica mostra come nel corso degli ultimi decenni sia aumentato il riconoscimento degli aspetti psicologici come fattori di rischio per la salute fisica e in particolare per quella cardiaca, come è testimoniato dalle recenti ricerche pubblicate su *Heart Lung* e sullo *European Journal of Cardiovascular and Prevention Rehabilitation* (Chung et al. 2009; Doyon e Parent, 2008; Empana et al. 2008; Rohrbaugh, Shoham, Cleary, Berman e Ewy, 2009; Vilchinsky et al.). L'attenzione al contesto relazionale d'esordio e di decorso rappresenta la vera novità nel panorama dei modelli di comprensione e di trattamento delle patologie cardiache.

La dimensione relazionale, come anche suggerito dall'etimologia della parola "persona"[1], è uno degli elementi contestuali e dinamici da cui non si può prescindere per avere una reale e completa comprensione della salute, della malattia e dei fattori prodromici di rischio.

La relazione di coppia, in quanto caratterizzata da scambio affettivo e da intenso coinvolgimento emotivo, è il contesto relazionale che ricopre un ruolo centrale nel paradigma bio-psico-sociale della patologia cardiaca. Nella pratica clinica con i pazienti affetti da patologia cardiaca, acuta e cronica, è frequente osservare come la malattia metta alla prova sia la persona che ne è colpita sia coloro che ne condividono il legame nella relazione di coppia. A tale riguardo le ricerche dimostrano come la morbilità e la mortalità cardiaca è significativamente inferiore nelle persone che sono inserite all'interno di una relazione di coppia funzionale (Chandra, Szklo,

---

[1] Dall'etrusco *phersu* "maschera" (DELI - Dizionario etimologico della lingua italiana. Zanichelli 2003): la persona è un essere relazionale e non autoreferenziale.

Goldberg e Tonascia, 1983; Goodwin, Hunt, Key e Samet, 1987; Gordon e Rosenthal, 1995; House, Landis e Umberson, 1988). Nonostante ciò l'essere in una relazione di coppia non è però una condizione necessariamente protettiva. Evidenze empiriche dimostrano, infatti, come una relazione di coppia disfunzionale, oltre a rappresentare una rilevante fonte di stress, favorisce l'isolamento sociale e il mantenimento della sintomatologia depressiva (Beach, Fincham e Katz, 1998; Coyne e DeLongis, 1986; Fincham e Beach, 1999; Cigoli e Scabini, 2006). La depressione rappresenta un importante fattore di rischio psicologico per diverse patologie fisiche e in particolare per la malattia cardiaca. Infatti i sintomi depressivi sono associati a un'alterazione delle funzioni cardiovascolari, endocrine e immunologiche (Glassman, Rodriguez e Shapiro, 1998; Herrmann et al. 1998; Kiecolt Glaser, Glaser, Cacioppo e Malarkey, 1998; Penninx, Guralnik et al. 1998; Penninx, van Tilburg et al. 1998; Simonsick, Wallace, Blazer e Berkman, 1995; Molinari, Compare e Parati, 2007) tali da aumentare il rischio di recidiva e mortalità.

Sulla base di queste evidenze si potrebbe affermare che la malattia cardiaca, come evento traumatico, "sollecita" la relazione di coppia mettendone in evidenza la qualità del legame. Le caratteristiche di questo legame che lo rendono protettivo o tossico nel rapporto tra cardiopatia e depressione, rappresenta l'oggetto di studio della presente volume.

All'interno del panorama italiano, la monografia *Relazione di coppia e malattia cardiaca* rappresenta il primo contributo che approfondisce in modo completo e aggiornato la dimensione relazionale in psico-cardiologia.

Il volume, oltre a presentare gli aspetti centrali dell'argomento trattato attraverso una aggiornata rassegna della letteratura scientifica, discute le questioni aperte e problematiche indicando possibili linee per le future ricerche.

L'Autore presenta le teorie più recenti e innovative utili ai ricercatori per condurre indagini in questo nuovo ambito e descrive gli aspetti teorici e di pratica clinica utili ad affrontare la diagnosi e il trattamento delle coppie di pazienti cardiopatici depressi. I capitoli dedicati alla pratica clinica illustrano, avvalendosi della descrizione del processo terapeutico di casi clinici, la tecnica terapeutica delle Emotionally Focused Couple Therapy (Johnson e Greenman, 2006) che rappresenta uno tra i principali modelli clinici con comprovata efficacia ed efficienza terapeutica supportata da evidenze scientifiche

In conclusione si può dire che il volume *Relazione di coppia e malattia cardiaca* si caratterizza per la proposta di nuove possibilità di comprensione e di cura delle malattie cardiache, cercando di collocarle non solo "nell'apparato cardiocircolatorio" ma anche "nel cuore della relazione" di coppia, in accordo con i più recenti sviluppi delle riflessioni sistemico-relazionali (Ugazio, 2007).

Milano, settembre 2011   **Enrico Molinari**
Professore Ordinario di Psicologia Clinica
Università Cattolica di Milano

Bibliografia

Beach SRH, Fincham FD, Katz J (1998) Marital therapy in the treatment of depression: Toward a third generation of therapy and research. Clinical Psychology Review, 18(6), 635-661
Chandra V, Szklo M, Goldberg R, Tonascia J (1983) The impact of marital status on survival after an acute myocardial infarction: a population-based study. Am J Epidemiol, 117:320-325
Chung ML, Lennie TA, Riegel B et al (2009) Marital status as an independent predictor of event-free survival of patients with heart failure. Am J Crit Care, 18:562-570
Cigoli V, Scabini E (2006) Family Identity. Ties, symbols, and transitions. Lawrence Erlbaum Associates, Mahwah
Coyne JC, DeLongis A (1986) Going beyond social support: The role of social relationships in adaptation. Journal of Consulting and Clinical Psychology, 54:454-460
Doyon O, Parent N (2008) Systematic review coupled with meta-analysis regarding the clinical follow-up programs of congestive heart failure (CHF) patients. Can J Cardiovasc Nurs, 18:56-67
Empana JP, Jouven X, Lemaitre R et al (2008) Marital status and risk of out-of-hospital sudden cardiac arrest in the population. Eur J Cardiovasc Prev Rehabil, 15:577-582
Engel GL (1980) The clinical application of the biopsychosocial model. American Journal of Psychiatry, 137:535-544
Fincham FD, Beach SRH (1999) Marriage in the new millennium: Is there a place for social cognition in marital research? Journal of Social and Personal Relationships, 16:685-704
Glassman AH, Rodriguez AI, Shapiro PA (1998) The use of antidepressant drugs in patients with heart disease. Journal of Clinical Psychiatry, 59:16-21
Goodwin JS, Hunt WC, Key CR, Samet JM (1987) The effect of marital status on stage, treatment, and survival of cancer patients. Jama, 258:3125-3130
Gordon HS, Rosenthal GE (1995) Impact of marital status on outcomes in hospitalized patients. Evidence from an academic medical center. Arch Intern Med, 155:2465-2471
Herrmann C, Brand Driehorst S, Kaminsky B et al (1998) Diagnostic groups and depressed mood as predictors of 22-month mortality in medical inpatients. Psychosomatic Medicine, 60:570-577
House JS, Landis KR, Umberson D (1988) Social relationships and health. Science, 241:540-545
Johnson SM, Greenman PS (2006) The path to a secure bond: emotionally focused couple therapy. J Clin Psychol, 62:597-609
Kiecolt Glaser JK, Glaser R, Cacioppo JT, Malarkey WB (1998) Marital stress: Immunologic, neuroendocrine, and autonomic correlates. In: McCann SM, Lipton JM (Eds) Annals of the New York Academy of Sciences, Vol. 840: Neuroimmunomodulation: Molecular aspects, integrative systems, and clinical advances. Annals of the New York Academy of Sciences, Vol. 840 (pp. 656-663). New York Academy of Sciences, New York
Molinari E, Compare A, Parati G (2007) Mente e cuore. Clinica psicologica della malattia cardiaca. Springer, Milano
Penninx BW, Guralnik JM, Ferrucci L et al (1998) Depressive symptoms and physical decline in community-dwelling older persons. JAMA: Journal of the American Medical Association, 279:1720-1726
Penninx BW, van Tilburg T, Boeke AJ et al (1998). Effects of social support and personal coping resources on depressive symptoms: Different for various chronic diseases? Health Psychology, 17:551-558
Rohrbaugh MJ, Shoham V, Cleary AA, Berman JS, Ewy GA (2009) Health consequences of partner distress in couples coping with heart failure. Heart Lung, 38:298-305
Simonsick EM, Wallace RB, Blazer DG, Berkman LF (1995) Depressive symptomatology and hypertension-associated morbidity and mortality in older adults. Psychosomatic Medicine, 57:427-435
Ugazio V (2007) Le psicoterapie sistemico-costruttiviste: spcificità e recenti evoluzioni. In: Molinari E, Labella A (Eds) Psicologia clinica. Dialoghi e confronti. Springer, Milano
Vilchinsky N, Dekel R, Leibowitz M et al (2011) Dynamics of support perceptions among couples coping with cardiac illness: The effect on recovery outcomes. Health Psychol 30:411-419

Indice

Introduzione XIII

Parte I Il paradigma interpersonale in psicocardiologia

1 Interpersonalità e rischio cardiaco 3
   1.1 L'interpersonalità nell'ambito delle ricerche
       sul rischio cardiaco 3
   1.2 Le basi psicofisiologiche: la reattività cardiaca 4
       1.2.1 Interazioni caratterizzate da ostilità e reattività cardiaca 6
       1.2.2 Interazioni caratterizzate da dominio interpersonale
            e reattività cardiaca 7
       1.2.3 Interazioni caratterizzate da ambivalenza
            e reattività cardiaca 9
   1.3 Interpersonalità e rischio cardiovascolare 9
       1.3.1 Stile interpersonale 10
       1.3.2 Percezione delle relazioni interpersonali 11
       1.3.3 Strategie di coping interpersonale 11

2 Relazione di coppia e rischio cardiaco 15
   2.1 Introduzione: la relazione di coppia 15
   2.2 Evidenze empiriche e basi psicofisiologiche 17
       2.2.1 Relazioni conflittuali 18
       2.2.2 Percezione della qualità della relazione:
            soddisfazione coniugale 19
       2.2.3 Relazioni caratterizzate da ostilità 20
       2.2.4 Relazioni percepite come emotivamente supportive 20
   2.3 Relazione di coppia e disturbo cardiaco: connessioni reciproche 21
       2.3.1 Impatto del disturbo cardiaco sulla relazione di coppia 22
       2.3.2 Influenza della relazione di coppia sul decorso
            della patologia cardiaca 24
       2.3.3 Influenza della relazione di coppia sull'adattamento
            psicosociale alla patologia cardiaca 25

3 Depressione e malattia cardiaca: il paradigma interpersonale 31
- 3.1 Introduzione 31
- 3.2 Depressione e malattia cardiaca 32
  - 3.2.1 Dati di prevalenza 33
  - 3.2.2 L'eziologia della depressione in pazienti cardiopatici 37
  - 3.2.3 L'assessment dei sintomi depressivi in pazienti cardiopatici 38
  - 3.2.4 Meccanismi patofisiologici 39
  - 3.2.5 Trattamento della sintomatologia depressiva in pazienti cardiopatici 40
  - 3.2.6 Depressione come fattore predittivo di rischio cardiaco 41
  - 3.2.7 Conclusioni e osservazioni 44
- 3.3 Interpersonalità e depressione 44
  - 3.3.1 Introduzione: assunti del paradigma interpersonale della depressione 44
  - 3.3.2 Le origini del paradigma interpersonale alla depressione 45
  - 3.3.3 La prospettiva interpersonale di J. Coyne 46
  - 3.3.4 La prospettiva interpersonale di Brown e Harris 46
- 3.4 Modelli interpersonali emergenti della depressione 47
  - 3.4.1 *Silencing the self* 48
  - 3.4.2 Relazione di attaccamento, problemi coniugali e depressione 49

Parte II Relazione di coppia, depressione e malattia cardiaca

4 Relazione di coppia e depressione 59
- 4.1 Introduzione 59
- 4.2 Il funzionamento coniugale in coppie con un partner depresso 60
  - 4.2.1 Insoddisfazione coniugale percepita 62
  - 4.2.2 *Patterns* comunicativi disfunzionali 63
  - 4.2.3 Conflittualità e strategie di coping disfunzionali 64
  - 4.2.4 Dinamiche di potere all'interno della coppia 65
  - 4.2.5 Attribuzioni negative nei confronti del partner 65
  - 4.2.6 Prevalenza di emozioni negative 66
  - 4.2.7 Attaccamento insicuro 66
- 4.3 Relazione di coppia e fattori di rischio o di protezione per la depressione 66
  - 4.3.1 Soddisfazione coniugale percepita 67
  - 4.3.2 Qualità della relazione di coppia 68
  - 4.3.3 Conflittualità, criticismo e disaccordo 69
  - 4.3.4 Intimità e vicinanza emotiva 70
  - 4.3.5 Stili interpersonali 71
  - 4.3.6 Conclusioni 72

5 L'empatia nella relazione di coppia di pazienti cardiopatici 79
5.1 Introduzione 79
5.2 Impatto della malattia cardiaca sul partner 80
  5.2.1 La malattia cardiaca come trauma psicologico 81
  5.2.2 Qualità dell'attaccamento nella relazione di coppia
    e reazione al trauma 82
5.3 L'empatia nella relazione di coppia 82
  5.3.1 Operazionalizzare l'empatia nella relazione di coppia:
    il modello di Reis e Shaver 84

6 L'azione moderatrice della relazione di coppia sul rapporto tra depressione e rischio cardiovascolare: un modello *evidence-based* 93
6.1 Introduzione 93
6.2 *Evidence practices* 94
6.3 Metodi e strumenti 96
  6.3.1 Disegno metodologico 96
  6.3.2 Caratteristiche cliniche delle coppie studiate 97
  6.3.3 Strumenti di analisi clinica 98
  6.3.4 Procedure e analisi dei dati 99
6.4 Risultati 100
  6.4.1 Analisi preliminari 100
  6.4.2 Dinamiche relazionali di coppia e mantenimento
    della sintomatologia depressiva del paziente post-IM:
    il loop relazionale depressivo 106
6.5 Ricadute cliniche e discussione 111
  6.5.1 Sintesi e integrazione dei risultati 111
6.6 Ricadute nella pratica clinica con le coppie di pazienti
  cardiopatici depressi 115
  6.6.1 Punti di forza e limitazioni 117
6.7 Conclusioni: dall'individuo alla relazione 118

7 Indicazioni di pratica clinica di processo della *Emotionally Focused Couple Therapy* con pazienti cardiopatici depressi 125
7.1 Introduzione 125
7.2 Il paziente nascosto: il partner 126
7.3 L'influenza della malattia cardiaca sulla relazione di coppia 127
7.4 L'influenza della relazione di coppia sulla malattia cardiaca 127
7.5 L'evento cardiaco come evento traumatico:
  il paradigma teorico dell'attaccamento 128
7.6 I vantaggi della psicoterapia di coppia con i pazienti cardiopatici ... 130
7.7 Il modello dell'*Emotionally Focused Therapy*
  per coppie con pazienti cardiopatici 131
7.8 La tecnica EFT per le coppie nel trattamento di traumi
  emotivi correlati a patologia cardiaca 133

7.9 Dalla teoria alla pratica: descrizione del processo
terapeutico del caso clinico di Marco e Luisa 135
    7.9.1 Cosa ha fatto il terapeuta in questa prima
tranche di sedute? 139
    7.9.2 Evoluzione nelle sedute successive: la condivisione 139
emotiva e apertura alle relazioni nella famiglia d'origine
    7.9.3 Conclusione della terapia 141
    7.9.4 Commento clinico e conclusioni 141

Parte III Analisi della letteratura 147

Indice analitico 211

Introduzione

I dati dell'Organizzazione Mondiale della Sanità (World Health Statistics, 2011) indicano la malattia cardiaca come principale causa di mortalità al mondo: ogni anno muoiono persone a causa di una patologia cardiaca in percentuale maggiore rispetto a qualunque altra causa. Nel 2004 è stato stimato che sono morte nel mondo 17,1 milioni di persone per malattia cardiaca, che rappresentano il 29% delle cause di morte. Di queste morti è stato stimato che 7,2 milioni erano dovute a una malattia coronarica e 5,7 milioni erano dovute ad infarto. È stato stimato che entro il 2030 la mortalità dovuta a malattia cardiaca colpirà 23,6 milioni di persone.

Sempre secondo l'OMS (World Health Statistics, 2011), i fattori comportamentali sono responsabili del 80% delle patologie coronariche e cerebrovascolari: il fattore di rischio più importante per la malattia cardiaca è rappresentato dagli stili di vita non salutari (dieta, ridotta attività fisica, tabagismo). La condizione psicologia del paziente, e in particolare la depressione, rappresenta il principale determinante dei fattori comportamentali correlati all'aderenza terapeutica e agli stili di vita salutari.

Anche i progressi clinici in ambito cardiochirurgico si confrontano con la complessità della cura del problema cardiaco. L'impianto di bypass coronarico è tra gli interventi che hanno migliorato la prognosi e l'aspettativa di vita dei pazienti cardiopatici: la percentuale di successo all'impianto di bypass, valutata alle dimissioni dall'ospedale, è del 98,3% (Molinari et al. 2007). Nonostante ciò l'impatto del bypass coronarico sulla qualità di vita risulta essere negativo: il 48% dei pazienti reduci da impianto presenta sintomatologia depressiva, sia di grado severo che sub-clinica. Inoltre il livello e la durata della depressione successiva all'impianto di bypass appare essere predittiva di recidiva cardiaca e di mortalità (Molinari et al. 2007).

Le ricerche hanno dimostrato che la relazione con il partner assume un ruolo centrale quando il paziente cardiopatico presenta depressione. In questi casi il tipo e la qualità della relazione di coppia assume una valenza moderatrice acuendo o proteggendo dal rischio di recidiva e di mortalità (Berkman et al. 1992; Lett et al. 2005).

L'attenzione agli aspetti della relazione con il partner impone al ricercatore, che studia i pazienti cardiopatici affetti da depressione, di assumere una prospettiva rivol-

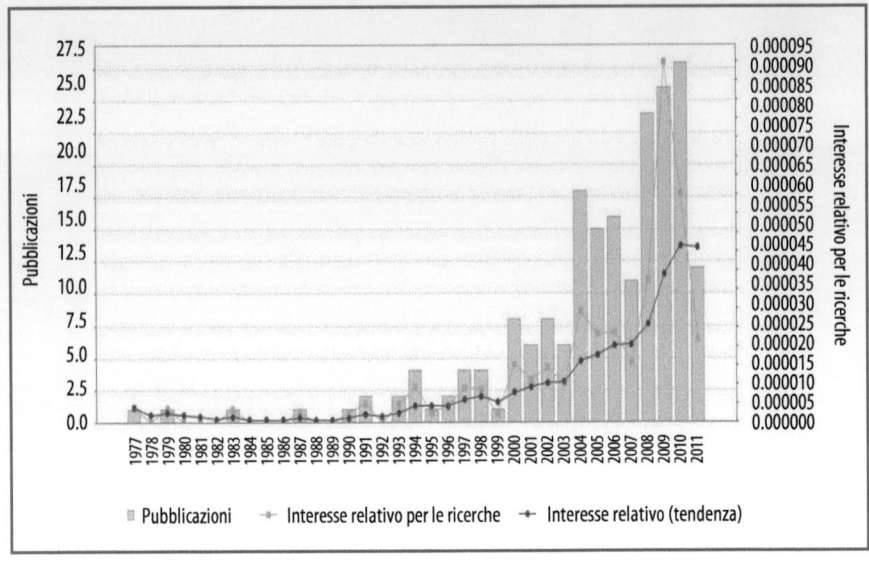

Fig. 1 Numero di pubblicazioni per anno, dal 1977 al 2011, relative all'argomento "partner support and heart disease". La linea di tendenza rappresenta il livello di interesse che ha suscitato l'argomento nella comunità scientifica nel corso degli anni. Fonte: www.gopubmed.org

ta alla complessità dei fenomeni. L'approccio individualista della *behavioural medicine* non ha facilitato, come dimostra il trend degli studi internazionali su *Partner Support & Heart Disease* (Fig. 1), l'assunzione di questa nuova prospettiva.

Solamente dal 2000 in poi l'argomento affrontato in questo volume è stato oggetto di una crescente maggiore attenzione da parte dei ricercatori tesa a dare risposta alle seguenti domande provenienti dalla clinica di questi pazienti: *Come può la relazione di coppia aiutare o aggravare la condizione di rischio del paziente cardiopatico depresso? Come trasformare la relazione di coppia in una relazione "protettiva" e "supportiva" per il decorso del paziente?*

In accordo con il punto di vista di M. Ceruti (1985), la risposta a queste domande richiede che si colga la sfida della complessità abbandonando il riduzionismo cartesiano. L'assunzione di un "atteggiamento complesso", punto di partenza dell'epistemologia della complessità sviluppata da Edgar Morin a partire dai primi anni '70 del Novecento (Morin 1993), che invoca l'integrazione dell'approccio analitico con un approccio sistemico, rappresenta la lente attraverso la quale questo volume guarda alla relazione di coppia per coglierne le interazioni con la depressione e con la malattia cardiaca del paziente.

La ricerche condotte nel corso di uno studio longitudinale, durato tre anni, sulla relazione di coppia in pazienti cardiopatici e l'esperienza clinica nella diagnosi e nella cura dei sintomi psicologici associati alla patologia cardiaca rappresentano il punto di partenza empirico di questa monografia.

Bibliografia

Berkman LF, Leo-Summers L, Horwitz RI (1992) Emotional support and survival after myocardial infarction. A prospective, population-based study of the elderly. Ann Intern Med 117:1003-1009
Bocchi G, Ceruti M (1985) La sfida della complessità. Feltrinelli, Milano
Edgar Morin (1993) Introduzione al pensiero complesso. Sperling & Kupfer, Milano
Lett HS, Blumenthal JA et al (2005) Social support and coronary heart disease: epidemiologic evidence and implications for treatment. Psychosom Med 67:869-878
Molinari E, Compare A, Parati G (2007) Clinical Psychology and Heart Disease, Springer, Milano
WHO, World Health Statistics 2011. WHO, Geneve

Parte I
Il paradigma interpersonale in psicocardiologia

Parte I

Interpersonalità e rischio cardiaco[1]

1.1 L'interpersonalità nell'ambito delle ricerche sul rischio cardiaco

Il concetto di relazione implica l'esistenza di un rapporto o legame tra due o più fenomeni. Nello specifico, le relazioni interpersonali riguardano i rapporti che s'instaurano tra persone in virtù di uno scambio reciproco che alimenta il legame stesso. Etimologicamente[2], il termine relazione deriva da *relatum*, participio passato del verbo latino *referre*, che letteralmente significa "portare indietro", ma anche "ricambiare", "ripetere", "rinnovare". La specificità della relazione è quindi la dimensione temporale, in altre parole il fatto che il legame si mantiene e si rinnova nel tempo attraverso uno scambio. La relazione tra due persone è così il risultato dell'incontro tra elementi del passato (le caratteristiche individuali e la storia personale dei soggetti, le interazioni passate), del presente (le interazioni attuali, gli stati emotivi presenti) e del futuro (le relazioni creano aspettative).

Da queste premesse emerge che le relazioni interpersonali, oltre che essere molto complesse, sono difficilmente studiabili: sono modelli mentali, si collocano a un livello profondo, sono unità che trascendono l'individualità dei soggetti che interagiscono (che pure ne sono l'essenza) e che si muovono, appunto, in una dimensione temporale. Per studiare empiricamente una relazione, gli psicologi dovrebbero avere a disposizione strumenti d'indagine potenti e mettere in atto procedure invasive ed eticamente discutibili.

Per questi motivi le relazioni interpersonali sono solamente inferibili.

I ricercatori hanno a disposizione due tipi d'indizi da cui partire per fare inferenze sulle relazioni interpersonali:
1. operazionalizzate le variabili della relazione, si possono misurare tali variabili nei soggetti separatamente e poi metterle in relazione;

---

[1] Questo capitolo è una versione, parzialmente aggiornata, del materiale già pubblicato in Molinari E, Compare A, Parati G (2007) Mente e cuore. Clinica psicologica della malattia cardiaca. Springer, Milano.

[2] DELI - Dizionario etimologico della lingua italiana. Zanichelli 2003.

2. si possono osservare i soggetti mentre interagiscono tra loro.

Il primo metodo si avvale prevalentemente di strumenti *self-report*, mentre il secondo utilizza misure osservazionali cui eventualmente sono aggiunti strumenti *self-report*. Il metodo osservazionale è sicuramente quello più efficace per avvicinarsi alla relazione perché permette di cogliere la relazione mentre si attualizza nel *hic et nunc*.

Le ricerche che hanno studiato l'influenza delle variabili interpersonali nell'insorgenza e nel decorso delle malattie cardiache hanno recentemente ricevuto una rilevante attenzione. L'interesse per la dimensione interpersonale nella ricerca sul rischio cardiaco trova fondamento in almeno due motivazioni.

1. *Il crescente interesse per l'interpersonalità nello studio della psicologia umana.*
   La comprensione della natura intrinsecamente relazionale dell'essere umano ha condotto alla necessità di occuparsi non più della singola persona isolata, ma della persona dinamicamente inserita in un'interazione. Sullivan (1953), definendo la personalità come "un pattern relativamente stabile di situazioni interpersonali ricorrenti" (Sullivan, 1953, p. 511) e sostenendo che "non si può mai isolare una personalità dal complesso di relazioni interpersonali in cui la persona vive ed esiste" (Sullivan, 1947), ha riunito in un unico fenomeno esperienze sociali e caratteristiche di personalità. Siegel (1999), partendo dall'assunto che la mente emerge dalle attività del cervello e che strutture e funzioni del cervello sono direttamente influenzate, durante tutta l'esistenza umana, dalle esperienze interpersonali, spiega il funzionamento umano, comportamentale e psicologico in prospettiva relazionale. La ricerca attuale avanza nella direzione dell'integrazione tra il piano biologico, cognitivo e interpersonale e si propone di approfondire i processi d'influenza reciproca.

2. *L'importanza dei fattori psicosociali di rischio cardiaco.*
   Accanto ai tradizionali fattori comportamentali ed ereditari, si è reso necessario approfondire come alcuni costrutti, tradizionalmente studiati separatamente, possano interagire tra loro nel determinare i fattori di rischio. Gli autori (Smith e Ruiz, 2002) si sono cioè interrogati sul modo in cui interagiscono alcune variabili tradizionalmente considerate come individuali (caratteristiche di personalità, sentimenti, vissuti depressivi e ansiosi), variabili del contesto sociale (supporto/isolamento) e variabili fisiologiche. In particolare per Smith e Ruiz (2002) le correlazioni tra i diversi fattori psicosociali di rischio cardiaco, piuttosto che costituire dimensioni nucleari del rischio psicosociale, rifletterebbero processi transazionali in cui le persone, con le proprie caratteristiche di personalità, influenzano e sono influenzate dalla rete sociale. Il risultato di tali processi sarebbe l'incremento oppure la riduzione del rischio cardiaco.

1.2 Le basi psicofisiologiche: la reattività cardiaca

La ricerca si è occupata dell'effetto che lo stress interpersonale ha sulla reattività cardiaca dell'individuo, in altre parole di come processi interpersonali influenzino i meccanismi psicofisiologici che sono fattori di rischio cardiaco (Compare et al. 2011).

1.2 Le basi psicofisiologiche: la reattività cardiaca

La reattività cardiaca (CVR) consiste in una iperreattività del sistema nervoso simpatico, cioè in una tendenza dell'organismo a rispondere a stimoli stressanti con un incremento del battito cardiaco e della pressione sanguigna (Rozanski, Blumenthal et al. 1999; Compare, Gondoni e Molinari, 2006; Compare, Proietti et al. 2001). È stato dimostrato che l'incremento dell'intensità, della durata e della frequenza nel tempo di tale stato d'attivazione fisiologica, promuove l'inizio e l'evoluzione della patologia cardiaca (Smith e Ruiz, 2002). La reattività cardiaca dell'individuo dipende sia da una sua predisposizione genetica che dall'esposizione a eventi particolarmente stressanti per un lungo periodo.

Lo stress può essere definito come "uno stato d'attivazione causato dal fatto che le capacità d'adattamento dell'individuo sono messe a dura prova dalle richieste socio-ambientali oppure dal fatto che al soggetto mancano i mezzi per ottenere ciò a cui aspira" (Aneshensel, 1992).

Dall'esame della letteratura degli ultimi venti anni è emerso che le ricerche hanno indagato gli effetti sulla reattività cardiaca di tre tipi di stress interpersonale (Fig. 1.1):
1. da interazioni sociali ostili, conflittuali e provocatorie;
2. da interazioni sociali caratterizzate da dominio e controllo interpersonali;
3. dall'interazione con un amico con cui si ha una relazione ambivalente, cioè caratterizzata anche da aspetti negativi ed emozioni negative.

Smith et al. (Smith e Ruiz, 2002) sostengono che la reattività cardiaca media gli effetti dei fattori psicosociali di rischio sullo sviluppo della patologia cardiaca. Attraverso l'applicazione di concetti e metodi della tradizione interpersonale, in particolare del modello circomplesso (Kiesler, 1996), è possibile pervenire a una visione integrata dell'influenza psicosociale sul disturbo cardiaco che colleghi tra loro fattori diversi quali tratti di personalità, emozioni e caratteristiche dell'ambiente sociale.

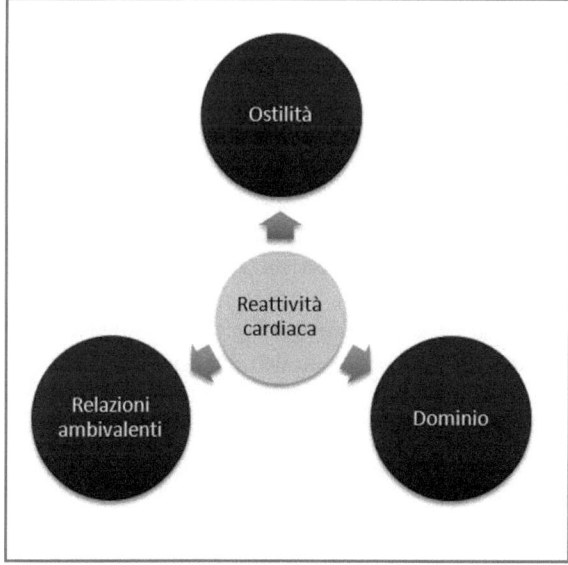

Fig. 1.1 Aspetti delle dinamiche interpersonali oggetto di studio nell'ambito delle ricerche sulla reattività cardiovascolare

Le ricerche (Holt Lunstad, Clayton et al. 2001; Uno, Uchino et al. 2002; Compare, Manzoni e Molinari, 2006; Compare, Manzoni et al. 2007) hanno dimostrato che lo stress interpersonale determina un incremento nella reattività cardiaca dell'individuo: interagire con un interlocutore appena conosciuto o con cui si ha una relazione amicale in una situazione sociale ostile o dominante, provoca un innalzamento dei livelli di pressione sanguigna e battito cardiaco.

1.2.1 Interazioni caratterizzate da ostilità e reattività cardiaca

Interagire con un interlocutore che ha un atteggiamento ostile nei propri confronti (provocazioni, attacchi e critiche verbali) aumenta la reattività cardiaca dell'individuo rispetto a una situazione interattiva neutra. Ad esempio, Gallo et al. (Gallo e Smith, 1998; Gallo, Smith et al. 2000) hanno chiesto ai soggetti di parlare in pubblico della propria opinione relativa ad argomenti d'attualità: nei soggetti che ricevevano commenti ostili e provocatori dallo sperimentatore, si registrava un significativo incremento della CVR rispetto alla situazione in cui lo sperimentatore aveva un comportamento neutro. Altri studi sono giunti agli stessi risultati provocando i soggetti mentre svolgevano compiti di laboratorio di vario genere: risoluzione di anagrammi (Suarez, Sherwood et al. 1998), test matematici (Miller, Friese et al. 1998; Lavoie, Miller et al. 2001) e attività pratiche (Engebretson, Matthews et al. 1989).

Al contrario, interagire con un soggetto che ha un atteggiamento supportivo attenua la reattività cardiaca. Ad esempio, in uno studio di Gerin et al. (1992), i partecipanti hanno svolto un compito di discussione con tre interlocutori, due dei quali erano stati istruiti a mantenere una posizione opposta a quella del soggetto. Nella condizione supportiva, il terzo interlocutore parlava in difesa del soggetto, mentre nella condizione neutra l'interlocutore stava in silenzio. I soggetti nella condizione supportiva avevano la pressione sanguigna più bassa e il battito cardiaco più lento durante il compito.

Dagli studi emerge inoltre che il significato interpersonale attribuito dal soggetto alla situazione è un fattore importante: gli effetti sulla CVR di stimoli sociali ostili o supportivi sono mediati dalle valutazioni che il soggetto fa del comportamento dell'interlocutore (Gallo, Smith et al. 2000). Tali attribuzioni sono state misurate attraverso uno strumento self-report, lo IAS-R (*Interpersonal Adjective Scales-Revised*, (Wiggins, Trapnell et al. 1988), che s'ispira al modello interpersonale circomplesso. Sembra perciò che fattori cognitivi intervengano nel determinare l'incremento o la riduzione della CVR in risposta a stimoli sociali (Wittstein, Proietti e Compare, 2011).

Le ricerche che si sono occupate delle risposte fisiologiche del soggetto alla messa in atto di un comportamento ostile nei confronti dell'interlocutore, hanno rilevato che esprimere la rabbia in seguito a una provocazione, piuttosto che reprimerla, promuove un incremento della CVR. Ad esempio, in uno studio recente (Sargent, Flora et al. 1999) i soggetti che esprimevano in una discussione il proprio disaccordo mostravano una CVR maggiore rispetto ai soggetti che reprimevano la rabbia usando espressioni di accordo o neutre. Alcune ricerche si sono focalizzate sulle differenze individuali nella tendenza a esprimere la rabbia (*Anger out*) oppure a reprimerla (*Anger in*), ma i risultati cui sono giunte non sono univoci. Faber e Burns (1996) hanno rilevato che la tendenza a esprimere la rabbia determinava nei soggetti posti in una situazione interpersonale provocatoria un incremento della CVR, ma Suchday (1996) ha rilevato che se ai soggetti con stile *Anger out* era data la consegna di reprimere la rabbia tale incremento non si verificava. Al contrario, secondo Engebretson et al. (1989), sarebbe proprio l'incongruenza tra il proprio stile di regolazione della rabbia e le richieste del contesto sociale a determinare un incremento della CVR, perché gli individui possono trovare più difficile o spiacevole comportarsi in un modo non coerente con il proprio stile interpersonale.

Anche le differenze individuali nel tratto dell'ostilità influenzano la reattività cardiaca dell'individuo: le persone ostili rispondono a situazioni interpersonali provocatorie con un incremento maggiore della CVR rispetto alle persone non ostili. Tale effetto è stato rilevato sia nelle donne (Gallo e Smith, 1998) sia negli uomini (Miller, Friese et al. 1998). In uno studio recente (Gallo, Smith et al. 2000) i soggetti ostili mostravano un incremento della CVR indipendentemente dalla situazione interpersonale, provocatoria o supportiva in cui si trovavano, ma, come gli autori stessi riportano, in tale studio il contesto sociale provocatorio era più forte rispetto al contesto supportivo, tanto da oscurare gli effetti del tratto ostilità. Un dato contrastante proviene invece dallo studio di Piferi e Lawer (2000) che hanno utilizzato un campione esclusivamente femminile e hanno rilevato che le donne non ostili avevano una reattività cardiaca maggiore rispetto alle donne ostili. Tale risultato è stato spiegato con l'utilizzo di particolari strategie di coping: di fronte a una situazione interpersonale provocatoria (in questo caso una discussione) le persone ostili tendevano ad allontanarsi e a non essere coinvolte dalla situazione, mentre le donne non ostili erano più coinvolte e perciò mostravano una iperreattività cardiaca. Infine, secondo Delamater et al. (Delamater, Albrecht et al. 1989) avere una personalità ostile influenzerebbe la CVR in misura minore rispetto all'espressione di un comportamento ostile. In questo studio però il tratto ostilità era considerato in relazione alla personalità di tipo A. Oggi sappiamo che tale personalità ha anche altre componenti e che non tutte sono fattori di rischio cardiaco (Rozanski, Blumenthal et al. 1999).

Interazioni sociali ostili e provocatorie determinano nel soggetto l'insorgenza di emozioni negative quali rabbia, irritazione, ansia, frustrazione, agitazione e turbamento. Non c'è accordo sull'effetto di tale stato emotivo sulla reattività cardiaca. Ci sono sia risultati a favore dell'ipotesi che le emozioni negative siano fattori che mediano l'effetto dello stress interpersonale sulle risposte fisiologiche (Suarez, Kuhn et al.1998; Suarez, Sherwood et al. 1998), sia risultati che non confermano tale ipotesi (Gallo, Smith et al. 2000). A questo proposito Davis et al. (2000) hanno riscontrato che solo situazioni interpersonali apertamente provocatorie e non ambigue provocano l'insorgenza di uno stato emotivo negativo tale da aumentare la CVR.

1.2.2 Interazioni caratterizzate da dominio interpersonale e reattività cardiaca

Gli studi indicano che la tendenza a dominare o a essere sottomessi, influenza la reattività cardiaca propria e delle persone con cui si interagisce. Ad esempio, Newton et al. (1999) hanno misurato la reattività cardiaca dei soggetti coinvolti in interazioni diadiche e hanno riscontrato che avere uno stile interpersonale dominante aumentava la loro CVR oltre a quella della persona con cui interagivano (Compare, Molinari et al. 2007).

La maggior parte delle ricerche si è però concentrata sull'effetto che l'espressione di un comportamento dominante ha sulla propria attivazione fisiologica. Alcuni studi, come quello di Palm e Oehman (1992), hanno utilizzato compiti strutturati di comunicazione in cui ai soggetti era chiesto di assumere il ruolo di *leader* o di subordinato: nelle persone che interpretavano un ruolo dominante si rilevava una CVR maggiore. Altre ricerche hanno dimostrato che fornire ai soggetti un incentivo per influenzare l'interlocutore durante una discussione aumentava la loro CVR, sia mentre si preparavano in silenzio, sia mentre tentavano concretamente di influenzarlo (Smith e Allred, 1989; Smith, Allred et al. 1989; Smith, Baldwin et al. 1990; Smith, Limon et al. 1996; Smith, Ruiz et al. 2000). Quindi sia la motivazione all'esercizio del controllo interpersonale sia l'espressione di un comportamento dominante influenzano la CVR. Inoltre, l'intensità di tale effetto correla positivamente con l'entità dell'incentivo (Smith e Allred, 1989; Smith, Allred et al.1989) ed è maggiore se a influenzare l'interlocutore si presenta un compito di media difficoltà (Smith, Baldwin et al. 1990).

Dai risultati delle ricerche emergono anche importanti differenze di genere: la motivazione a influenzare gli altri aumenta la CVR in entrambi i sessi, mentre l'espressione di un comportamento dominante determina tale incremento solo negli uomini. Lo studio più importante a tale proposito è di Smith et al. (1996): ai soggetti, uomini e donne, era chiesto di interpretare un ruolo dominante oppure sottomesso. A metà dei partecipanti era dato anche un incentivo per influenzare l'opinione di un ipotetico spettatore: se questi avesse giudicato credibile la loro performance, avrebbero ottenuto una ricompensa. I risultati hanno dimostrato che, sebbene la motivazione a influenzare l'altro aumentasse la CVR in entrambi i sessi, nelle donne si aveva un incremento della pressione sanguigna quando interpretavano un ruolo sottomesso e negli uomini quando interpretavano un ruolo dominante. Gli autori spiegano tali risultati facendo riferimento ai ruoli sessuali tradizionali, dominante quello degli uomini e sottomesso quello delle donne; esprimere un comportamento sociale coerente con tali ruoli sarebbe sentito come più rilevante per sé e porterebbe quindi a una maggiore attivazione fisiologica. Per questo l'effetto sulla CVR della motivazione a influenzare gli altri, presente in entrambi i sessi, sarebbe attenuato in situazioni sociali che richiedono un comportamento non compatibile con il proprio genere sessuale, cioè, nelle donne, quando assumono un ruolo dominante. A conferma di ciò, si possono citare gli studi di Newton et al. (1999) e di Newton e Bane (2001): nel primo è stato rilevato che gli uomini con uno stile interpersonale dominante avevano una pressione sanguigna più alta, ma non le donne; nel secondo studio le donne mostravano una pressione sanguigna più alta solo quando interagivano con uomini che tentavano di esercitare un controllo su di loro e non quando avevano un comportamento dominante. Infine, molte ricerche sulle differenze di genere nella vulnerabilità allo stress hanno confermato che l'orientamento estremo alla comunanza (*communion*), l'interesse per il mantenimento delle relazioni fino a mettere i bisogni dell'altro davanti ai propri, costituisce un fattore di rischio per la salute nelle donne. Al contrario, l'orientamento estremo alla riuscita personale (*agency*), l'essere interessati a sé e al raggiungimento del potere fino alla prevaricazione e all'esclusione dell'altro è un fattore di rischio per gli uomini (Helgeson, 1994; Helgeson e Fritz, 1999).

1.2.3 Interazioni caratterizzate da ambivalenza e reattività cardiaca

Le caratteristiche stabili del contesto sociale influenzano la CVR. In particolare, le ricerche hanno studiato l'impatto sulla reattività cardiaca dell'interazione con una persona con cui si ha un rapporto anche all'esterno del laboratorio, nella vita quotidiana: l'interazione con un amico. Alcuni studi hanno dimostrato che affrontare un compito stressante con un amico presente, piuttosto che da soli, riduce la CVR (Christenfeld, Gerin et al. 1997). Altri studi, invece, hanno ottenuto risultati opposti: la presenza di un amico addirittura aumenterebbe la CVR (Allen, Blascovich et al. 1991).

La qualità della relazione amicale è un fattore importante nel determinare tali risultati. Le ricerche hanno considerato le modificazioni dei parametri fisiologici nei soggetti mentre interagivano con un amico con cui si aveva una relazione caratterizzata esclusivamente da sentimenti positivi, oppure con cui si aveva una relazione ambivalente, caratterizzata cioè anche da sentimenti negativi. In questo ultimo caso i soggetti mostravano un incremento della reattività cardiaca. Ad esempio, Holt-Lunstad (2001) ha riscontrato che parlare di argomenti intimi negativi e stressanti con un amico verso cui si provavano sentimenti ambivalenti, piuttosto che del tutto positivi, determinava un aumento della CVR. In un altro studio, Uno et al. (2002) hanno rilevato che i soggetti intenti a svolgere un compito stressante non beneficiavano del supporto strumentale ed emotivo ricevuto da un amico nel contesto di una relazione ambivalente; di solito, la percezione del supporto sociale riduce la CVR (Gallo, Smith et al. 2000), mentre in questo caso le persone erano iperreattive. Tale risultato è stato ottenuto non solo nel contesto di un'interazione verbale, ma anche come effetto del semplice contatto visivo (Wellens, 1987).

1.3 Interpersonalità e rischio cardiovascolare

Le ricerche si sono proposte di indagare le caratteristiche del funzionamento interpersonale dei pazienti cardiaci per verificare l'esistenza di eventuali peculiarità rispetto al funzionamento della popolazione sana e per valutare l'influenza di tale funzionamento sull'evoluzione del disturbo cardiaco. In questo modo è possibile verificare se e in che modo caratteristiche interpersonali hanno un valore prognostico accanto alle variabili mediche.

Sul piano metodologico, sono stati utilizzati campioni tratti dalla popolazione clinica e costituiti da soggetti che, al momento della ricerca, soffrivano di un disturbo cardiaco cronico (come l'angina pectoris) oppure avevano subito un evento cardiaco acuto (come un infarto del miocardio) o ancora che rientravano nelle categorie ad

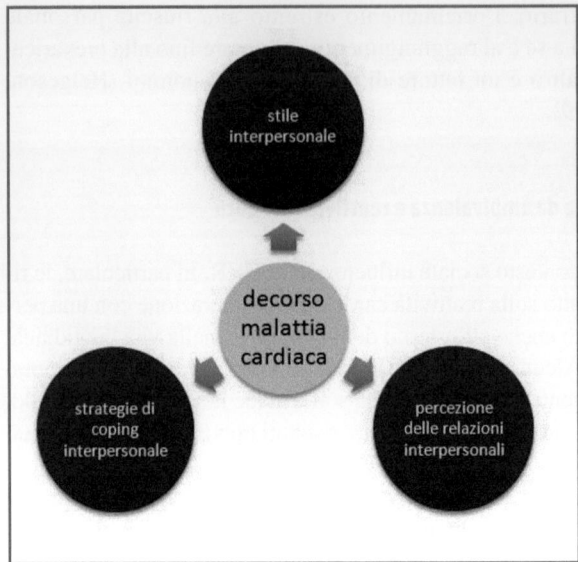

Fig. 1.2 Variabili interpersonali studiate in rapporto al decorso della patologia cardiaca

alto rischio di malattia cardiaca (come gli ipertesi). Spesso si trattava di persone che, a causa dalla patologia cardiaca, dovevano subire un intervento chirurgico al cuore.

Alcuni studi, proponendosi di valutare l'effetto delle variabili interpersonali sul decorso della patologia cardiaca, hanno ripetuto le misurazioni a distanza di mesi o anni, rilevando, al follow-up, lo stato della malattia.

Le variabili interpersonali studiate sono tre (Fig. 1.2):
1. lo stile interpersonale;
2. la percezione delle relazioni interpersonali;
3. le strategie di coping interpersonale.

1.3.1 Stile interpersonale

In uno studio correlazionale, Vespa (2000) ha rilevato nei pazienti con disturbo cardiaco (CAD) la presenza di uno stile interpersonale caratterizzato da scarsa empatia e contatto emotivo e da un atteggiamento ipercritico, rifiutante e conflittuale. Tale stile è stato denominato "controllo negativo" e avrebbe una controparte a livello intrapsichico costituita da eccessiva autocritica, vergogna, senso di colpa, sentimenti di inadeguatezza e scarso ascolto dei propri bisogni.

Gli studi che hanno utilizzato misure osservazionali (Delamater, Albrecht et al.1989; Delamater, Taylor et al. 1989) sono giunti a risultati simili: i pazienti CAD avevano uno stile interpersonale dominante, caratterizzato dalla tendenza a imporsi nella discussione, e avevano un atteggiamento ostile nei confronti dell'interlocutore (Milgraum, 2001). Tale stile interpersonale era inoltre associato a un aumento della reattività cardiaca rispetto ai soggetti di controllo (Delamater, Albrecht et al. 1989) e a un peggioramento della prognosi nel corso degli anni (Milgraum, 2001).

1.3.2 Percezione delle relazioni interpersonali

Le ricerche hanno dimostrato che la qualità delle relazioni interpersonali del paziente è associata alla gravità della malattia cardiaca e al suo decorso. Gli studi si sono occupati della percezione da parte dei pazienti delle relazioni interpersonali con gli altri significativi e, in particolare, dell'atteggiamento sollecito e supportivo oppure critico e negativo come caratteristica stabile del contesto sociale.

Da ricerche correlazionali è emerso che i pazienti che percepivano le relazioni interpersonali come positive avevano un disturbo cardiaco meno grave rispetto ai pazienti con relazioni interpersonali negative (Itkowitz, 2001) e avevano un recupero psicofisico migliore dopo un evento cardiaco (Schröder, Schwarzer et al. 1996). Un ruolo importante sarebbe svolto dal benessere psicologico del soggetto: da una parte, i pazienti che percepivano supporto sociale manifestavano minori sintomi depressivi (Itkowitz, 2001), dall'altra, il benessere psicologico dei pazienti era associato alla percezione di relazioni interpersonali positive. Ad esempio, Baker et al. (1994) hanno confrontato la percezione della qualità delle relazioni interpersonali con gli altri significativi in soggetti ipertesi con o senza sintomi psichiatrici (ansia e depressione). È emerso che, diversamente dai soggetti ipertesi senza sintomi psichiatrici, quelli con sintomi psichiatrici valutavano le relazioni interpersonali come più stressanti e, a distanza di sei mesi, non mostravano alcun miglioramento dell'ipertensione.

1.3.3 Strategie di coping interpersonale

Le strategie di coping che coinvolgono i processi interpersonali aiutano il paziente CAD a far fronte alla malattia in maniera adattiva e facilitano il suo recupero psicofisico dopo l'evento cardiaco.

In uno studio longitudinale Schröder et al. (1996) hanno confrontato diversi tipi di strategie di coping utilizzate dal paziente per affrontare un intervento chirurgico al cuore e ne hanno verificato l'efficacia sul recupero post-operatorio. Le strategie di coping adattive e le strategie interpersonali che comprendevano la ricerca di supporto sociale, erano associate a un maggior numero di indicatori del recupero del paziente (benessere mentale e fisico). Inoltre la percezione di relazioni interpersonali supportive favoriva lo sviluppo di tali strategie che, quindi, mediavano l'influenza della qualità delle relazioni interpersonali sul recupero del paziente.

Bibliografia

Allen KM, Blascovich J et al (1991) Presence of human friends and pet dogs as moderators of autonomic responses to stress in women. Journal of Personality and Social Psychology 61:582-589

Aneshensel CS (1992) Social stress: Theory and research. Annual Review of Sociology 18:15-38

Baker B, Kazarian S et al (1994) Perceived interpersonal attitudes and psychiatric complaints in patients with essential hypertension. Journal of Clinical Psychology 50:320-324

Christenfeld N, Gerin W et al (1997) Social support effects on cardiovascular reactivity: Is a stranger as effective as a friend? Psychosomatic Medicine 59:388-398

Compare A, Germani E, Proietti R, Janeway D (2011) Clinical Psychology and Cardiovascular Disease: An Up-to-Date Clinical Practice Review for Assessment and Treatment of Anxiety and Depression. Clinical Practice and Epidemiology in Mental Health 7

Compare A, Gondoni LA, Molinari E (2006) Psychological Risk Factors for Cardiac Disease and Pathophysiological Mechanisms: An Overview. In: Molinari E, Compare A, Parati G (eds) Clinical psychology and heart disease. Springer, New York, pp 21-34

Compare A, Grossi E (2011) Stress e disturbi da somatizzazione. Evidence Based Practice in psicologia clinica. Springer, Milano. In press

Compare A, Manzoni GM, Molinari E (2006) Type A, Type D, Anger-Prone Behavior and Risk of Relapse in CHD Patients. In: Molinari E, Compare A, Parati G (eds) Clinical psychology and heart disease. Springer, New York, pp 187-216

Compare A, Manzoni GM, Molinari E, Möller A (2007) Personalità di tipo A e di tipo D, rabbia e rischio di recidiva cardiaca. In: Molinari E, Compare A, Parati G (eds) Mente e cuore. Clinica psicologica della malattia cardiaca. Springer, Milano, pp 135-162

Compare A, Manzoni GM, Molinari E, Moser D, Zipfel S, e Rutledge T (2007) Ansia e malattia cardiaca. In: Molinari E, Compare A, Parati G (eds) Mente e cuore. Clinica psicologica della malattia cardiaca. Springer, Milano, pp 109-134

Compare A, Mason B, Molinari E (2007) Il vissuto di malattia: contesto, relazioni, significati. In: Molinari E, Compare A, Parati G (eds) Mente e cuore. Clinica psicologica della malattia cardiaca. Springer, Milano, pp 275-290

Compare A, Molinari E, Bellardita L, Villani A, Branzi G, Malfatto G et al (2006) Cardiological and Psychological Mobile Care through Telematic Technologies for Heart Failure Patients: ICAROS Project. In: Molinari E, Compare A, Parati G (eds) Clinical psychology and heart disease. Springer, New York, pp 451-470

Compare A, Molinari E, Ruiz JM, Hamann HA, Coyne J (2007) Contesto interpersonale e qualità della relazione di coppia come fattore di protezione/rischio in pazienti con malattia cardiaca. In: Molinari E, Compare A, Parati G (eds) Mente e cuore. Clinica psicologica della malattia cardiaca. Springer, Milano, pp 181-206

Compare A, Proietti R, Germani E, Janeway D (2011) Anxiety and depression: Risk factors for cardiovascular disease. In: Dornelas E (ed) Stress proof the heart. Behavioral approaches for cardiac patients. Springer, New York

Davis MC, Matthews KA et al (2000) Hostile attitudes predict elevated vascular resistance during interpersonal stress in men and women. Psychosomatic Medicine 62:17-25

Delamater AM, Albrecht R et al (1989) Cardiovascular correlates of Type A behavior components during social interaction. Journal of Psychosomatic Research 33:641-650

Delamater AM, Taylor CB et al (1989) Interpersonal behavior and cardiovascular reactivity in pharmacologically-treated hypertensives. Journal of Psychosomatic Research 33:335-345

Engebretson TO, Matthews KA et al (1989) Relations between anger expression and cardiovascular reactivity: Reconciling inconsistent findings through a matching hypothesis. Journal of Personality and Social Psychology 57:513-521

Faber SD, Burns JW (1996) Anger management style, degree of expressed anger, and gender influence cardiovascular recovery from interpersonal harassment. Journal of Behavioral Medicine 19:31-53

Gallo LC, Smith TW (1998) Construct validation of health-relevant personality traits: Interpersonal circumplex and five-factor model analyses of the Aggression Questionnaire. International Journal of Behavioral Medicine 5:129-147

Gallo LC, Smith TW et al (2000) Cardiovascular and electrodermal responses to support and provocation: Interpersonal methods in the study of psychophysiological reactivity. Psychophysiology 37:289-301

Gerin W, Pieper C et al (1992) The multi-dimensional nature of active coping: Differential effects of effort and enhanced control on cardiovascular reactivity. Psychosomatic Medicine 54:707-719

Helgeson VS (1994) The effects of self-beliefs and relationship beliefs on adjustment to a relationship stressor." Personal Relationships 1:241-258
Helgeson VS, Fritz HL (1999) Cognitive adaptation as a predictor of new coronary events after percutaneous transluminal coronary angioplasty. Psychosomatic Medicine 61:488-495
Holt Lunstad J, Clayton CJ et al (2001) Gender differences in cardiovascular reactivity to competitive stress: The impact of gender of competitor and competition outcome. International Journal of Behavioral Medicine 8:91-102
Kiesler DJ (1996) Contemporary interpersonal theory and research: Personality, psychopathology, and psychotherapy. John Wiley and Sons, Oxford
Lavoie KL, Miller SB et al (2001) Anger, negative emotions, and cardiovascular reactivity during interpersonal conflict in women. Journal of Psychosomatic Research 51:503-512
Milgraum, MM (2000) Anger/hostility and social dominance: Their relations to transient ischemia and coronary heart disease, University of Maryland Baltimore County
Miller SB, Friese M et al (1998) Hostility, sodium consumption, and cardiovascular response to interpersonal stress. Psychosomatic Medicine 60:71-77
Newton TL, Bane CM et al (1999) Dominance, gender, and cardiovascular reactivity during social interaction. Psychophysiology 36: 245-252
Newton TL, Bane CM (2001) Cardiovascular correlates of behavioral dominance and hostility during dyadic interaction. International Journal of Psychophysiology 40:33-46
Palm T Oehman A (1992) Social interaction, cardiovascular activation and the Type A behavior pattern. International Journal of Psychophysiology 13:101-110
Piferi RL, Lawler and KA (2000) Hostility and the cardiovascular reactivity of women during interpersonal confrontation. Women and Health 30:111-129
Rozanski A, Blumenthal JA et al (1999) Impact of Psychological Factors on the Pathogenesis of Cardiovascular Disease and Implications for Therapy. Circulation 99:2192-2217
Sargent CA, Flora SR et al (1999) Vocal expression of anger and cardiovascular reactivity within dyadic interactions. Psychological Reports 84:809-816
Schröder KE, Schwarzer R et al (1996) Coping as a mediator in recovery from cardiac surgery. Psychology & Health 13:83-97
Siegel DJ (1999) The developing mind: Toward a neurobiology of interpersonal experience. Guilford Press, New York
Smith TW, Allred KD (1989) Blood-pressure responses during social interaction in high- and low-cynically hostile males. Journal of Behavioral Medicine 12:135-143
Smith TW, Allred KD et al (1989) Cardiovascular reactivity and interpersonal influence: Active coping in a social context. Journal of Personality and Social Psychology 56:209-218
Smith TW, Baldwin M et al (1990) Interpersonal influence as active coping: Effects of task difficulty on cardiovascular reactivity. Psychophysiology 27:429-437
Smith TW, Limon JP et al (1996) Interpersonal control and cardiovascular reactivity: Goals, behavioral expression, and the moderating effects of sex. Journal of Personality and Social Psychology 70:1012-1024
Smith TW Ruiz JM (2002) Psychosocial influences on the development and course of coronary heart disease: Current status and implications for research and practice. Journal of Consulting and Clinical Psychology 70:548-568
Smith TW, Ruiz JM et al (2000) Vigilance, active coping, and cardiovascular reactivity during social interaction in young men. Health Psychology 19:382-392
Suarez EC, Kuhn CM et al (1998) Neuroendocrine, cardiovascular, and emotional responses of hostile men: The role of interpersonal challenge. Psychosomatic Medicine 60:78-88
Suarez EC, Sherwood A et al (1998) Hostility and adrenergic receptor responsiveness: Evidence of reduced beta-receptor responsiveness in high hostile men. Journal of Psychosomatic Research 44:261-267
Suchday S (1996) Anger expression and its relation to coronary heart disease. Dissertation Abstracts International: Section B: The Science and Engineering 57(6-B):4044
Sullivan HS (1947) Conceptions of modern psychiatry. William Alanson White Psychiatric F, Oxford
Sullivan HS (1953) The interpersonal theory of psychiatry. Norton and Co. Inc., New York

Uno D, Uchino BN et al (2002) Relationship quality moderates the effect of social support given by close friends on cardiovascular reactivity in women. International Journal of Behavioral Medicine 9:243-262

Vespa A (2000) Analisi dei processi intrapsichici e interpersonali dei pazienti infartuati. / Evaluation of the intrapsychic and interpersonal modalities in infarcted patients. Minerva Psichiatrica 41:19-24

Wellens AR (1987) Heart-rate changes in response to shifts in interpersonal gaze from liked and disliked others. Perceptual and Motor Skills 64:595-598

Wiggins JS, Trapnell P et al (1988) Psychometric and geometric characteristics of the Revised Interpersonal Adjective Scales (IAS-R). Multivariate Behavioral Research 23:517-530

Relazione di coppia e rischio cardiaco 2

2.1 Introduzione: la relazione di coppia

Il concetto di coppia ha già in sé quello di relazione: il termine latino *copula*[1], da cui deriva, significa infatti legame, congiunzione e si riferisce in modo specifico al legame tra due persone, diversamente da *par*, che invece rimanda alla congiunzione tra cose o animali, "appaiati" appunto in base alla somiglianza. In psicologia, si parla di "relazione con i pari" per indicare il rapporto con persone, dello stesso sesso o di sesso opposto e con cui di solito si interagisce quotidianamente, ma con cui non necessariamente si ha un legame stretto. La relazione con gli "altri significativi" è invece un rapporto con un altro che non è generico, ma appunto significativo nel senso che si prende cura del soggetto ed è la fonte principale della soddisfazione dei suoi bisogni materiali e soprattutto emotivi. Questa funzione è svolta dal partner, ma anche dai genitori, dai familiari o da persone esterne alla famiglia con cui si ha un legame stretto. La relazione di coppia, coniugale o non, si colloca quindi nel contesto più ampio delle relazioni interpersonali, ma ha delle caratteristiche specifiche che la differenziano da tutti gli altri tipi di legame (Fig. 2.1).
1. *Rapporto affettivo profondo (close relationship).*
   La relazione di coppia rappresenta innanzi tutto un rapporto affettivo profondo (*close relationship*) e ciò costituisce un'importante differenza rispetto ai rapporti interpersonali casuali. Un rapporto affettivo profondo è infatti un rapporto caratterizzato da interazioni frequenti e da un intenso coinvolgimento emotivo, da cui scaturisce una forte interdipendenza in molte aree dell'esistenza (Smith e Mckie, 1998). Un legame di questo tipo è idealmente un rapporto di comunanza, ovvero un rapporto in cui ciascuno ha a cuore il benessere dell'altro e fornisce aiuto, amore e sostegno per sincera sollecitudine nei suoi confronti, senza aspettarsi una specifica ricompensa in cambio. Si differenzia dal rapporto di scambio, tipico dei rapporti casuali, in cui invece le persone si scambiano ricompense, prevalentemente

---

[1] DELI - Dizionario etimologico della lingua italiana. Zanichelli 2003.

Relazione di coppia e malattia cardiaca. Angelo Compare
© Springer-Verlag Italia 2012

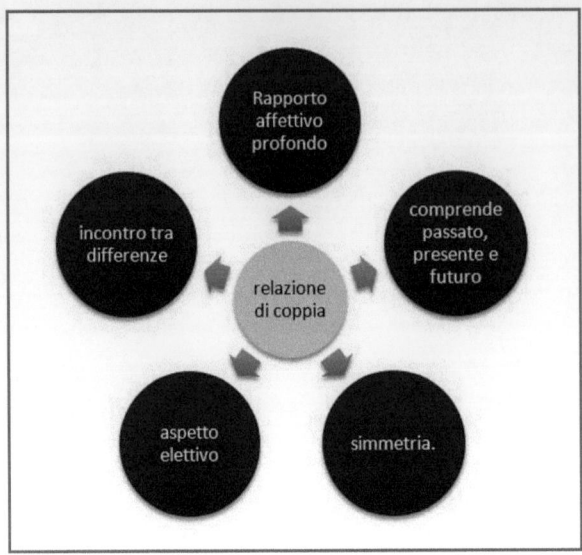

Fig. 2.1 Aspetti che caratterizzano la relazione di coppia

materiali, seguendo il principio dell'equità, in base al quale ci deve essere un equilibrio tra ciò che si dà e ciò che si riceve (Mills e Clark, 2001). Un rapporto affettivo profondo può legare due partner amorosi, ma anche genitori e figli oppure due amici. In tutti questi tipi di relazione è possibile trovare alcuni elementi caratteristici: interazioni frequenti, interdipendenza, intimità (ovvero la vicinanza psicologica che comporta l'apertura di sé all'altro, desideri di condivisione e sentimenti reciproci di comprensione, fiducia, accettazione e sostegno) e di dedizione (la forza che spinge i partner a promuovere e preservare il rapporto). Anche l'amore non è specifico della sola relazione di coppia, se per amore si intende "l'insieme di pensieri, sentimenti e azioni associati al desiderio di avviare o mantenere un rapporto affettivo profondo con una specifica persona" (Aron et al. 1991). Il rapporto tra partner amorosi (*close romantic relationship*) ha in più, rispetto ad altri rapporti affettivi profondi, l'elemento della passione. Questa comprende non solo il desiderio sessuale, ma anche un forte desiderio di vicinanza e unione con il partner, la sua idealizzazione e un intenso coinvolgimento emotivo che induce a esperire forti emozioni positive o negative in risposta al comportamento del partner o corrispondenti alle emozioni del partner stesso. Ciò supera i confini dell'amore solidale e si connota propriamente come amore romantico (Smith e Mckie, 1998). L'insieme di tutti questi aspetti fa sì che nella coppia le differenze tra le rappresentazioni cognitive di sé e dell'altro siano ridotte o eliminate: il partner diventa parte del proprio sé psicologico cosicché esiste un'entità ("noi") che non è la somma delle individualità che la compongono, bensì la risultante delle dinamiche dei due partner. Ciò non annulla il singolo, ma lo rende parte di un sistema relazionale che arricchisce la sua personalità (Mucchielli, 1993).

2. *La coppia comprende in sé passato, presente e futuro.*
   Un'altra dimensione caratteristica del legame di coppia è la temporalità, il fatto di comprendere in sé passato, presente e futuro. Ciascun partner contribuisce al-

la relazione portando bisogni, desideri, paure e attese che hanno a che fare con la propria storia familiare: la coppia rappresenta l'incastro di storie generazionali (Cigoli, 1997). Inoltre la coppia ha una propria storia, avverte di avere un passato che influenza il presente e che si apre al futuro.
3. *La simmetria.*
La relazione di coppia è poi simmetrica perché entrambi i partner sono sullo stesso piano, mentre la relazione genitori-figli, ad esempio, non lo è.
4. *L'aspetto elettivo.*
La relazione di coppia è inoltre elettiva (per lo meno nella cultura occidentale), differenziandosi dagli altri legami familiari, che invece non sono volontari.
5. *L'incontro tra differenze.*
La relazione di coppia, infine, rappresenta l'incontro delle differenze tra uomo e donna. I rapporti omosessuali hanno ricevuto pochissima attenzione, ma dalle prove disponibili emerge che i rapporti omosessuali ed eterosessuali tendono ad essere più simili che diversi (Kurdek, 1991).

Un'ultima considerazione riguarda la coppia coniugale. Questa rappresenta un particolare tipo di relazione di coppia che, secondo Scabini (1995), comprende due aspetti: un aspetto affettivo, privato ("patto segreto"), comune anche alle coppie di fatto, e un aspetto etico, il vincolo istituzionale, in cui il sociale tutela la stabilità della coppia ("patto dichiarato"), specifico della coppia coniugale.

2.2 Evidenze empiriche e basi psicofisiologiche

Le ricerche hanno dimostrato che lo stress interpersonale costituisce un importante fattore di rischio per lo sviluppo di una patologia cardiaca attraverso l'aumento del-

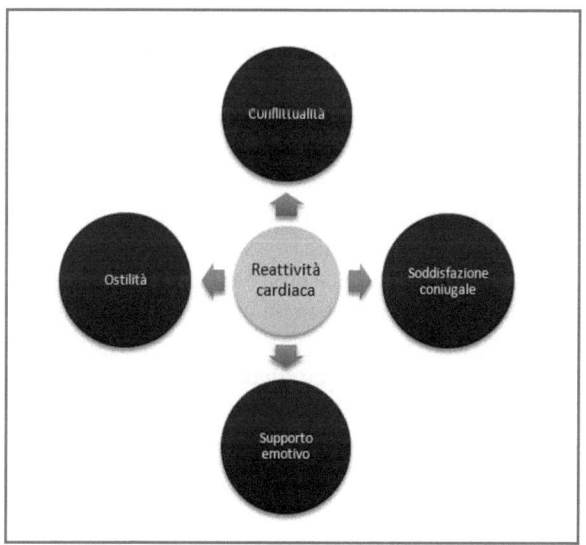

Fig. 2.2 Caratteristiche della relazione di coppia studiate in rapporto alla reattività cardiaca

la reattività cardiaca che tale stress produce. Il rischio cardiaco è tanto più pronunciato quanto più gli episodi di attivazione fisiologica sono frequenti, consistenti e prolungati. La relazione di coppia è una relazione interpersonale intima caratterizzata da frequenti interazioni quotidiane e può quindi costituire una significativa fonte di stress interpersonale e quindi di rischio cardiaco (Groth, Fehm Wolfsdorf et al. 2000). Sulla base di queste premesse, le ricerche hanno studiato gli effetti sulla reattività cardiaca dello stress all'interno della relazione di coppia (Fig. 2.2).

Per studiare le risposte fisiologiche allo stress coniugale, le coppie sono state assegnate a situazioni sperimentali che prevedevano interazioni negative tra i partner; alcuni studi si sono occupati in modo specifico della conflittualità coniugale, chiedendo alla coppia di discutere su un problema della loro relazione (Broadwell e Light, 1999), mentre altri hanno utilizzato come cornice concettuale il modello interpersonale circomplesso (Kiesler, 1996) e hanno valutato l'effetto sulla CVR di interazioni ostili e/o caratterizzate da controllo interpersonale (Smith e Brown, 1991; Brown e Smith, 1992; Smith, Gallo et al. 1998; Smith e Ruiz, 1999). In quest'ultimo caso, il metodo di ricerca è stato usato anche nello studio del rapporto tra interpersonalità e CVR. Nel primo gruppo rientra la qualità della relazione, che è stata studiata attraverso il livello di soddisfazione coniugale, misurato soprattutto con il DAS (*Dyadic Adjustment Scale*, Spanier, 1976). Nel secondo gruppo rientrano le differenze individuali nel tratto ostilità, misurate frequentemente con il *Cook-Medley Hostility Scale* (Cook e Medley, 1954) oppure con l'AQ (*Aggression Questionnaire*, Buss e Perry, 1992). Anche la percezione del supporto è stata considerata una caratteristica di personalità (Smith e Ruiz, 2002) e, in quanto tale, è stato studiato l'effetto del supporto familiare percepito sulla reattività cardiaca allo stress coniugale (compare, Gondoni e Molinari, 2006; Compare, Proietti et al. 2011).

2.2.1 Relazioni conflittuali

I risultati delle ricerche indicano che la conflittualità coniugale aumenta la reattività cardiaca dei partner. Broadwell e Light (1999) hanno assegnato alle coppie un compito interattivo suddiviso in tre fasi, corrispondenti a tre livelli di stress: lettura (situazione di controllo), conversazione su argomenti quotidiani e discussione di un problema di coppia fonte di conflittualità. Quando erano impegnati in una discussione conflittuale, entrambi mostravano l'incremento maggiore nella reattività cardiaca, mostrando un innalzamento della pressione sanguina e un aumento del battito cardiaco. In uno studio recente, Denton et al. (2001) hanno analizzato comunicativi tipici di alcune coppie impegnate in un compito congiunto e hanno rilevato che le coppie che mostravano la maggiore CVR erano quelle con un pattern comunicativo evitante, cioè caratterizzato dalla tendenza a evitare il confronto e la discussione su problemi della relazione coniugale. In particolare, l'incremento più consistente della CVR si registrava nei maschi, in interazioni in cui il marito tendeva ad affrontare il problema e a iniziare la discussione, mentre la moglie tendeva ad evitarli (Compare, Molinari et al. 2007; Compare, Manzoni et al. 2006, 2007).

Gli studi che si sono occupati dell'effetto sulla CVR dell'espressione di comportamenti ostili e/o dominanti in interazioni di coppia hanno permesso di rilevare importanti differenze di genere nella reattività cardiaca allo stress coniugale. Uomini e donne sarebbero infatti sensibili a differenti fonti di stress. In particolare, sarebbero più reattivi a situazioni interpersonali cui sono predisposti per natura in virtù del genere sessuale di appartenenza. Smith e Gallo (1999) hanno chiesto alle coppie di discutere per alcuni minuti su un argomento di attualità. Le coppie sono state assegnate casualmente a una di quattro condizioni sperimentali: nella prima ciascun coniuge riceveva un incentivo per influenzare il partner, nella seconda non c'era alcun incentivo, nella terza i due partner dovevano mantenere posizioni opposte rispetto all'argomento di discussione e nella quarta dovevano essere in accordo. In questo modo sono stati manipolati la motivazione al dominio interpersonale (relativo all'asse controllo-sottomissione del modello circomplesso e al tratto *agency*) e il disaccordo (relativo all'asse ostilità-affiliazione del modello circomplesso e al tratto *communion*). Come ipotizzato, l'incentivo a influenzare il partner determinava un incremento della CVR rispetto alla situazione di controllo, ma solo nei maschi. In precedenza, Smith e Brown (1991) avevano rilevato che in tale situazione anche le donne esprimevano un comportamento assertivo e freddo al pari degli uomini, ma tale espressione comportamentale non era accompagnata da alcun incremento della CVR. Al contrario le donne erano più reattive al disaccordo con il partner rispetto alla situazione di accordo, ma ciò non si verificava negli uomini.

Tali risultati confermano quelli ottenuti dagli studi che hanno utilizzato la stessa metodologia, ma applicata allo studio dello stress interpersonale in generale (Smith, Limon et al. 1996). Sia nel caso di interazioni di coppia sia nel caso di interazioni con un soggetto non conosciuto prima, queste differenze nella CVR si presentavano non solo durante la discussione, ma anche durante la fase preparatoria, ed erano mediate dalle attribuzioni del soggetto al comportamento dell'interlocutore (Smith, Gallo et al. 1998; Smith e Gallo, 1999).

2.2.2 Percezione della qualità della relazione: soddisfazione coniugale

La qualità della relazione rappresenta un aspetto del funzionamento coniugale che è stato utilizzato dalle ricerche come indicatore dello stress all'interno della coppia. In particolare la soddisfazione coniugale è stata messa in relazione con le caratteristiche dell'interazione tra i partner: nelle coppie insoddisfatte si riscontrano alti livelli di conflittualità (Gottman e Levenson, 1988), uno sbilanciamento del potere a favore della moglie (Gray Little e Burks, 1983) e pattern interattivi *demand-withdraw*, ovvero in cui la moglie cerca la vicinanza e il confronto, mentre il marito tende ad allontanarsi e a evitare la discussione (Gottman e Levenson, 1988).

In linea con questi risultati, le ricerche che hanno studiato la reattività cardiaca allo stress coniugale hanno rilevato che i partner in matrimoni con bassa soddisfazione mostravano un aumento della CVR durante le interazioni coniugali rispetto alle coppie soddisfatte della propria relazione (Broadwell e Light, 1999).

2.2.3 Relazioni caratterizzate da ostilità

Studiando il rapporto tra interpersonalità e reattività cardiaca nel contesto di interazioni con persone prima sconosciute, come altri soggetti sperimentali, è stato dimostrato che differenze individuali nel tratto dell'ostilità influenzano la CVR allo stress interpersonale (Suarez e Williams 1989). In modo analogo, l'associazione tra interazioni coniugali negative e CVR dei partner è influenzata dalle differenze in questa caratteristica di personalità. Avere una personalità ostile aumenta la reattività cardiaca durante le interazioni con il proprio partner (Broadwell e Light 1999).

Esistono però importanti differenze di genere: sembra che i mariti siano più sensibili delle mogli a differenze individuali nel tratto ostilità all'interno della relazione di coppia. Broadwell e Light (1999) hanno riscontrato un aumento, in entrambi i partner, della CVR mentre erano impegnati in una discussione conflittuale, ma nelle donne ostili tale incremento si verificava solo nel caso in cui interagivano con partner ostili. Al contrario, nei mariti, qualunque fosse il loro livello di ostilità, si registrava un incremento della CVR se interagivano con mogli ostili. Smith e Gallo (1999) hanno rilevato l'incremento maggiore della CVR nei mariti ostili impegnati in una discussione di coppia in cui erano motivati a influenzare la partner. Gli stessi autori hanno riscontrato che, in questa condizione sperimentale, le mogli valutavano i mariti ostili come aventi un comportamento più dominante rispetto a mariti non ostili. L'ipotesi è che i mariti ostili abbiano risposto a tale *stressor* con l'affermazione del proprio status con conseguente effetto sulla CVR. È interessante notare che Smith e Gallo (1999) non hanno trovato alcuna correlazione nelle mogli, tra ostilità e CVR, mentre tale correlazione è stata trovata nelle donne che interagivano con persone estranee (Gallo e Smith, 1998; Gallo, Smith et al. 2000). Tale differenza, secondo gli autori, suggerisce che l'effetto dell'ostilità sulla CVR delle donne varia a seconda della persona con cui interagiscono.

Le donne, come è emerso dagli studi sulle interazioni di coppia negative, sono più sensibili al conflitto coniugale, cui rispondono con un incremento della CVR. In due studi (Smith e Brown, 1991; Smith e Gallo, 1999) è stato rilevato che le mogli, che erano in disaccordo con mariti ostili, mostravano una CVR maggiore delle mogli in disaccordo con mariti non ostili. La CVR delle donne non era però correlata con la propria ostilità.

2.2.4 Relazioni percepite come emotivamente supportive

La relazione tra reattività cardiaca e differenze nel supporto percepito è stata meno frequentemente esaminata rispetto alla relazione tra la CVR e il tratto ostilità. Comunque, Broadwell e Light (1999) hanno riscontrato che i partner che riportavano alti livelli di supporto familiare, mostravano una CVR minore durante interazioni coniugali stressanti rispetto ai partner che percepivano scarso supporto familiare. Inoltre, la percezione del supporto familiare era correlata positivamente con la soddisfazione coniugale, il che dimostrerebbe che il supporto familiare ha sia benefici coniugali che fisiologici. Infine, sul piano fisiologico, i mariti beneficiavano della percezione del supporto familiare in misura maggiore rispetto alle mogli, mentre queste (ma non i mariti) mostravano una riduzione della pressione sanguigna quando il proprio marito percepiva un alto supporto familiare.

2.3 Relazione di coppia e disturbo cardiaco: connessioni reciproche

Le ricerche hanno esaminato il funzionamento di coppie in cui un partner soffre di patologia cardiaca allo scopo di evidenziare le caratteristiche peculiari della relazione in tali coppie e identificarne le variabili che mettono il paziente a rischio di recidive.

I ricercatori si sono chiesti sia come la malattia cardiaca di un partner influenzi il funzionamento della coppia sia, all'opposto, come le variabili della relazione possano predire la salute psicofisica del paziente e il decorso della patologia.

Lo studio della relazione, e in particolare della malattia cardiaca nel contesto della relazione di coppia, pone indiscussi problemi metodologici, con la conseguente necessità di utilizzare procedure non sperimentali; è infatti impossibile manipolare le variabili della relazione e assegnare casualmente i soggetti alle condizioni sperimentali. Dato che tali procedure non sperimentali rendono arduo stabilire con certezza il rapporto causale tra le variabili, si è cercato di superare questa difficoltà studiando il rapporto di coppia nel corso del tempo (Compare, Mason e Molinari, 2007). Questa metodologia consente di determinare l'ordine temporale in cui il processo si verifica. Il rapporto tra funzionamento di coppia e patologia cardiaca è quindi stato valutato prevalentemente attraverso procedure longitudinali. Le misure del funzionamento coniugale e dello stato psicofisico del paziente erano rilevate in un arco di tempo che andava da alcune settimane ad alcuni anni dopo l'evento cardiaco (nel caso di interventi chirurgici al cuore, come i trapianti, tali rilevazioni erano fatte anche prima dell'operazione e confrontate con quelle successive). Non sono stati utilizzati campioni di controllo. Per studiare il funzionamento della coppia, i ricercatori si

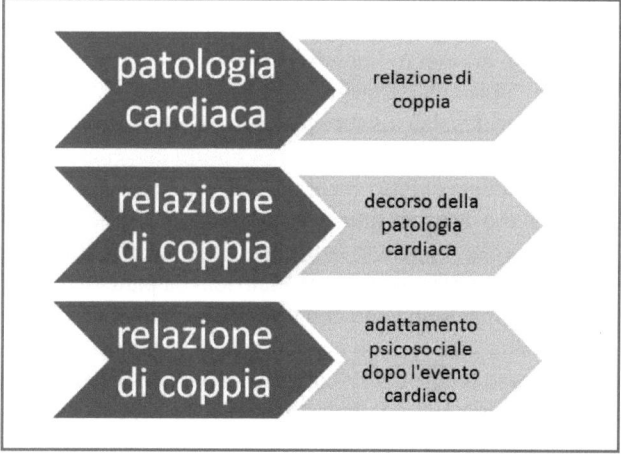

Fig. 2.3 Ambiti di ricerca sulla relazione di coppia e disturbo cardiaco

sono avvalsi prevalentemente di strumenti *self-report* somministrati separatamente a paziente e partner e in taluni casi inviati per posta a casa.

I risultati delle ricerche che negli ultimi venti anni si sono occupate di relazione di coppia e disturbo cardiaco possono essere raggruppati in tre categorie (Fig. 2.3):
1. impatto del disturbo cardiaco sulla relazione di coppia;
2. influenza della relazione di coppia sul decorso della patologia cardiaca del paziente;
3. influenza della relazione di coppia sull'adattamento psicosociale alla patologia cardiaca.

2.3.1 Impatto del disturbo cardiaco sulla relazione di coppia

Nelle coppie in cui un partner soffre di patologia cardiaca si verifica un deterioramento progressivo della qualità della relazione. Come indicatori della qualità della relazione sono stati considerati la soddisfazione coniugale, la comunicazione delle emozioni, il coinvolgimento emotivo, la conflittualità e i cambiamenti nello stile di vita e nei ruoli coniugali. Sono state inoltre considerate le strategie di coping utilizzate dalla coppia per gestire la patologia e mantenere una buona relazione coniugale.

Bunzel et al. (1992) hanno studiato, attraverso la somministrazione di strumenti *self-report* prima e dopo il trapianto di cuore, i cambiamenti nel funzionamento coniugale a distanza di uno e cinque anni dall'intervento. Hanno rilevato che la relazione di coppia si deteriorava progressivamente: entrambi i partner riportavano una comunicazione più conflittuale, minore coinvolgimento emotivo e un cambiamento sostanziale nei ruoli all'interno della coppia.

Col tempo peggiora anche la soddisfazione coniugale e le coppie diventano meno coese e meno propense a manifestazioni di affetto (Konstam, Surman et al. 1998). Questi dati sono confermati da Laederach-Hoffman et al. (2002), che però hanno rilevato un deterioramento del funzionamento coniugale inferiore a quello riscontrato in coppie in cui un partner soffriva di una patologia diversa da quella cardiaca e aveva affrontato un trapianto di fegato o reni.

Due ricerche hanno esaminato, attraverso l'analisi del contenuto di interviste, i pattern interattivi tipici di coppie in cui un partner affrontava un operazione al cuore. Radley e Green (1986) hanno evidenziato quattro pattern interattivi predominanti nelle coppie prima di un'operazione al cuore del marito: i primi due erano caratterizzati da tensione tra i partner dovuta al fatto che il paziente, in seguito all'insorgenza della patologia cardiaca, aveva delegato tutte le responsabilità domestiche e di sostentamento della famiglia al partner, oppure al fatto che il paziente, pur assumendo parte delle responsabilità, non si sentiva oggetto di attenzioni da parte della moglie. Il terzo pattern interattivo era caratterizzato dalla tendenza a evitare qualsiasi cambiamento nello stile di vita della coppia. Solo in pochi casi le coppie avevano un buon livello di adattamento ed erano pronte a un ri-aggiustamento della relazione in funzione della patologia. Nella seconda ricerca, Patterson (1989) ha rilevato due pattern interattivi predominanti sei mesi dopo l'operazione al cuore del marito: alcune coppie erano in grado di valutare con oggettività le cause e le conseguenze del disturbo cardiaco e le rispettive responsabilità, nonché di progettare cambiamenti nello stile di vita per prevenire recidive. Ciò era dovuto a un processo di costruzione di significati condivisi da parte dei due partner e in particolare a un progressivo avvicinamento del paziente alla posizione del partner, in grado di valutare la situazione con maggiore oggettività. In altre coppie prevaleva una scarsa assunzione di responsabilità da parte del paziente, che era mantenuta dall'atteggiamento iper-protettivo della moglie.

Trovare un nuovo equilibrio di coppia dopo un evento cardiaco, che comporti la ridistribuzione di ruoli e responsabilità e la ricerca di strategie di coping tra indifferenza e iper-coinvolgimento, sono bisogni molto sentiti dalla coppia (Duhamel, 1994), ma la realizzazione di tali propositi è spesso ostacolata dalla percezione di un insufficiente supporto reciproco e dal fallimento di qualsiasi tentativo di aiuto tra paziente e coniuge (Stewart, Davidson et al. 2000).

Per evitare gli effetti negativi che la patologia cardiaca ha sulla relazione tra i due partner, spesso le coppie usano meccanismi di difesa e in particolar modo tendono a negare la malattia. Tale negazione permette ai partner di continuare a percepire la relazione come immutata nonostante la patologia e quindi evita loro di prendere contatto anche con le difficoltà che il ri-aggiustamento della relazione comporta (Bunzel, Grundboeck et al. 1992; Bunzel, Schmidl Mohl et al. 1992). A breve termine, tale meccanismo difensivo può essere funzionale. A lungo termine, invece, se entrambi i partner continuano a utilizzare la negazione, ne risente non solo la qualità della relazione, ma anche il recupero fisico del paziente e l'esito della riabilitazione cardiaca (Bar On e Dreman, 1987). In linea con questi risultati, Pistrang et al. (1999) hanno riscontrato che i partner valutavano la loro interazione in modo più positivo di quanto rilevato dai ricercatori, per i quali invece predominavano scarsa empatia e poco supporto.

Infine, dalle ricerche emerge che l'impatto della patologia cardiaca sulla qualità della relazione coniugale è influenzato da alcune variabili. Innanzitutto un ruolo importante è svolto dallo stress psicologico conseguente a un evento cardiaco. In particolare, sintomi ansiosi e depressivi sono presenti tanto nel paziente cardiaco (Rozanski, Blumenthal et al.1999) quanto nel partner sano (Coyne e Smith, 1991) e i livelli di stress dei due partner correlano tra loro (Coyne e Smith, 1991; Hilbert, 1994; Stewart, Davidson et al. 2000). Coppie depresse in cui un partner soffre di patologia cardiaca hanno una qualità della relazione coniugale bassa (Falger, Sebregts et al. 2000) e in particolare intimità e vicinanza scarse (Waltz e Badura, 1988; Waltz, Badura et al. 1988). Un altro elemento che media l'impatto della patologia cardiaca sulla relazione di coppia è l'atteggiamento iper-protettivo che spesso il partner sano ha nei confronti del paziente. L'iper-protezione riduce la qualità della relazione coniugale e aumenta lo stress del paziente (Suls, Green et al. 1997). Fiske et al. (1991) hanno suggerito che il concetto di iper-protezione include sia aspetti positivi che aspetti negativi. Questi autori hanno infatti rilevato che la componente positiva (protezione e calore) era significativamente correlata a una progressiva intimità della relazione, mentre la componente negativa (ostilità) era associata al distanziamento tra i partner successivamente all'infarto.

2.3.2 Influenza della relazione di coppia sul decorso della patologia cardiaca

Ci sono molti dati che confermano l'ipotesi secondo cui un cattivo funzionamento della relazione di coppia peggiora la prognosi del paziente cardiaco mettendolo a rischio di recidive e diminuendo le probabilità della sua sopravvivenza.

In generale, tra i soggetti sposati, il tasso di mortalità dopo un evento cardiaco, come un infarto, è inferiore rispetto a quello registrato tra i soggetti non sposati, anche se è stato suggerito che, piuttosto che il matrimonio, è vivere da soli l'elemento prognostico determinante (Case, Moss et al. 1992).

Comunque, l'effetto di una relazione di coppia disfunzionale sulla sopravvivenza del paziente è altrettanto negativo: i pazienti cardiaci che sono più a rischio di morte sono quelli in cui alla gravità della malattia si aggiunge un cattivo funzionamento coniugale. Coyne et al. (2001) hanno riscontrato che la gravità del disturbo cardiaco e la qualità della relazione coniugale sono predittori indipendenti della sopravvivenza del paziente con scompenso cardiaco cronico nell'arco di quattro anni, ma lo stato fisico e le variabili della relazione hanno un effetto cumulativo.

Il cattivo funzionamento di coppia aumenta anche il rischio di recidive: in uno studio recente di Orth-Gomer et al. (2000), condotto su un campione di donne che avevano subito un infarto, è stato rilevato che le pazienti con una relazione coniugale stressante avevano un rischio tre volte maggiore di recidive nel corso dei cinque anni successivi al primo infarto. Lo stress lavorativo invece non aveva valore prognostico.

Le componenti della relazione con effetto prognostico negativo identificate dalla letteratura sono: insoddisfazione coniugale (Baker, Kazarian et al. 1994; Keller, 1998), reciprocità di emozioni negative e conflittualità (Coyne, Rohrbaugh et al. 2001) e scarsa coesione tra i partner (Baker, Helmers et al. 1999). È stato evidenziato che, in pazienti che avevano subito un infarto del miocardio, il recupero fisico, valutato immediatamente dopo l'evento cardiaco e a cinque e otto mesi dopo la dimissione, era correlato negativamente con la soddisfazione coniugale. Risultati analoghi sono stati ottenuti da Baker (Baker, 1999; Baker, Helmers et al. 1999), che ha studiato l'andamento dell'ipertensione di 74 pazienti nel corso di tre anni in relazione alla soddisfazione coniugale e al contatto tra i partner. I soggetti con una relazione soddisfacente e a stretto contatto con il partner avevano una pressione sanguigna più bassa rispetto ai pazienti con una relazione insoddisfacente. Questi soggetti, inoltre, non traevano alcun beneficio dal contatto con il partner e anzi, quanto più il contatto era stretto tanto più alta era la pressione sanguigna.

Una relazione di coppia funzionale migliora la prognosi cardiaca perché il paziente trova nella coppia una valida fonte di supporto strumentale ed emotivo per far fronte alla patologia. Diversi studi hanno dimostrato che il supporto fornito dal partner al paziente e la soddisfazione per il supporto ricevuto predicono il recupero psicofisico del paziente (Yates, 1995), la sua sopravvivenza e un esito migliore della riabilitazione cardiaca (Bar On, 1987; Bar On e Dreman 1987). Coyne et al. (2001) hanno evidenziato importanti differenze di genere: nei pazienti maschi con scompenso cardiaco cronico, il miglior predittore della sopravvivenza era il supporto ricevuto nel contesto della relazione di coppia, mentre le donne traevano più benefici dall'avere un confidente nella rete sociale di supporto. Ciò è spiegabile con il fatto che le donne, rispetto agli uomini, hanno un maggiore orientamento alla comunanza (*communion*), alla cura della relazione e offrono più sostegno emotivo (Smith e Mckie 1998). Per questo gli uomini trarrebbero maggiore beneficio dalla relazione di coppia. È stato analizzato il significato della strategia di coping definita *fighting spirit*, una modalità usata dal paziente per far fronte alla patologia cardiaca che comprende ottimismo, senso di controllo, senso di efficacia, autostima, partecipazione attiva, adattabilità e perseveranza. Tale strategia è correlata positivamente al benessere fisico e psicologico del soggetto, ma ha un significato diverso per uomini e donne: per gli uomini consiste nell'efficacia personale a gestire la malattia, mentre per le donne è una modalità di coping orientata al coinvolgimento del partner.

2.3.3 Influenza della relazione di coppia sull'adattamento psicosociale alla patologia cardiaca

Le ricerche hanno studiato l'impatto della relazione di coppia sull'adattamento psicosociale alla patologia cardiaca e, in particolare, si sono occupate di quegli indicatori di (dis)adattamento che costituiscono fattori di rischio o protezione per le recidive e per la sopravvivenza del paziente. Dagli studi emerge che il miglior predittore dell'adattamento psicosociale del paziente è la qualità della relazione di coppia, mentre l'effetto di risorse personali e sociali è solo marginale (Elizur e Hirsh, 1999). Così, una modalità attraverso cui la relazione di coppia influenza il decorso e l'esito della malattia cardiaca è l'*adattamento psicosociale del paziente*.

I principali indicatori di (dis)adattamento identificati sono: qualità di vita, stress psicologico (sintomi ansiosi e depressivi), stato emotivo e *compliance* medica.

La soddisfazione coniugale, tra le variabili della relazione di coppia, rappresenta un importante predittore dell'adattamento psicosociale del paziente cardiaco. In particolare, la soddisfazione esperita all'interno della relazione di coppia migliora la qualità di vita (Konstam, Surman et al. 1998), è associata a uno stato emotivo più positivo (Hilbert, 1994) e riduce lo stress psicologico.

Lo stress psicologico del paziente è invece elevato se la relazione è molto conflittuale e caratterizzata da poca intimità tra i partner: la conflittualità predice l'ansia, mentre la scarsa intimità predice la depressione (Waltz e Badura, 1988; Waltz, Badura et al. 1988; Waltz e Badura et al. 1988). In uguale misura, se nella coppia prevalgono atteggiamenti critici o iper-protettivi, che limitano le possibilità di comunicazione costruttiva e riducono la soddisfazione coniugale (Graham, 2000), lo stress psicologico è elevato tanto nel paziente quanto nel coniuge (Coyne e Smith, 1991; Suls e Green 1997). Avere invece un atteggiamento di sollecitudine e di coinvolgimento attivo del partner in discussioni costruttive ha un effetto positivo sia sul benessere psicologico proprio che nel partner.

Sul piano comportamentale, anche la *compliance* medica del paziente è influenzata dalle caratteristiche della relazione di coppia: il soggetto aderisce più scrupolosamente alle prescrizioni mediche e si impegna di più nella riabilitazione se il partner è sollecito ed è impegnato in discussioni costruttive con il paziente, piuttosto che ipercritico (il paziente non percepisce il supporto) o iper-protettivo (il paziente si de-responsabilizza). Il senso di efficacia personale, tradizionalmente riconosciuto come fattore che predice la *compliance* del paziente (Ewart, Burnett et al. 1983), è a sua volta aumentato proprio da queste strategie di coping focalizzate sul coinvolgimento attivo (Coyne e Smith, 1991), nonché dalla fiducia del partner nella *compliance* medica del paziente, fiducia che a sua volta è rafforzata dalla soddisfazione coniugale. Laeke (2000) ha considerato molte variabili dell'adattamento psicosociale del paziente alla patologia cardiaca: depressione, ottimismo, senso di efficacia personale, qualità di vita e compliance medica. Lo studio ha evidenziato che tutte erano predette da sistemi di credenze interpersonali: la percezione del paziente che le proprie capacità di affrontare il disturbo fossero inferiori a quanto il partner si aspettasse, prediceva un peggiore adattamento alla malattia.

Bibliografia

Aron A, EN Aron et al (1991) Close relationships as including other in the self. Journal of Personality and Social Psychology 60:241-253

Baker B, Kazarian S et al (1994) Perceived interpersonal attitudes and psychiatric complaints in patients with essential hypertension. Journal of Clinical Psychology 50:320-324

Baker B, Helmers K et al (1999) Marital cohesion and ambulatory blood pressure in early hypertension. American Journal of Hypertension 12:227-230

Bar On D (1987) Causal attributions and the rehabilitation of myocardial infarction victims. Journal of Social and Clinical Psychology 5:114-122

Bar On D, Dreman S (1987) When spouses disagree: A predictor of cardiac rehabilitation. Family Systems Medicine 5:228-237

Broadwell SD (1999) The impact of marital interaction on cardiovascular response. University of North Carolina Chapel Hill

Brown PC, Smith TW (1992) Social influence, marriage, and the heart: Cardiovascular consequences of interpersonal control in husbands and wives. Health Psychology 11:88-96

Bunzel B, Grundboeck A et al (1992) Krankheitsverleugnung und ihr Einfluss auf die Paarbeziehung nach Herztransplantation. / The denial of illness and its influence on the partner relationship after heart transplantation. Praxis der Psychotherapie und Psychosomatik 37:36-47

Bunzel B, Schmidl Mohl B et al (1992) Does changing the heart mean changing personality? A retrospective inquiry on 47 heart transplant patients. Quality of Life Research: An International Journal of Quality of Life Aspects of Treatment, Care and Rehabilitation 1:251-256

Buss AH, Perry M (1992) The Aggression Questionnaire. Journal of Personality and Social Psychology 63:452-459

Case RB, Moss AJ et al (1992) Living alone after myocardial infarction: impact on prognosis. Journal of the American Medical Association 267:515-529

Cigoli V (1997) Intrecci familiari: realtà interiore e scenario relazionale. Cortina, MilanCompare A, Germani E, Proietti R, Janeway D (2011) Clinical Psychology and Cardiovascular Disease: An Up-to-Date Clinical Practice Review for Assessment and Treatment of Anxiety and Depression. Clinical Practice and Epidemiology in Mental Health 7

Compare A, Gondoni LA, Molinari E (2006) Psychological Risk Factors for Cardiac Disease and Pathophysiological Mechanisms: An Overview. In: Molinari E, Compare A, Parati G (eds) Clinical psychology and heart disease. Springer, New York, pp 21-34

Compare A, Manzoni GM, Molinari E (2006) Type A, Type D, Anger-Prone Behavior and Risk of Relapse in CHD Patients. In: Molinari E, Compare A, Parati G (eds) Clinical psychology and heart disease. Springer, New York, pp 187-216

Compare A, Manzoni GM, Molinari E, Möller A (2007) Personalità di tipo A e di tipo D, rabbia e rischio di recidiva cardiaca. In: Molinari E, Compare A, Parati G (eds) Mente e cuore. Clinica psicologica della malattia cardiaca. Springer, Milano, pp 135-162

Compare A, Manzoni GM, Molinari E, Moser D, Zipfel S, e Rutledge T (2007) Ansia e malattia cardiaca. In: Molinari E, Compare A, Parati G (eds) Mente e cuore. Clinica psicologica della malattia cardiaca. Springer, Milano, pp 109-134

Compare A, Mason B, Molinari E (2007) Il vissuto di malattia: contesto, relazioni, significati. In: Molinari E, Compare A, Parati G (eds) Mente e cuore. Clinica psicologica della malattia cardiaca. Springer, Milano, pp 275-290

Compare A, Molinari E, McCraty R, Tomasino D (2007) Interventi psicologici per la gestione dello stress. In: Molinari E, Compare A, Parati G (eds) Mente e cuore. Clinica psicologica della malattia cardiaca. Springer, Milano, pp 389-405

Compare A, Molinari E, Ruiz JM, Hamann HA, Coyne J (2007) Contesto interpersonale e qualità della relazione di coppia come fattore di protezione/rischio in pazienti con malattia cardiaca. In: Molinari E, Compare A, Parati G (eds) Mente e cuore. Clinica psicologica della malattia cardiaca. Springer, Milano, pp 181-206

Compare A, Proietti R, Germani E, Janeway D (2011) Anxiety and depression: Risk factors for cardiovascular disease. In: Dornelas E (ed) Stress proof the heart. Behavioral approaches for cardiac patients. Springer, New York

Cook WW, Medley DM (1954) Proposed hostility and Pharisaic-virtue scales for the MMPI. Journal of Applied Psychology 38:414-418

Coyne JC, Rohrbaugh MJ et al (2001) Prognostic importance of marital quality for survival of congestive heart failure. American Journal of Cardiology 88:526-529

Coyne JC, Smith DA (1991) Couples coping with a myocardial infarction: A contextual perspective on wives' distress. Journal of Personality and Social Psychology 61:404-412

Denton WH, Burleson BR et al (2001) Cardiovascular reactivity and initiate/avoid patterns of marital communication: A test of Gottman's psychophysiologic model of marital interaction. Journal of Behavioral Medicine 24:401-421

Duhamel F (1994) A family-systems approach: Three families with a hypertensive member. Family Systems Medicine 12:391-404

Elizur Y, Hirsh E (1999) Psychosocial adjustment and mental health two months after coronary artery bypass surgery: A multisystemic analysis of patients' resources. Journal of Behavioral Medicine 22:157-177

Ewart CK, Burnett KF et al (1983) Communication behaviors that affect blood pressure: An A-B-A-B analysis of marital interaction. Behavior Modification 7:331-344

Falger PR, Sebregts EH et al (2000) Wederzijdse beïnvloeding van de kwaliteit van leven van patienten en significante anderen na een hartinfarct of een 'coronary artery bypass-graft'-operatie: De rol van depressie. / Impact of depressed mood on mutual quality of life in cardiac patients and partners after a coronary event. Gedrag and Gezondheid: Tijdschrift voor Psychologie and Gezondheid 28:274-287

Fiske V, Coyne JC et al (1991) Couples coping with myocardial infarction: An empirical reconsideration of the role of overprotectiveness. Journal of Family Psychology 5:4-20

Fiske V, Peterson C (1991) Love and depression: The nature of depressive romantic relationships. Journal of Social and Clinical Psychology 10:75-90

Gallo LC, Smith TW (1998) Construct validation of health-relevant personality traits: Interpersonal circumplex and five-factor model analyses of the Aggression Questionnaire. International Journal of Behavioral Medicine 5:129-147

Gallo LC, Smith TW et al (2000) Cardiovascular and electrodermal responses to support and provocation: Interpersonal methods in the study of psychophysiological reactivity. Psychophysiology 37:289-301

Gottman JM, Levenson RW (1988) The social psychophysiology of marriage. In: Noller P, Fitzpatrick MA (eds) Perspectives on marital interaction. Monographs in social psychology of language, 1 (pp. 182 200). Multilingual Matters Ltd, Clevedon

Graham AL (2000) Spouse behaviors and outcome following cardiac rehabilitation: The mediating role of self-efficacy. Unpublished Dissertation, Finch University of Health Sciences, Chicago

Gray Little B, Burks N (1983) Power and satisfaction in marriage: A review and critique. Psychological Bulletin 93:513-538
Groth T, Fehm Wolfsdorf G et al (2000) Basic research on the psychobiology of intimate relationships. In: Schmaling KB, Sher TG (eds) The psychology of couples and illness: Theory, research, & practice (pp. 13 42). American Psychological Association, Washington
Hilbert GA (1994) Cardiac patients and spouses: Family functioning and emotions. Clinical Nursing Research 3:243-252
Kiesler DJ (1996) From communications to interpersonal theory: A personal odyssey. Journal of Personality Assessment 66:267-282
Konstam V, Surman O et al (1998) Marital adjustment in heart transplantation patients and their spouses: A longitudinal perspective. American Journal of Family Therapy 26:147-158
Kurdek LA (1991) Marital stability and changes in marital quality in newly wed couples: A test of the contextual model. Journal of Social and Personal Relationships 8:27-48
Laederach Hofman K, Mussgay L et al (2002) Patients with erythrophobia (fear of blushing) show abnormal autonomic regulation in mental stress conditions. Psychosomatic Medicine 64:358-365
Leake RL (2000) Spousal expectations, social support and adjustment to CAD (coronary artery disease). Unpublished Doctoral Dissertation, State University of New York at Stony Brook
Mills J, Clark MS (2001) Viewing close romantic relationships as communal relationships: Implications for maintenance and enhancement. In: Harvey J, Wenzel A (eds) Close romantic relationships: Maintenance and enhancement (pp. 13 25). Lawrence Erlbaum Associates, Mahwah
Mucchielli R (1993) Psicologia della vita coniugale. Città Nuova, Roma
Orth Gomer K, Wamala SP et al (2000) Marital stress worsens prognosis in women with coronary heart disease: The Stockholm Female Coronary Risk Study. JAMA 284:3008-3014
Patterson JM (1989) Illness beliefs as a factor in patient spouse adaptation to treatment for coronary artery disease. Family Systems Medicine 7:428-442
Patterson TL, Sallis JF et al (1989) Familial similarities of changes in cognitive, behavioral, and physiological variables in a cardiovascular health promotion program. Journal of Pediatric Psychology 14:277-292
Pistrang N, Clare L et al (1999) The helping process in couples during recovery from heart attack: A single case study. British Journal of Medical Psychology 72:227-237
Radley A, Green R (1986) Bearing illness: Study of couples where the husband awaits coronary graft surgery. Social Science and Medicine 23:577-585
Rozanski A, Blumenthal JA et al (1999) Impact of Psychological Factors on the Pathogenesis of Cardiovascular Disease and Implications for Therapy. Circulation 99:2192-2217
Scabini E (1995) Psicologia sociale della famiglia. Boringhieri, Torino
Smith ET, Mckie DM (1998) Psicologia sociale. Zanichelli, Bologna
Smith TW, Brown PC (1991) Cynical hostility, attempts to exert social control, and cardiovascular reactivity in married couples. Journal of Behavioral Medicine 14:581-592
Smith TW, Gallo LC (1999) Hostility and cardiovascular reactivity during marital interaction. Psychosomatic Medicine 61:436-445
Smith TW, Gallo LC et al (1998) Agency, communion, and cardiovascular reactivity during marital interaction. Health Psychology 17:537-545
Smith TW, Limon JP et al (1996) Interpersonal control and cardiovascular reactivity: Goals, behavioral expression, and the moderating effects of sex. Journal of Personality and Social Psychology 70:1012-1024
Smith TW, Ruiz JM (1999) Methodological issues in adult health psychology. In: Kendall PC, Butcher JN (eds) Handbook of research methods in clinical psychology (2nd ed). John Wiley & Sons, New York, pp 499-536
Smith TW, Ruiz JM (2002) Psychosocial influences on the development and course of coronary heart disease: Current status and implications for research and practice. Journal of Consulting and Clinical Psychology 70:548-568
Spanier GB (1976) Measuring dyadic adjustment: New scales for assessing the quality of marriage and similar dyads. Journal of Marriage and the Family 38:15-28

Stewart M, Davidson K et al (2000) Myocardial infarction: survivors' and spouses' stress, coping. Journal of Advanced Nursing 31:1351-1360

Suarez EC, Williams RB (1989) Situational determinants of cardiovascular and emotional reactivity in high and low hostile men. Psychosomatic Medicine 51:404-418

Suls J, Green P et al (1997) Hiding worries from one's spouse: Associations between coping via protective buffering and distress in male post-myocardial infarction patients and their wives. Journal of Behavioral Medicine 20:333-349

Waltz M, Badura B (1988) Subjective health, intimacy, and perceived self-efficacy after heart attack: Predicting life quality five years afterwards. Social Indicators Research 20:303-332

Waltz M, Badura B et al (1988) Marriage and the psychological consequences of a heart attack: A longitudinal study of adaptation to chronic illness after 3 years. Social Science and Medicine 27:149-158

Waltz M, Badura B et al (1988) Empirical correlates of the Type A behavior pattern. Activitas Nervosa Superior 30:113-114

Yates BC (1995) The relationships among social support and short- and long-term recovery outcomes in men with coronary heart disease. Research in Nursing and Health 18:193-203

Depressione e malattia cardiaca: il paradigma interpersonale

3.1 Introduzione

Recenti studi dimostrano che i fattori psicologici contribuiscono in modo rilevante allo sviluppo e al decorso delle patologie cardiache. Mediante l'utilizzo delle nuove tecnologie e degli studi sperimentali condotti su animali, le ricerche hanno prodotto risultati che hanno contribuito a spiegare le basi patofisiologiche del legame tra fattori psicologici e patologia cardiaca (Compare, Gondoni e Molinari, 2006; Compare, Proietti et al. 2011; Compare, Germani et al. 2011a, 2011b).

La sintomatologia depressiva si riscontra frequentemente in pazienti affetti da coronaropatie (CAD) ed è associata ad elevato rischio di morbilità e mortalità (Carney, Freedland, Rich e Jaffe, 1995; Kop, 1999; Lesperance e Frasure-Smith, 2000).

Le ricerche mettono in evidenza che dal 15 al 20% dei pazienti che sono stati colpiti da infarto miocardico (IM), o che hanno un'angina instabile, uno scompenso cardiaco cronico e hanno subito un intervento chirurgico di by-pass, incontrano i criteri diagnostici della depressione maggiore nel corso del periodo di ospedalizzazione, mentre un altro 15-25% dei pazienti sperimenta lievi forme di depressione (Frasure-Smith et al. 1995; Lespérance et al. 2000; Jiang et al. 2001; Connerney et al. 2001). Un livello di depressione variabile, da moderato a grave, è stato riscontrato dopo un anno in un significativo numero di pazienti colpiti da IM (Follick, et al. 1988). Inoltre, un terzo dei pazienti ricoverati a causa di IM ha presentato un umore sostanzialmente depresso dopo tre anni (Waltz et al. 1988) e un quinto di essi non è stato in grado di raggiungere un adattamento emozionale dopo cinque anni (Havik and Maelands, 1991). Infine emerge come una rilevante percentuale di pazienti coronarici affetti da depressione minore progredisca verso la depressione maggiore nel corso di 12 mesi (Hance et al. 1996).

Nonostante la rilevante prevalenza del disturbo depressivo nei pazienti CAD, la sintomatologia depressiva risulta essere spesso sottodiagnosticata e quindi frequentemente non curata (Hirschfeld et al. 1997; Perez-Stable, Miranda, Munoz e Ying,

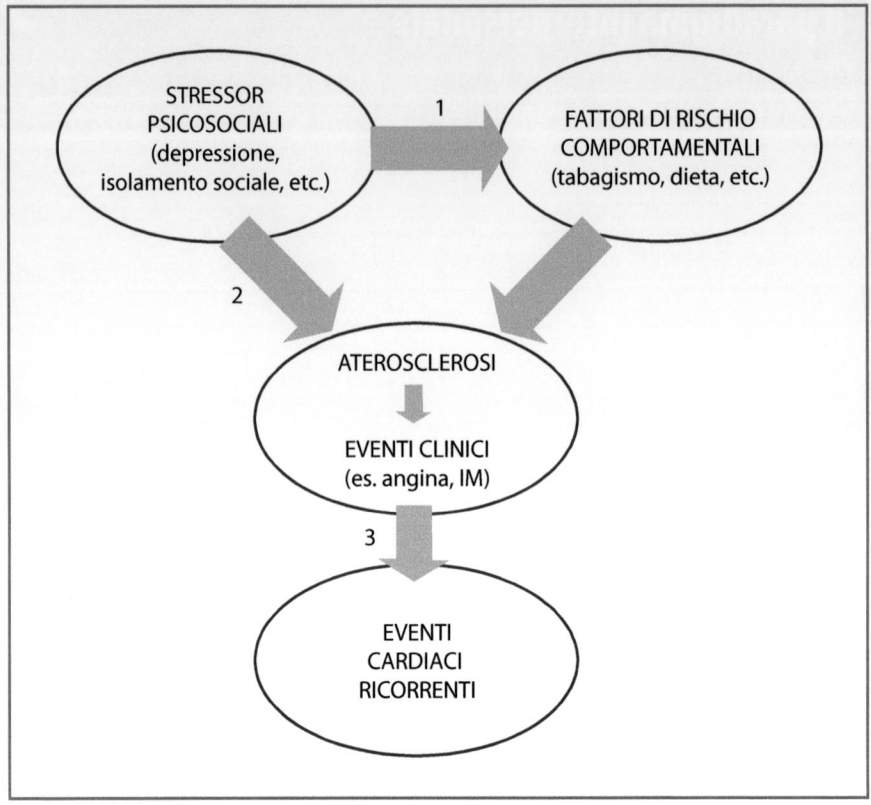

Fig. 3.1 I fattori psicologici possono contribuire allo sviluppo del CAD in tre modi: 1) diretta influenza sui fattori psicofisiologici, 2) mantenimento di uno stile di vita e comportamenti non salutari, 3) promozione di comportamenti non salutari dopo l'esordio della patologia cardiaca. *IM*, infarto del miocardio

1990). La sintomatologia depressiva non trattata è associata a un rischio di morbilità e mortalità cardiaca da due a sette volte più elevato nei pazienti CAD. Tale dato rende la depressione un fattore di rischio paragonabile ai tradizionali fattori di rischio cardiaco quali l'ipercolesterolemia e l'ipertensione (Carney et al. 1995; Frasure-Smith, Lesperance e Talajic, 1995; Kop, 1999; Lesperance et al. 2000). I meccanismi biocomportamentali che forniscono una spiegazione a questi esiti negativi includono sia modelli biologici (per es. un alterato equilibrio del sistema simpatico/parasimpatico) che comportamenti negativi per la salute (per es. il fumare) (Fig. 3.1).

3.2 Depressione e malattia cardiaca

La Depressione Maggiore, così come la depressione atipica e quella sub-clinica, aumentano il rischio di episodi d'infarto miocardico (Kop, 1999). I gradi di rischio riportati dagli studi variano da 2 a 7 e sono paragonabili ad altri comprovati fattori di rischio legati al CAD quali l'ipercolesterolemia, l'ipertensione e l'obesità (Carney et al. 1995; Kop, 1999; Lesperance et al. 2000). Gli effetti più rilevanti della depressione sulla malattia cardiaca riguardano gli episodi cardiaci ricorrenti (in cui il rischio varia tra 3 e 7). Il primo episodio di infarto miocardico è predetto dalla depressione con un rischio stimato di 1,6 (Wulsin e Singal, 2003). Questo pattern di risultati è una conseguenza della natura episodica dei disturbi depressivi (Kop, 1999).

I fattori psicologici di rischio per il CAD possono essere classificati in tre categorie basate sulla durata e sulla vicinanza temporale con gli eventi cardiaci (Kop, 1999): 1) episodi acuti di insorgenza, che includono lo stress mentale ed esplosioni di rabbia; 2) fattori episodici, con una durata che può variare da diversi mesi a due anni, come la depressione e l'esaurimento; 3) fattori cronici, come tratti negativi della personalità (per es. l'ostilità) e un basso status socioeconomico.

Dato che la depressione è una condizione episodica e non cronica, la gravità della depressione stessa e il grado del sottostante disturbo coronarico arterioso non sono associati in modo significativo (Kop et al. 1996). Tuttavia, la depressione è un importante fattore di rischio che può condurre a conseguenze negative per la salute cardiaca, in quanto influenza fattori patofisiologici rilevanti quali la formazione di coaguli, la rottura di placche e aritmia che promuovono la trasformazione di un disturbo coronarico stabile in gravi condizioni cliniche connesse alla mortalità.

Ulteriori conseguenze cardiovascolari indirette della sintomatologia depressiva sono connesse ai comportamenti avversi alla salute e ai correlati psicosociali della depressione.

3.2.1 Dati di prevalenza

Studi inerenti la prevalenza della depressione maggiore nella popolazione normale evidenziano un indice del 5% (Blazer et al. 1994). Tra i pazienti affetti da CAD, la prevalenza della sintomatologia depressiva risulta essere 3 volte superiore a quella presente nella popolazione normale. Recenti studi epidemiologici che hanno analizzato la relazione tra depressione e CAD nella popolazione normale (Kennedy et al, 1987; Carney et al. 1988; Ahern et al. 1990; Frasure-Smith et al. 1995; Barefoot et al. 1996; Denoillet et al, 1998; Hermann et al. 1998; Frasure-Smith et al. 1999) e in quella con CAD (Schleifer et al. 1989; Anda et. al., 1993; Arooma et al. 1994; Vogt et al. 1994; Everson et al. 1996; Wasserthal-Smoller et al. 1996; Pratt et al. 1996; Barefoot et al. 1996; Ford et al. 1998) hanno dimostrato la presenza di una significativa e rilevante relazione tra gli episodi di depressione maggiore e l'incidenza degli eventi cardiaci (Tabella 3.1).

Dagli studi condotti emergono come rilevanti due aspetti:
1. la presenza di sintomi depressivi, in assenza di una diagnosi di depressione maggiore, è associata a un maggior rischio di eventi cardiaci (Anda et al. 1993);
2. la gravità della depressione è correlata con l'indice di probabilità di eventi cardiaci futuri (Anda et al. 1993; Everson et al. 1996; Pratt et al. 1996).

Tabella 3.1 Depressione e CAD

Studi	N° soggetti	F/U, y	Scale	End Points	RR (95% CIs) o altri risultati statistici
			Soggetti sani		
Anda et al. 1993	2832	12,4	SS of generalized well-being schedule	CD, non-fatal IHD	RR for depressive sx=1,5 (1,0–2,3)
					RR for severe hopelessness=2,1 (1,1–3,9)
Arooma et al. 1994	5355	6,6	SS of GHQ	MI	RR for depressive sx=3,5 (1,8–6,8)
			SS of PSE	MI, CHF, CVA,	
Vogt et al. 1994	2573	15	Investigator-tailored scale	ACM	P=NS for depressive sx
Everson et al. 1996	2428	6	SS of MMPI	CD; ACM	RR for severe hopelessness=2,3 (1,1–3,9)
			Hopelessness scale		RR for moderate hopelessness=1,6 (1,0–2,5)
Wasserthal-Smoller et al. 1996	4736	4,5	CES-D scale	ACM, CD, MI; CVA	P=NS for baseline depressive sx
					RR for increasing depressive sx=1,3 (1,2–1,4)
Pratt et al. 1996	1551	13	DIS	MI	RR for MDE=4,5 (1,7–12,4)
					RR for dysphoria=2,1 (1,2–3,7)
Barefoot et al. 1996	730		OBD SS of MMPI	CD; MI	RR for depressive sx=1,7 (1,2–2,3) (for MI)[1]

3.2 Depressione e malattia cardiaca

Study	N; caratteristiche	F/U	Scale	Outcome	Result
Ford et al. 1998	1190	37	Tailored scale	MI	RR for depressive sx=2,1 (1,2–4,1)
Patologia cardiaca conosciuta					
Kennedy et al. 1987	88 pts; syncope or arrhythmia	1,5	Tailored scale	CD	P=0,01 for depressive sx
Carney et al. 1988	52; CAD on cath	1,0	DIS	CD, MI, PTCA; CABG	RR for MDE=2,5 P<0,022
Ahern et al. 1990	502; s/p MI and arrhythmia	1,0	BDI	ACM; CD	P<0,05 for depressive sx
Frasure-Smith et al. 1995	222; s/p MI	1,5	DIS; BDI	CD	RR for MDE=3,6 (1,3–10,1) RR for depressive sx=7,8 (2,4–25,3)
Barefoot et al. 1996	1250; s/p MI	15,2	Zung Self-Rating Depression scale	CD	P=0,002 for depressive sx
Denoillet et al. 1998	87; s/p MI e EF<50%	7,9	Million Behavioral Health Inventory and BDI	CD; MI	RR for depressive sx=4,3 (1,4–13,3)
Herrmann et al. 1998	273; cardiopulmonary	1,9	HADS	ACM	RR for depressive sx=2,6 (1,1–6,3)
Frasure-Smith et al. 1999	896; s/p MI	1,0	BDI	CD	RR for depressive sx=3,2 (1,7–6,3)

F/U, follow-up; *RR*, Risk Ratio; *cath*, cateterizzazione; *s/p*, status post; *MI*, infarto del miocardio; *EF*, ejection fraction; *SS*, sottoscale; *GHQ*, General Health Questionnaire; *PSE*, Present State Examination; *MMPI*, Minnesota Multiphasic Personality Inventory; *CES-D*, Center for Epidemiological Studies–Depression; *DIS*, Mental Health Diagnostic Interview Schedule (DSM-III diagnosis of depression); *OBD*, Obvious Depression; *BDI*, Beck Diagnostic Interview; *HADS*, Hospital Anxiety and Depression Scale; *CD*, Card ac Death; *IHD*, ischemia cardiaca; *CHF*, scompenso cardiaco; *CVA*, incidente cerobrovascolare; *ACM*, tutte le cause di mortalità; *Sx*, sintomi; *MDE*, episodio di depressione maggiore.

[1] RR per morte cardiaca =1,62; p<0,03

Questi dati evidenziano come il legame tra rischio di CAD e la depressione si esprima mediante un continuo dato dal livello di gravità della sintomatologia depressiva.

Altri dati sulla prevalenza della sintomatologia depressiva mettono in evidenza come sia maggiormente riscontrabile in pazienti affetti da CAD (15%-40%) rispetto alla popolazione generale (in cui le stime variano da 2,3% a 9,3%) (Dipartimento della prevenzione delle malattie e della promozione della salute, 1998). Tra i pazienti affetti da CAD; livelli di gravità maggiori della sintomatologia depressiva sono osservati nei pazienti con disturbi all'angina che hanno avuto episodi gravi di infarto (Freedland et al. 2003) ed in quelli in attesa di essere sottoposti a un intervento chirurgico di trapianto di by-pass coronarico arterioso (CABG) (Blumenthal et al. 2003). Le tipologie più comuni di sintomi depressivi nei pazienti cardiopatici sono i tipici disturbi dell'umore depresso sia di tipo Maggiore che Minore, la depressione atipica e l'esaurimento (vitale) (Compare, Proietti et al. 2011a, 2011b).

La sintomatologia depressiva nei pazienti cardiopatici presenta manifestazioni differenti rispetto a quelle riscontrate nei pazienti psichiatrici. Emerge come i pazienti CAD lamentino frequentemente problematiche connesse alla stanchezza e alla mancanza di energie rispetto a quelle connesse agli stati di umore deflesso (Kop, 1999; Appels, 2000; Lesperance e Frasure-Smith, 2000). L'atipica manifestazione clinica della sintomatologia depressiva nei pazienti CAD rappresenta una delle spiegazioni principali al fenomeno dei falsi negativi nella diagnosi di depressione tra i pazienti cardiopatici.

L'assenza di speranza, uno dei vissuti psicologici caratterizzanti la sintomatologia depressiva, ha ricevuto particolare attenzione da parte dei ricercatori che si sono occupati del rapporto tra CAD e depressione. In alcuni studi basati su una metodologia osservazionale, la mancanza di speranza è risultata essere connessa alla morte improvvisa per infarto (Bruhn et al. 1974; Engel et al. 1968). Recentemente, studi prospettici di tipo epidemiologico, hanno in aggiunta rilevato una relazione tra il vissuto inerente l'assenza di speranza e lo sviluppo di CAD (Anda et al. 1993; Everson et al. 1996). È stato dimostrato che gli uomini che sperimentano un vissuto di assenza di speranza sviluppano nel tempo in modo prevalente, rispetto ad altri pazienti che non presentano questa condizione psicologica, un'arteriosclerosi carotidea (Everson et al. 1997). Un fenomeno connesso al sentimento di assenza di speranza è l'esaurimento vitale. Questa sindrome, valutata attraverso i 37 *items* del *Maastricht questionnaire* (Appels et al. 1987), è caratterizzata da tre sintomi: affaticamento, irritabilità e sentimenti di demoralizzazione. La presenza dell'esaurimento vitale è risultata essere predittiva di future CAD e/o di eventi cardiaci sia nella popolazione normale (Appels et al. 1988) che in quella con CAD (Kop et al. 1994; Pignalberi et al. 1998).

Il vissuto di stanchezza estrema esperito da pazienti CAD predice esiti negativi legati alla salute cardiaca indipendentemente dall'umore depresso (Appels et al. 2000). Sulla base di studi che hanno utilizzato interviste cliniche si è evidenziato come la condizione clinica etichettata come "esaurimento vitale" (Appels, 1990) consista nello sperimentare un'estrema stanchezza, una crescente irritabilità e sentimenti di demoralizzazione. Nella concezione originaria di questo costrutto, il termine "vitale" era stato incluso per riflettere le conseguenze di questa condizione sulle attività della vita di tutti i giorni (simile alla depressione vitale). La diffusione dell'esaurimento nei pazienti affetti da CAD varia tra il 20% e il 45% (Kop, 1999). In un recente studio italiano, il 29% di 130 pazienti con infarto del miocardio o con angina instabile sono stati classificati come appartenenti a questa tipologia di depressione (Pignalberi, Patti, Chimenti, Pasceri e Maseri, 1998). La condizione di esaurimento è associata a elevati rischi per l'infarto miocardico (OR=2,3) (Appels e Mulder, 1988), per gli episodi clinici successivi a un intervento di angioplastica coronarica (OR=2,7; 95% IC=1,1-6,3) (Kop, Appels, Mendes de Leon, de Swart e Bar, 1994) e per l'improvvisa morte cardiaca (OR=2,2) (Appels, Golombeck, Gorgels, de Vreede e van Breukelen, 2000). Le caratteristiche cliniche che definiscono la depressione e l'esaurimento tendono a sovrapporsi (Kop, 1999), ma i correlati biologici ed eziologici di questi due costrutti sembrano differire. La manifestazione clinica della depressione è legata ai correlati emostatici e neuro-ormonali. La tipica depressione melanconica è associata a un aumento dell'attività neuroendocrina, mentre la depressione atipica e l'esaurimento si presentano in concomitanza con l'ipercolesterolemia (Gold, Goodwin e Chrousos, 1988; Nicolson e van Diest, 2000). Queste differenze neuro-ormonali possono in parte spiegare perché una ridotta fibrinolisi è osservabile nell'esaurimento, ma non nella depressione (Kop, Hamulyak, Pernot e Appels, 1988; Raikkonen, Lassila, Keltikangas-Jarvinen e Hautanen, 1996) e quindi la ragione per cui i fattori di rischio cardiaco possono essere differentemente associati alla depressione piuttosto che all'esaurimento (Kopp, Falger, Appels e Szedmak, 1998).

La depressione spesso è associata a comportamenti avversi alla salute, come il fumo, una dieta restrittiva, la non adesione al regime farmacologico e uno stile di vita sedentario. Per esempio, i pazienti depressi evidenziano un ridotto livello nella regolazione dell'esercizio fisico (Blumenthal et al. 1999). Per chiarire le relazioni di causa-effetto tra la depressione e i comportamenti avversi alla salute in pazienti CAD, sono necessari ulteriori studi.

3.2.2 L'eziologia della depressione in pazienti cardiopatici

La depressione presenta cause multifattoriali: la predisposizione genetica, la storia personale legata a richieste stressanti da parte dell'ambiente e i fattori precipitanti di ordine biologico e psicologico concomitanti. Nei pazienti affetti da CAD entrambi i fattori biologici e psicologici, specificamente legati al corso della malattia, possono contribuire all'insorgenza e al mantenimento della depressione.

Gli antecedenti psicologici della depressione non sono ancora stati completamente compresi. Gli studi hanno evidenziato come sia frequente rintracciare nella eziogenesi del disturbo depressivo cognizioni disfunzionali e/o risposte maladattive alla perdita di una persona significativa per il paziente (Carney et al. 1995; Lesperance et al. 2000). L'esaurimento origina frequentemente da un prolungato stress fisico o psicologico, sul quale l'individuo non può esercitare alcun controllo (Appels, 1989; Kop, 1999).

Gli antecedenti biologici dei sintomi depressivi nei pazienti affetti da CAD possono variare rispetto a quelli mostrati dagli individui depressi appartenenti alla popolazione generale. Sebbene non possa essere escluso che il disturbo coronarico possa dare luogo a sintomi depressivi, le evidenze cliniche suggeriscono come la depressione in pazienti CAD abbia origini non cardiache (Carney et al. 1995; Kop, 1999). Inoltre, i risultati delle ricerche non forniscono sostegno all'ipotesi che siano i farmaci utilizzati per il trattamento dei disturbi cardiaci a costituire la causa principale dei sintomi depressivi nei pazienti affetti da CAD (Kop, Appels, Mendes de Leon e Bar, 1996).

3.2.3 L'*assessment* dei sintomi depressivi in pazienti cardiopatici

La diagnosi di disturbo depressivo richiede l'utilizzo di questionari e interviste cliniche strutturate. I criteri diagnostici per la depressione elencati nel Manuale Diagnostico Statistico (DSM-IV) richiedono la presenza di umore depresso e/o di un diminuito interesse, un minimo di 5 su un totale di 9 sintomi per la diagnosi di Depressione Maggiore e di 2 su un totale di 9 sintomi per la Depressione Minore (*American Psychiatric Association*, 1994). I sintomi devono essere presenti per la maggior parte della giornata, quasi tutti i giorni, per almeno due settimane. Nei pazienti affetti da CAD, il criterio legato alle 2 settimane può essere omesso per effettuare la diagnosi di depressione se l'episodio cardiaco ha avuto luogo in un più breve arco di tempo (Carney et al. 1995; Freedland et al. 2002; Lesperance et al. 2000).

Il vantaggio dell'utilizzo dei questionari è dato dalla loro sensibilità nello scoprire la depressione e dalla loro efficienza nella somministrazione. I questionari *self-report* per la depressione più comunemente usati coi pazienti cardiopatici sono il *Beck Depression Inventory* (BDI; Beck et al. 1961; 1984), la *Centers for Epidemiological Studies-Depression* (CES-D) Scale (Radloff, 1977; Schulz et al. 2000) e la *Hospital Anxiety and Depression Scale* (Herrmann, 1997). La maggior parte dei questionari valutano le componenti dell'umore e quelle cognitive (per es., la tristezza, la bassa autostima, i sensi di colpa) così come le componenti "vegetative" (per es., disturbi del sonno, cambiamenti dell'appetito e mancanza di energie) legate alla depressione. Per valutare in modo specifico l'esaurimento, può essere utilizzato il *Maastricht Questionnaire* (Appels et al. 1988). I questionari sono strumenti sensibili di indagine per la depressione, ma tendono a non rivelare i "falsi positivi". I punteggi dei questionari che indicano la presenza di depressione richiedono, quindi, una ulteriore valutazione utilizzando interviste strutturate.

Le interviste strutturate sviluppate per valutare la depressione e altri disturbi psicologici, sono basate sui criteri del DSM-IV. Tra le interviste più comunemente usate ci sono la *Structured Clinical Interview for DSM-IV Axis I Disorders* (SCID), la *Composite International Diagnostic Interview* (CIDI), le *Schedules for Clinical Assessment in Neuropsychiatry* (SCAN) e la *Diagnostic Interview Schedule* (DIS) (Robins, Helzer, Croughan e Ratcliff, 1981; per una revisione vedi Freedland et al. 2002). La *Hamilton Depression scale* è utile per la valutazione sia della gravità che del cambiamento (Freedland et al. 2002). I pazienti che totalizzano elevati punteggi al questionario, ma che non corrispondono completamente ai criteri del DSM-IV per la depressione maggiore o minore sulla base dell'intervista clinica strutturata, possono tuttavia soffrire di depressione atipica o subclinica e possono anche essere a rischio di eventi cardiovascolari avversi (Appels, 1990; Kop, 1999).

Una rilevante attenzione alle componenti dell'umore nelle prime fasi della valutazione diagnostica della depressione può dare luogo a una sottostima dei sintomi depressivi a causa della natura atipica della depressione nei pazienti con disturbi cardiaci. In sintesi per valutare in modo adeguato la depressione nei pazienti cardiopatici è importante porre attenzione a tutti gli aspetti cominciando dai sintomi vegetativi (Freedland et al. 2002; Kop e Ader, 2001).

3.2.4 Meccanismi patofisiologici

Le evidenze empiriche indicano come la depressione abbia effetti sia comportamentali che patofisiologici diretti (Fig. 3.1). Relativamente agli aspetti comportamentali, la depressione risulta essere associata con uno stile di vita non salutare (Glassman et al. 1990; Zigelstein et al. 1998), come il tabagismo, la ridotta *compliance* terapeutica e la ridotta attività motoria (Zigelstein et al. 1998; Carney et al. 1995). Gli studi hanno evidenziato che la depressione è associata a un maggior consumo di sigarette, a una scarsa adesione ai regimi farmacologici, a ridotti livelli di esercizio fisico e a scorrette abitudini alimentari (Carney et al. 1995; Lesperance et al. 2000). Parte di questi comportamenti negativi legati alla salute hanno origine dalle conseguenze psicosociali della depressione, quali l'isolamento sociale.

Il meccanismo attraverso il quale la depressione aumenta la morbilità e la mortalità cardiaca non è ancora ben conosciuto. I risultati derivanti dalla ricerca psicofisiologica indicano alcuni meccanismi che potrebbero essere d'aiuto nello spiegare in che modo la depressione influenzi la CAD. Gli studi evidenziano come i soggetti depressi siano maggiormente a rischio di dis-regolazione del sistema nervoso autonomo e dell'asse adrenal-ipotalamico-pituario. Queste dis-regolazioni influenzano il sistema cardiaco attraverso il rilascio di catecolamine e di corticosteroidi che influenzano l'apparato cardiocircolatorio. Di recente è stato anche mostrato come i soggetti depressi abbiano una diminuita variabilità del battito cardiaco e un aumento dell'attivazione nella formazione delle placche. Una ridotta variabilità del battito cardiaco è stata riscontrata essere un fattore di rischio per infarto miocardico. Dal momento che la psicofisiologia è un campo ancora relativamente nuovo e molti dei meccanismi che collegano le emozioni e le cognizioni con le risposte fisiologiche non sono ancora chiaramente compresi, i presenti risultati sono promettenti per comprendere meglio il legame tra depressione e CAD. In sintesi, l'influenza diretta della depressione sulla condizione patofisiologici si realizza mediante 3 meccanismi:

1. Ipercortisolemia (Caroll et al. 1976; Gold et al. 1986; Yeith et al. 1994). I risultati evidenziano la presenza in pazienti depressi di un'attenuazione della risposta dell'ormone adrenocorticotropico (Gold et al. 1986), un'assenza della soppressione della secrezione del cortisolo (Carroll et al. 1981) e un'elevata concentrazione nel liquido cerebrospinale della corticotropina (Nemeroff et al. 1984).
2. Significativo deficit nella funzione di formazione delle placche (Musselman et al. 1996; Laghrissi-Thode et al. 1997). La combinazione tra ipercortisolemia e svi-

luppo della placche rappresenta la base teorica per spiegare l'effetto patogeno della depressione.
3. Ridotta *heart rate variability* (Carney et al. 1995) e disfunzione nel controllo vagale (Watkins et al. 1999). Tale dato concorda con gli studi che evidenziano come i pazienti depressi siano esposti a un elevato rischio di sviluppo di aritmia.

Tuttavia, molti cardiologi non sono ancora convinti del negativo impatto prognostico dei disturbi depressivi sulla morbilità e mortalità cardiaca e, nonostante la forte evidenza epidemiologica che li lega, l'impatto sulla pratica cardiaca risulta ancora limitato (Krishnan et al. 2002).

3.2.5 Trattamento della sintomatologia depressiva in pazienti cardiopatici

La depressione può essere trattata in maniera efficace con interventi di tipo psicologico e farmacologico. Anche la depressione atipica, la depressione subclinica e l'esaurimento spesso richiedono un intervento che è ancor più importante in presenza di pazienti che hanno avuto precedenti episodi depressivi o una storia familiare di depressione. Negli Stati Uniti, meno del 25% dei pazienti sono curati per la loro depressione clinica (*Office of disease prevention and Health promotion*, 1998). Le ragioni che hanno condotto a una sottodiagnosi della depressione da parte dei medici (Lesperance et al. 2000; *Office of disease prevention and Health promotion*, 1998) includono: 1) la convinzione che la depressione non abbia effetti duraturi nel tempo sui risultati clinici e 2) la manifestazione atipica della depressione in molti pazienti cardiopatici (Kop, 1999).

Il processo di cura della depressione segue tipicamente tre fasi: 1) la fase acuta per ridurre i sintomi (6-12 settimane); 2) la fase di continuazione per prevenire ricadute (4-9 mesi); 3) la fase di mantenimento per i pazienti con depressione ricorrente (trattamento a lungo termine) (Lesperance et al. 2000). Molti episodi depressivi che emergono nel contesto di una sindrome acuta coronarica (per es. infarto miocardico) presentano sintomi simili a quelli presenti nel disturbo dell'adattamento (Glassman et al. 2002).

Gli interventi psicologici possono essere individuali o di gruppo. La tipica durata di un intervento psicologico sui pazienti con CAD varia da 8 a 12 settimane e l'efficacia degli interventi psicologici è ampiamente dimostrata (Dusseldorp, van Elderen, Maes, Meulman e Kraaij, 1999; Linden, 2000; Linden, Stossel e Maurice, 1996; Sebregts, Falger e Bar, 2000).

Gruppi di supporto per i pazienti possono fornire sostegno sociale, ridurre l'ansia e possono essere d'aiuto nell'insegnare ai pazienti come riportare i propri sintomi in maniera efficace e come comunicare con i medici. L'isolamento sociale è un fattore di rischio per la CAD ed è spesso un fattore concomitante alla depressione (Berkman et al. 2003). Il sostegno sociale della famiglia e degli amici può promuovere l'efficacia del trattamento e la guarigione dei pazienti dalla depressione. Sebbene la rete sociale dei pazienti in genere, risponde in modo da fornire sostegno nelle prime fasi della depressione, queste risorse possono essere esaurite come risultato delle implacabili richieste da parte degli individui depressi.

3.2.6 Depressione come fattore predittivo di rischio cardiaco

Diversi studi prognostici hanno mostrato che la depressione è un fattore predittivo per la sopravvivenza in seguito a un infarto miocardico (Frasure-Smith et al. 1993; 1995; Ladwig et al. 1991). Le ricerche dimostrano come la depressione sia un fattore di rischio indipendente per la CAD (Tabella 3.2).

Una delle conseguenze più gravi della depressione nei pazienti cardiopatici è la mortalità cardiaca. La depressione maggiore che segue l'IM è associata con un rischio quadruplo di mortalità cardiaca nel corso del primo anno e tale rischio si estende anche a forme minori di depressione (Frasure-Smith et al. 1995; Ladwig et al. 1992). Inoltre, l'impatto prognostico di depressione è tanto grande quanto, e indipendente da, altri importanti fattori prognostici comprendenti la disfunzione ventricolare e la gravità dell'arteriosclerosi coronarica. Frasure-Smith e Lespérance (2003) hanno riportato che i sintomi depressivi erano predittivi della mortalità cardiaca in un periodo di 5 anni in un campione numeroso di soggetti post IM. Inoltre, Barefoot et al (1996) hanno scoperto che, anche dopo 10 anni dall'evento cardiaco, i pazienti depressi hanno un rischio maggiore di morte cardiaca rispetto a quelli non depressi.

Tuttavia, risulta ancora poco chiaro se la depressione abbia un impatto sullo sviluppo della CAD in soggetti sani. Nel 1987, Booth-Kewley e Friedman (1987) hanno mostrato in una metanalisi l'esistenza di una forte associazione tra la CAD e la depressione, ma la maggior parte dei disegni sperimentali inclusi in questa revisione avevano un disegno di tipo *cross-sectional*. In risposta a queste ricerche, Matthews (1988) ha ristretto la sua metanalisi agli studi prospettici, rilevando solamente tre studi che non confermarono l'associazione tra la depressione e lo sviluppo della CAD.

Mentre queste due metanalisi condotte alla fine degli anni '80 hanno risentito del fatto che fossero presenti pochi studi prospettici, negli ultimi dieci anni la situazione è cambiata in modo sostanziale: sono ora presenti molti studi che utilizzano un disegno sperimentale prospettico.

La revisione della letteratura ha preso in considerazione gli studi prospettici su soggetti sani con depressione come fattore predittivo e, come conseguenza, con CAD.

Relativamente alla tipologia di depressione sono stati considerati gli studi che hanno analizzato la depressione clinica unipolare valutata mediante procedure cliniche e l'umore depresso misurato da una scala psicometria standardizzata. Diversi studi hanno dimostrato che i due concetti sono molto correlati e che punteggi elevati sulle scale atte a valutare l'umore depresso sono molto correlati con la presenza della depressione unipolare (Hautzinger et al. 1994; Radloff, 1977).

Tabella 3.2 Probabilità bayesiana di pazienti CAD di 47 anni non affetti da angina pectoris in presenza di fattori di rischio e di sintomi depressivi

Condizione	Probabilità CAD (%)
NACP	20
NACP + tabagismo e HBP	30
NACP + tabagismo/HBP + sintomi depressivi	46
NACP + tabagismo/HBP + depressione maggiore	66

NACP, senza angina pectoris; *HBP*, elevata pressione arteriosa.

In questa revisione, con il termine "depressione" si fa riferimento sia alla depressione clinica sia all'umore depresso. I disturbi depressivi bipolari sono stati esclusi (Davison et al. 1996).

Tra le tipologie di conseguenza sono stati inclusi gli studi che hanno considerato: l'infarto miocardico improvviso e non, la morte per eventi coronarici e la morte per eventi cardiaci. Gli studi erano inclusi soltanto se fornivano informazioni sufficienti per estrapolare i rischi relativi (OR, *Odds Ratio*), giacché questo è un modo facile e diretto per paragonare i risultati degli studi (Greenland, 1998).

È stata realizzata una ricerca computerizzata attuata utilizzando il database elettronico MEDLINE attraverso la *National Library of Medicine* (che include articoli dal 1966 al maggio 2000) e PSYCHINFO (che comprende articoli dal 1887 al maggio 2000).

Dato che la maggioranza degli studi nella revisione hanno analizzato la depressione come variabile dicotomica (soggetti depressi contro soggetti non depressi) e dato che i pochi studi che hanno utilizzato misure continue non si avvalgono di scale per la valutazione della depressione tra loro paragonabili (per es. differenza nelle due deviazioni standard, aumento di un'unità sulla scala della depressione), sono stati considerati studi di metanalisi basati su paragoni dicotomici.

Sono stati inclusi 11 articoli per la revisione che hanno rispettato i criteri (Tabella 3.3). Otto di questi studi si basavano su soggetti inizialmente non affetti da CAD. Gli altri tre studi includevano sia soggetti con CAD che soggetti che non manifestavano CAD, ma avevano controllato lo stato di malattia al basale tramite analisi multivariate o stratificate. Tutti gli 11 studi sono stati pubblicati negli anni '90. Tre studi hanno valutato la depressione clinica, mentre nei rimanenti 8 studi è stato misurato l'umore depresso.

La revisione degli studi ha evidenziato come la depressione sia associata a un significativo aumento del rischio di CAD in 7 degli 11 studi considerati (Aromaa et al. 1994; Barefoot et al. 1996; Mendes et al. 1998; Schwartz et al. 1998; Anda et al. 1993; Wassertheil-Smoller et al. 1996; Whooley et al. 1998). Il range di variazione dell'indice di rischio (OR) varia da 1,50 (95% IC=1,02-2,19) a 4,16 (1,49-11,62). Anche gli altri quattro studi (Mendes et al. 1998; Wassertheil-Smoller et al. 1996; Ferketich et al. 2000; Sesso et al. 1998) studi hanno mostrato alcune associazioni tra la depressione e l'incidenza della CAD, sebbene al loro interno presentassero delle incongruenze. Sesso et al. (Sesso et al. 1998) hanno riscontrato un OR di 1,88 nei pa-

Tabella 3.3 Studi di metanalisi basati sull'analisi dicotomizzata della depressione

Ricerche	
1. Anda, 1993	9. Pratt, 1996
2. Arooma, 1994	10. Schwartz, 1998
3. Barefoot, 1996	11. Sesso, 1998
4. Ferketich, 2000 (donne)	12. Wassertheil-Smoller, 1996
5. Ferketich, 2000 (uomini)	13. Whooley, 1998
6. Ford, 1998	14. Studi complessivi (n=13)
7. Mendes de Leon, 1998 (donne)	15. Umore depresso solamente (n=10)
8. Mendes de Leon, 1998 (uomini)	16. Depressione clinica (n=3)

zienti depressi con un ampio IC (0,77-4,59). Wassertheil-Smoller et al. (Wassertheil-Smoller et al. 1996) non hanno rilevato un'associazione tra il punteggio di depressione al basale e l'infarto miocardico, ma hanno evidenziato un significativo aumento di rischio per quelle donne che manifestavano un aumento di 5 unità nel punteggio alla depressione. Infine, gli altri due studi hanno riscontrato una significativa associazione tra la depressione e la CAD in modo distinto nelle due categorie di genere sessuale: solamente negli uomini nell primo studio (Ferketich et al. 2000) e solamente nelle donne nel secondo (Mendes et al. 1998). La Figura 3.2 mostra i 13 OR presenti negli undici studi individuali (due studi riportarono separati OR per uomini e donne). Per tutti gli studi, il complessivo OR era di 1,64 (IC 95% =1,29-2,08, p=0,04). Le analisi hanno rivelato che la depressione clinica (2,69, IC 95% =1,63-4,43, p<0,001) era, rispetto all'umore depresso, il più importante fattore predittivo della CAD che presentava una minore eterogeneità (Q=1,34, 2 df, p=0,51) (OR=1,49, IC 95% =1,16-1,92, p=0,002; Q=16,04, 9 df, p=0,07).

La revisione degli studi ha mostrato come la depressione sia associata allo sviluppo di CAD in persone sane. Inoltre, le analisi hanno rivelato che la depressione clinica è il fattore predittivo più rilevante.

Come la maggior parte delle revisioni, anche la presente è soggetta ai limiti dovuti ai *bias* sistematici legati alla pubblicazione. Il secondo limite potrebbe riguardare la differenza clinica tra il vissuto di esaurimento vitale (Appels e Mulder, 1988; Appels, 1989) – caratterizzato da vissuti di affaticamento, perdita di energie e sentimenti negativi – che non è stato incluso in questa revisione, e la depressione. Infine una revisione è necessariamente limitata dalla qualità dei dati disponibili. Non è stato, per esempio, possibile indagare la relazione causa-effetto tra depressione e CAD perché gli studi sottoposti a revisione hanno misurato la depressione solamente una volta nel corso dello studio e non è stato quindi possibile determinare come il tem-

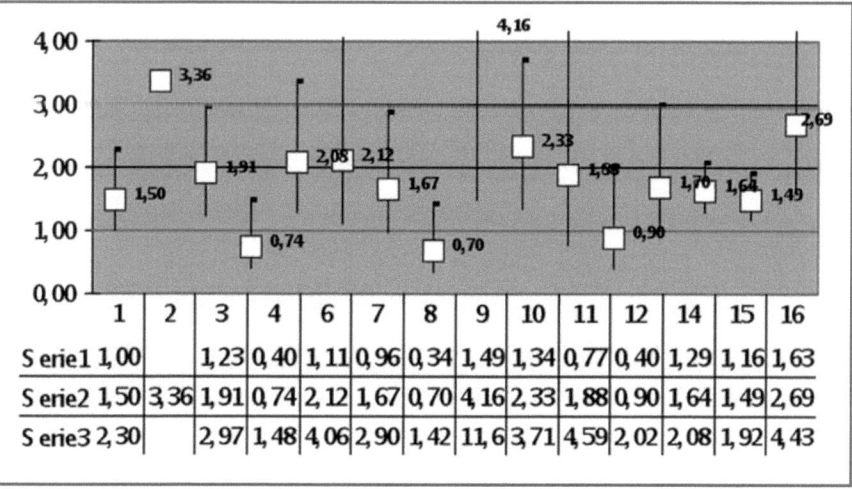

Fig. 3.2 Rischi relativi singoli e globali nelle ricerche che hanno indagato il ruolo della depressione in pazienti CAD

po di esposizione alla depressione fosse associato alla CAD. In conclusione, sono necessari ulteriori studi che includano ripetute misurazioni della depressione al fine di chiarire se moderati sintomi depressivi per un periodo di tempo prolungato sono più o meno un fattore di rischio per la salute coronarica rispetto a gravi sintomi esperiti per un breve periodo di tempo.

3.2.7 Conclusioni e osservazioni

La depressione ha una prevalenza maggiore nei pazienti affetti da CAD che nella popolazione generale, ma spesso rimane non diagnosticata o non curata. Nei pazienti con CAD, la depressione di frequente si presenta sotto forma di lamentele connesse alla stanchezza e ad altri sintomi vegetativi, piuttosto che nella sua forma tipicamente malinconica. Sono necessarie più ricerche riguardanti la differenziazione tra depressione ed esaurimento (vitale). Questa distinzione può essere di particolare importanza poiché la depressione e l'esaurimento presentano differenti correlati neuro-ormonali (Gold et al. 1988; Nicolson et al. 2000). Ricerche sui differenti meccanismi bio-comportamentali e sui moduli di trattamento possono fornirci un'ulteriore comprensione della relazione tra disturbi depressivi e futuri eventi cardiaci.

La depressione può essere trattata in maniera efficace con una combinazione di interventi psicologici e farmacologici. Tuttavia, deve ancora essere determinato se il trattamento della depressione conduca o meno a un miglioramento della salute cardiaca. Infine, la depressione influenza in modo negativo la salute cardiaca sia per mezzo dei processi biologici sia tramite comportamenti negativi per la salute.

3.3 Interpersonalità e depressione

3.3.1 Introduzione: assunti del paradigma interpersonale della depressione

L'approccio interpersonale alla depressione si basa sul presupposto della necessità di comprendere la depressione nel suo contesto interpersonale: qualunque siano gli altri fattori coinvolti, il contesto interpersonale influenza la vulnerabilità alla depressione, l'esperienza soggettiva, le manifestazioni comportamentali e la remissione del disturbo (Joiner e Coyne, 1999; Joiner, 1999; Joiner, Metalsky et al. 1999; Joiner, Metalsky et al. 1999; Joiner, Steer et al. 1999).

Diversamente da un approccio intrapersonale e intrapsichico, che si focalizza sui processi che avvengono all'interno dell'individuo, la prospettiva interpersonale include i fattori che hanno un impatto su tali processi intrapsichici. Da questo punto di vista, l'attenzione è rivolta all'individuo come parte di un ambiente sociale che lo influenza e da cui è influenzato e agli scambi interattivi tra le persone che creano un processo dinamico di reciproche influenze (Hammen, Shih et al. 2003).

In modo coerente con tali presupposti, l'approccio interpersonale alla depressione si basa su alcuni assunti fondamentali (Joiner e Coyne, 1999; Joiner, 1999):

1. *La depressione ha una natura fondamentalmente interpersonale.*
   In particolare, la depressione sarebbe essenzialmente la forma evoluta di una primordiale "strategia di subordinazione", adottata inconsapevolmente per far fronte a situazioni interpersonali pericolose per la sopravvivenza dell'individuo. Secondo Garner e Price (Gardner e Price, 1999) rappresenterebbe l'evoluzione patologica di comportamenti interpersonali primordiali che hanno una funzione di sopravvivenza per l'individuo. In situazioni di competizione sociale, e soprattutto quando si è in una condizione di svantaggio, la strategia di subordinazione servirebbe, attraverso la creazione di un'immagine di sé come incapaci, a inibire comportamenti aggressivi verso rivali e superiori. Tale inibizione, a sua volta, avrebbe la funzione di comunicare agli altri un'intenzione pacifica, che, in questo modo, non solo scoraggia l'aggressività degli altri, ma anzi stimola comportamenti protettivi nei confronti del soggetto debole, preservandone la sopravvivenza. A supporto empirico di questa ipotesi, Gardner e Price (1999) hanno trovato una somiglianza comportamentale e neurochimica tra i soggetti depressi e animali sconfitti in competizione.
2. *Le cause della depressione sono anche interpersonali.*
   Le esperienze interpersonali, soprattutto quelle che coinvolgono gli altri significativi, come i genitori o il partner, possono predisporre l'individuo alla depressione attraverso la costruzione di una visione stabile e negativa di sé, degli altri e del mondo.
3. *La depressione è mediata interpersonalmente.*
   Qualunque siano le cause della depressione, i fattori interpersonali sono coinvolti nel processo patogenetico che va dai fattori di rischio alla manifestazione della sintomatologia depressiva.
4. *La depressione può essere trattata interpersonalmente.*
   L'assunto secondo cui le esperienze interpersonali caratterizzano la natura, le cause e le conseguenze della patologia depressiva ha importanti implicazioni cliniche. Se le relazioni interpersonali svolgono un ruolo centrale nella depressione, altrettanto centrale può essere il loro ruolo nella remissione della sintomatologia depressiva.

3.3.2 Le origini del paradigma interpersonale della depressione

L'ambito di ricerca che si occupa della depressione in prospettiva interpersonale è emerso recentemente ed è in costante evoluzione, sia dal punto di vista teorico che dal punto di vista metodologico. Per questo, secondo alcuni (Hammen, Shih et al. 2003), sarebbe più corretto parlare di approccio o prospettiva interpersonale, piuttosto che di modello o teoria, non essendo ancora sufficientemente articolato e validato empiricamente. Oltre a ciò, occorre precisare cosa si intende con il termine "interpersonale" riferito alla depressione. Attualmente, il concetto di interpersonalità implica quello di interazione, cioè di un processo di reciprocità e di mutuo influenzamento, che si verifica tra le persone depresse e gli altri (Compare, Molinari et al. 2007). In questo senso, l'approccio interpersonale o interrelazionale alla depressione si è sviluppato a partire dagli anni '70, periodo in cui sono state poste le basi per lo sviluppo di una nuova prospettiva interpersonale nello studio della depressione, che tenesse conto delle influenze reciproche tra paziente depresso e ambiente interpersonale in tutti gli stadi della patologia. I contributi più importanti cui si fa risalire l'origine dell'interesse per gli aspetti interpersonali della depressione, sono tre: gli studi sulle differenze di genere nella depressione, la prospettiva interpersonale di Coyne (1976), il libro di Brown e Harris (1978) sull'origine sociale della depressione.

3.3.3 La prospettiva interpersonale di J. Coyne

In un articolo del 1976, Coyne (1976) sottolineava come le relazioni interpersonali dei soggetti depressi siano caratterizzate dalle reazioni negative delle persone con cui il paziente interagisce e come tali comportamenti facciano parte di un processo interpersonale in cui entrambi, paziente e interlocutore, hanno un ruolo attivo. Secondo Coyne (1976), le persone depresse cercano, soprattutto negli altri significativi, rassicurazione sul proprio valore e conferme del loro sincero interessamento nei propri confronti; certezze, queste, messe costantemente in dubbio dai pazienti. Sebbene gli altri spesso forniscano tali rassicurazioni, i soggetti depressi non ne traggono alcun vantaggio, poiché dubitano della sincerità di tali affermazioni e pensano che gli altri accontentino il loro bisogno di conferme esclusivamente per compassione o per un senso di dovere. Le persone depresse si trovano così di fronte a una contraddizione: hanno un bisogno di ottenere rassicurazione da parte degli altri che è troppo forte per farne a meno, ma contemporaneamente sono diffidenti e quindi il loro bisogno non trova mai piena soddisfazione.

La ripetizione di tale dinamica interpersonale nel tempo porta gli altri significativi a essere frustrati e irritati, cosicché, per il paziente, aumenta la probabilità di essere rifiutato, e, per le persone con cui il paziente interagisce, aumenta il rischio di sviluppare una sintomatologia depressiva. Tutto ciò comporta la compromissione, se non la distruzione, dell'ambiente interpersonale del soggetto depresso che, a sua volta, mantiene i sintomi depressivi del paziente e ne peggiora la prognosi (Compare, Manzoni e Molinari, 2006, 2007; Compare, Manzoni et al. 2007; Wittstein, Proietti e Compare, 2011; Compare, Proietti et al. 2011a, 2011b).

L'importanza del contributo di Coyne (1976) risiede nell'aver sottolineato la centralità di tali meccanismi interpersonali per la comprensione della patologia depressiva, indipendentemente dall'eziologia del disturbo. Inoltre, pur evidenziando la responsabilità del soggetto depresso nella compromissione delle relazioni interpersonali, attribuisce un ruolo attivo anche alle persone con cui il paziente interagisce.

3.3.4 La prospettiva interpersonale di Brown e Harris

Brown e Harris hanno sviluppato un modello per spiegare il ruolo dei fattori sociali nella depressione. Tale modello è espresso nel libro *L'origine sociale della depres-*

sione (Brown e Harris, 1978) e rappresenta un contributo importante allo studio della depressione in prospettiva interpersonale. Gli autori sostengono che eventi di vita interpersonali negativi, che spesso hanno a che fare con perdite e delusioni nel contesto delle relazioni affettive profonde, giocano un ruolo fondamentale nell'influenzare la vulnerabilità di un soggetto alla depressione. Infatti, la mancanza di una relazione interpersonale caratterizzata da intimità e fiducia, priva l'individuo di risorse interpersonali importanti per far fronte a eventi di vita stressanti, con il conseguente aumento del rischio di depressione.

L'importanza del modello di Brown e Harris (1978) consiste nell'aver messo in evidenza il ruolo delle relazioni interpersonali nello sviluppo della depressione e nell'aver sottolineato come l'interpretazione distorta degli eventi negativi, tipica del soggetto depresso, sia creata nell'ambito del contesto interpersonale in cui il soggetto si trova. Ciò ha contribuito a integrare in un unico modello variabili intrapersonali (le distorsioni cognitive) e variabili interpersonali. Un limite del modello di Brown e Harris (1978) deriva invece dal fatto che non ha spiegato come l'ambiente interpersonale sia implicato nell'evoluzione della patologia successivamente alla sua insorgenza.

3.4 Modelli interpersonali emergenti della depressione

I teorici della prospettiva interpersonale, da una parte, hanno proposto dei modelli in cui le assunzioni relative al funzionamento intrapersonale del soggetto depresso o predisposto alla depressione sono state integrate con le evidenze relative alle caratteristiche delle relazioni interpersonali di tali soggetti. Dall'altra, stanno emergendo nuovi modelli più propriamente interpersonali, che si occupano della depressione nel contesto delle relazioni affettive profonde, come il modello proposto da Jack (1991), basato sul costrutto *silencing the self* e quello proposto da Anderson e collaboratori, focalizzato sull'importanza della relazione di attaccamento nell'adulto (Fig. 3.3).

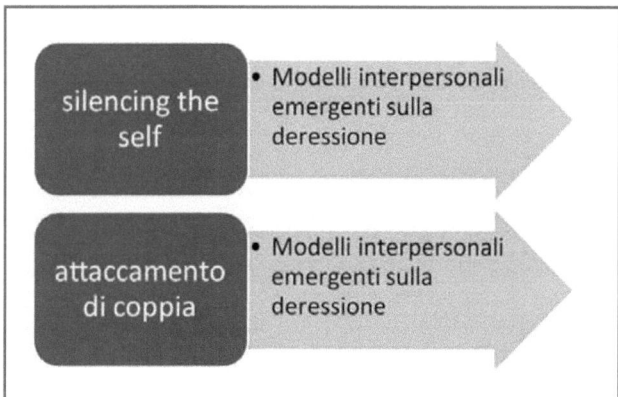

Fig. 3.3 Modelli interpersonali emergenti sulla depressione

3.4.1 *Silencing the self*

Il dato, ormai certo, che la probabilità di soffrire di depressione per una donna è due volte superiore a quella di un uomo, ha orientato gli studi a occuparsi di questa differenza di genere. I ricercatori non sono giunti a una spiegazione soddisfacente, sebbene abbiano identificato in alcuni fattori sociali gli elementi di vulnerabilità del genere femminile alla depressione: status sociale inferiore a quello degli uomini, mancanza di una relazione affettiva caratterizzata da intimità e fiducia, conflittualità nella relazione di coppia, sovrapposizione dell'impegno lavorativo a quello familiare. Non tutte le donne esposte a queste fonti sociali di stress sviluppano però un disturbo depressivo.

Jack (1999) ha proposto un modello di comprensione della depressione che fa riferimento al modo in cui le rappresentazioni di sé, delle relazioni interpersonali e della moralità sono legate tra loro e assumono significati diversi nei due sessi. In uno studio longitudinale (Jack 1991), sono state analizzate le interviste di dodici donne con diagnosi di depressione da cui è emerso che nell'esperienza delle donne depresse l'affermazione del proprio sé, dei propri bisogni, desideri e sentimenti, è accompagnata da sensi di colpa e per questo inibita. Ciò accade perché l'espressione del vero sé è vissuta come incompatibile con l'immagine del sé ideale, caratterizzata da valori quali la sottomissione e la dipendenza nelle relazioni con il sesso maschile. Jack (1991) usa il termine *silencing the self* per riferirsi alla motivazione delle donne depresse a inibire gli aspetti del proprio sé, particolarmente evidente nelle relazioni di coppia (Compare, Mason et al. 2007; Compare e Simioni, 2006).

La modalità con cui le persone rappresentano se stesse e il proprio essere in relazione con gli altri è influenzato dai modelli culturali trasmessi dalla società e interiorizzati dall'individuo come parte integrante del proprio sé. Tali modelli sottolineano la disuguaglianza tra i due sessi e l'inferiorità del genere femminile. Il grado in cui una donna interiorizza questo messaggio è influenzato in gran parte dai modelli di relazione tra uomo e donna di cui fa esperienza durante l'infanzia nel contesto delle relazioni familiari. Soprattutto quando la madre è sottomessa a un marito dominante è probabile che questa inferiorità entri a far parte dell'immagine che la bambina ha del proprio "essere in relazione con", ovvero della modalità più appropriata di interagire con gli altri, in particolare nelle relazioni affettive. Questa rappresentazione diventa uno *standard* che orienta il comportamento interpersonale e in base al quale viene giudicato il proprio valore. Nello specifico, i comportamenti che, secondo i modelli culturali, costituiscono degli *standard* cui le donne devono corrispondere per salvaguardare le proprie relazioni interpersonali, sono principalmente la sottomissione e l'inibizione di rabbia e aggressività. Per essere una "buona moglie" e una "buona madre" è necessario essere sottomesse, sacrificarsi, mettere i bisogni degli altri davanti ai propri e inibire sentimenti e comportamenti di rabbia e aggressività. Per queste donne, manifestare e affermare all'interno delle relazioni interpersonali aspetti autentici del proprio sé, rappresenta un pericolo per l'armonia della relazione stessa. L'incompatibilità tra l'affermazione della propria identità e la salvaguardia delle relazioni, mette le donne nella condizione di scegliere tra l'isolamento e la subordinazione. Nel primo caso si conserva l'autenticità del proprio sé, ma si perde la relazione. Nel secondo caso, si conserva la relazione, ma a prezzo della propria autenticità. I bisogni fondamentali dell'essere umano, proteggere se stessi ed entrare in relazione con gli altri, diventano così inconciliabili.

Nelle donne depresse, che cercano di far fronte a tale conflitto insolubile, prevalgono vissuti di alienazione e di divisione del sé: da una parte, sono costrette a mostrarsi passive, accondiscendenti e dipendenti per mantenere l'armonia della relazione. Dall'altra, soprattutto nelle relazioni di coppia conflittuali e dominate dall'atteggiamento critico del partner, i sentimenti negativi, la rabbia, l'aggressività e il risentimento rimangono inespressi, il che contribuisce alla perdita dell'autostima e della speranza di una relazione caratterizzata da vera intimità. Oltre a ciò, proprio la consapevolezza dell'esistenza di questi aspetti nascosti del proprio sé, che non corrispondono al sé ideale proposto dai modelli culturali, provoca nelle donne lo sviluppo di un concetto di sé negativo e sentimenti pervasivi di vergogna e colpa.

Jack e Dill (1992) hanno utilizzato questi assunti per costruire uno strumento self-report per la misurazione della predisposizione al *self-silencing*: la *Silencing The Self Scale* (STSS). Le ricerche che si sono avvalse di questo strumento hanno trovato un'associazione significativa tra il *self-silencing* e la sintomatologia depressiva, ma non hanno confermato la direzione causale di tale relazione.

La fenomenologia della depressione, che comprende *self-silencing*, sé diviso e autovalutazioni negative, si manifesta in maniera analoga anche negli uomini. In realtà, tali comportamenti, simili all'apparenza, sottintendono, secondo Jack (1999), un'origine differente. Il sé ideale degli uomini, conforme ai modelli culturali, comprende la motivazione all'esercizio del controllo e all'affermazione del proprio potere all'interno della relazione. Data quindi la possibilità di esprimere la propria aggressività, il problema, per gli uomini, non deriva dalla paura di mostrare il proprio sé nelle relazioni interpersonali, quanto piuttosto da sentimenti di inadeguatezza circa i ruoli propri del genere maschile, quali, ad esempio, il successo professionale ed essere il capofamiglia. Per mantenere il proprio status dominante nella relazione di coppia, gli uomini mettono in atto comportamenti di allontanamento, che si esprimono ad esempio attraverso il silenzio o la resistenza passiva. Tale atteggiamento è simile, all'apparenza, al *self-silencing* delle donne, ma sottintende una motivazione diversa: controllare le interazioni e affermare il proprio potere sulla partner.

3.4.2 Relazione di attaccamento, problemi coniugali e depressione

Secondo Anderson et al. (1999), la teoria dell'attaccamento (Bowlby, 1980) costituisce un'utile cornice concettuale per la comprensione della depressione, in particolare nel contesto di una relazione di coppia disfunzionale.

Il modello proposto si basa innanzi tutto sulle evidenze empiriche circa l'esistenza di una relazione tra la conflittualità e il disaccordo coniugali e la depressione di un partner: da una parte, avere una relazione di coppia disfunzionale, aumenta il rischio di insorgenza di un disturbo depressivo in soggetti appartenenti alla popolazione generale (O'Leary, Christian et al. 1994) e peggiora la prognosi in pazienti depressi (Hooley e Teasdale, 1989); dall'altra, la depressione di un partner influenza negativamente la qualità del funzionamento di coppia (Beach e O'Leary, 1993). Inoltre, è stata confermata l'efficacia della terapia di coppia per il trattamento della depressione nel contesto di una relazione coniugale disfunzionale: in questi casi, il risultato è la riduzione della sintomatologia depressiva e il miglioramento della qualità della relazione (Beach e O'Leary, 1992).

Anderson et al. (1999) si basano inoltre, per formulare il proprio modello, sull'importanza che riveste il sistema di attaccamento anche nell'adulto e in particolare sul fatto che il rapporto di coppia attiva tale sistema di attaccamento.

La relazione di coppia è infatti caratterizzata dalla ricerca di vicinanza con il partner, dal ricorso all'altro come fonte di conforto e dalla rappresentazione del partner come una base sicura per esplorare e interagire con il mondo, che costituiscono le tre funzioni fondamentali del sistema di attaccamento identificate da Bowlby (1980). In base a queste premesse, Anderson et al. (1999) ipotizzano che avere un modello interno negativo di sé renda più vulnerabili alla depressione nel contesto della conflittualità coniugale e meno capaci di utilizzare risorse sociali per far fronte allo stress e alla disforia. Inoltre, avere un modello interno negativo degli altri sarebbe associato alla tendenza a comportarsi in modo difensivo e distruttivo nelle relazioni interpersonali. Tale atteggiamento, espresso nella relazione di coppia, favorirebbe il deteriorarsi del rapporto e l'insoddisfazione coniugale. In particolare, le modalità in cui la relazione di coppia assolve alle funzioni principali del sistema di attaccamento, con lo stile di attaccamento come fattore di mediazione, influenzano la depressione dei partner.

La depressione, come ha messo in evidenza Coyne (1976), induce nel soggetto depresso comportamenti volti a ottenere rassicurazione e conferme dagli altri significativi. Tali comportamenti possono essere visti come espressione dell'attivazione del sistema di attaccamento, che comporta appunto la ricerca di prossimità con il partner. I soggetti, con uno stile di attaccamento sicuro, cercano la prossimità con un senso di efficacia e la disponibilità del partner a soddisfare il loro bisogno. Al contrario, le persone con uno stile di attaccamento preoccupato, manifestano comportamenti eccessivi di ricerca di rassicurazione, poiché il concetto negativo che hanno di sé li spinge a credere che gli altri non saranno disponibili. Le persone con uno stile di attaccamento distanziante, invece, hanno una rappresentazione degli altri come incapaci di soddisfare i loro bisogni e, per questo, non ricercano la loro vicinanza, oppure hanno comportamenti difensivi di allontanamento e distacco. In sostanza, lo stile di attaccamento insicuro del soggetto depresso favorisce le reazioni negative del partner e quindi lo stress all'interno della relazione di coppia che, a sua volta, rafforza i sintomi depressivi.

Il sistema di attaccamento viene attivato anche quando il soggetto si trova in situazioni difficili: in questo caso, si ricorre al partner come fonte di conforto per far fronte allo stress. Se il soggetto percepisce che il partner non è disponibile, è più probabile che reagisca a eventi di vita negativi sviluppando sintomi depressivi. Le ricerche hanno infatti confermato che la mancanza di supporto sociale è un fattore di vulnerabilità alla depressione (Brown e Harris, 1978). Lo stile di attaccamento insicuro, favorendo la percezione della indisponibilità del partner o della sua incapacità a fornire supporto, è un fattore di rischio per lo sviluppo della depressione.

Infine, la relazione di coppia, in quanto relazione di attaccamento, fornisce una base sicura per esplorare l'ambiente e soddisfare bisogni differenti da quelli dell'attaccamento, quali il bisogno di affermarsi in ambito professionale e di intrecciare relazioni interpersonali di amicizia. Se il soggetto non percepisce la relazione di coppia come base sicura, come nel caso di una relazione caratterizzata da disaccordo e conflitti, tenderà a rifiutare le opportunità di trovare fonti di soddisfazione esterne al rapporto con il partner. Il soggetto infatti si concentrerà sulla relazione di coppia nel tentativo di aumentare la propria sicurezza. Questo restringimento del campo delle attività e degli interessi, incrementa il rischio di sviluppare sintomi depressivi.

In conclusione, come sottolineano Anderson et al. (1999), la conoscenza degli stili di attaccamento è importante per identificare quali persone sono maggiormente a rischio di depressione. Ciò non solo perché, in generale, avere uno stile di attaccamento insicuro rende più probabile l'esperienza di un episodio di depressione maggiore o distimia (Mickelson, Kessler et al. 1997), ma anche perché, se entrambi i partner hanno uno stile di attaccamento insicuro, nella relazione di coppia prevalgono disaccordo e conflittualità che, a loro volta, aumentano il rischio di depressione. L'importanza di quest'ultima assunzione è ancora più evidente se si pensa che le ricerche hanno dimostrato l'esistenza di una complementarietà tra gli stili di attaccamento dei due partner, in quanto la scelta di quello che sarà il proprio partner è guidata dalla motivazione alla conferma dell'immagine di sé (Carnelley, Pietromonaco et al. 1994).

Bibliografia

Ahern DK, Gorkin L, Anderson JL et al (1990) Biobehavioral variables and mortality or cardiac arrest in the cardiac arrhythmia pilot study (CAPS). Am J Cardiol 66:59-62

Anda R, Williamson D, Jones D et al (1993) Depressed affect, hopelessness, and the risk of ischemic heart disease in a cohort of US adults. Epidemiology 4:285-294

Anderson P, Beach SR et al (1999) Marital discord and depression: The potential of attachment theory to guide integrative clinical intervention. In: Joiner T, Coyne JC (eds) The interactional nature of depression: Advances in interpersonal approaches. American Psychological Association, Washington, pp 271-297

Appels A, Mulder P (1988) Excess fatigue as a precursor of myocardial infarction. Eur Heart J 9:758-764

Appels A (1989) Loss of control, vital exhaustion and coronary heart disease. In: Steptoe A, Appels A (eds) Stress, personal control, and health. John Wiley and Sons, Brussels, pp 215-235

Appels A (1990) Mental precursors of myocardial infarction. Br J Psychiatry 156:465-471

Appels A, Golombeck B, Gorgels A, de Vreede J, van Breukelen G (2000) Behavioral risk factors of sudden cardiac arrest. J Psychosom Res 48:463-469

Arooma A, Raitasalo R, Reunanen A et al (1994) Depression and cardiovascular diseases. Acta Psychiatr Scand 377:77-82

Barefoot JC, Schroll M (1996) Symptoms of depression, acute myocardial infarction, and total mortality in a community sample. Circulation 93:1976-80

Beach SR, O'Leary KD (1992) Treating depression in the context of marital discord: Outcome and predictors of response of marital therapy versus cognitive therapy. Behavior Therapy 23:507-528

Beach SR, O'Leary KD (1993) Dysphoria and marital discord: Are dysphoric individuals at risk for marital maladjustment? Journal of Marital and Family Therapy 19:355-368

Beach SR, O'Leary KD (1993) Marital discord and dysphoria: For whom does the marital relationship predict depressive symptomatology? Journal of Social and Personal Relationships 10:405-420

Beck AT, Steer RA (1984) Internal consistencies of the original and revised Beck Depression Inventory. Journal of Clinical Psychology 40:1365-1367

Beck AT, Ward CH, Mendelson M, Mock J, Erbaugh J (1961) An inventory for measuring depression. Archives of General Psychiatry 4:561-571

Berkman LF, Blumenthal J, Burg M et al (2003) Effects of treating depression and low perceived social support on clinical events after myocardial infarction: the Enhancing Recovery in Coronary Heart Disease Patients (ENRICHD) Randomized Trial. JAMA 289:3106-3116

Blazer DG, Kessler RC, McGonagle KA, Swartz MS, (1994) The prevalence and distribution of major depression in a national community sample: the national co-morbidity survey. Am J Psychiatry 151:979-986

Blumenthal JA, Babyak MA, Moore KA et al (1999) Effects of exercise training on older patients with major depression. Arch Intern Med 159:2349-2356

Booth-Kewley S, Friedman HS (1987) Psychological predictors of heart disease: a quantitative review. Psychol Bull 101:343-362

Bowlby J (1980) By ethology out of psycho-analysis: An experiment in interbreeding. Animal Behaviour 28:649-656

Brown GW, Harris T (1978) Social origins of depression: A reply. Psychological Medicine 8:577-588

Carnelley KB, Pietromonaco PR et al (1994) Depression, working models of others, and relationship functioning. Journal of Personality and Social Psychology 66:127-140

Carney RM, Rich MW, Freedland KE et al (1988) Major depressive disorder predicts cardiac events in patients with coronary artery disease. Psychosom Med 50:627-633

Carney RM, Freedland KE, Rich MW, Jaffe AS (1995) Depression as a risk factor for cardiac events in established coronary heart disease: a review of possible mechanisms. Ann Behav Med 17:142-149

Caroll BJ, Curtis GC, Davies BM, Mendels J, Sugarman AA (1976) Urinary free cortisol excretion in depression. Psychol Med 6:43-50

Carroll BJ, Feinberg M, Greden JF et al (1981) A specific laboratory test for the diagnosis of melancholia: standardization, validation, and clinical utility. Arch Gen Psychiatry 38:15-22

Compare A, Germani E, Proietti R, Janeway D (2011) Clinical Psychology and Cardiovascular Disease: An Up-to-Date Clinical Practice Review for Assessment and Treatment of Anxiety and Depression. Clinical Practice and Epidemiology in Mental Health 7

Compare A, Gondoni LA, Molinari E (2006) Psychological Risk Factors for Cardiac Disease and Pathophysiological Mechanisms: An Overview. In: Molinari E, Compare A, Parati G (eds) Clinical psychology and heart disease. Springer, New York, pp 21-34

Compare A, Manzoni GM, Molinari E (2006) Type A, Type D, Anger-Prone Behavior and Risk of Relapse in CHD Patients. In: Molinari E, Compare A, Parati G (eds) Clinical psychology and heart disease. Springer, New York, pp 187-216

Compare A, Manzoni GM, Molinari E, Möller A (2007) Personalità di tipo A e di tipo D, rabbia e rischio di recidiva cardiaca. In: Molinari E, Compare A, Parati G (eds) Mente e cuore. Clinica psicologica della malattia cardiaca. Springer, Milano, pp 135-162

Compare A, Mason B, Molinari E (2007) Il vissuto di malattia: contesto, relazioni, significati. In: Molinari E, Compare A, Parati G (eds) Mente e cuore. Clinica psicologica della malattia cardiaca. Springer, Milano, pp 275-290

Compare A, Molinari E, Ruiz JM, Hamann HA, Coyne J (2007) Contesto interpersonale e qualità della relazione di coppia come fattore di protezione/rischio in pazienti con malattia cardiaca. In: Molinari E, Compare A, Parati G (eds) Mente e cuore. Clinica psicologica della malattia cardiaca. Springer, Milano, pp 181-206

Compare A, Proietti R, Germani E, Janeway D (2011a) Anxiety and depression: Risk factors for cardiovascular disease. In: Dornelas E (ed) Stress proof the heart. Behavioral approaches for cardiac patients. Springer, New York

Compare A, Proietti R, Grossi E, Del Forno D, Giallauria A, Vitell A et al (2011b) Vulnerable Personality and Takotsubo cardiomyopathy consequent to emotional stressful events: a clinical case report. Monaldi Arch Chest Dis 76

Compare A, Simioni M (2006) The Art of Listening to Cardiac Patient and his Family: the Meanings of Suffering Along Temporal Dimension. In: Molinari E, Compare A, Parati G (eds.) Clinical psychology and heart disease. Springer, New York, pp 349-368

Connerney I, Shapiro PA, McLaughlin JS et al (2001) Relation between depression after coronary artery bypass surgery and 12-month outcome: A prospective study. Lancet 358:1766-1771

Coyne JC (1976) Depression and the response of others. Journal of Abnormal Psychology 85:186-193.

Coyne JC (1976) Toward an interactional description of depression. Psychiatry: Journal for the Study of Interpersonal Processes 39:28-40

Davison GC, Neale JM (1996) Abnormal psychology (6th edn) John Wiley & Sons, New York

Denollet J, Brutsaert DL, (1998) Personality, disease severity, and the risk of long term cardiac events in patients with a decreased ejection fraction after myocardial infarction. Circulation 97:167-173

Dusseldorp E, van Elderen T, Maes S, Meulman J, Kraaij V (1999) A meta-analysis of psychoeduational programs for coronary heart disease patients. Health Psychol, 18:506-519

Everson SA, Goldberg DE, Kaplan GA et al (1996) Hopelessness and risk of mortality and incidence of myocardial infarction and cancer. Psychosom Med 58:113-121

Ferketich AK, Schwartzbaum JA, Frid DJ, Moeschberger ML (2000) Depression as an antecedent to heart disease among women and men in the NHANES I study. National Health and Nutrition Examination Survey. Arch Intern Med 160:1261-1268

Follick MJ, Gorkin L, Smith TW et al (1988) Quality of life post-0myocardial infarctin: effects of a transtelephonic coronary intervention system. Health Psychology 7:169-182

Ford DE, Mead LA, Chang PF et al (1998) Depression is a risk factor for coronary artery disease in men. Arch Intern Med 158:1422-1426

Frasure-Smith N, Lesperance F, Juneau M, Talajic M, Bourassa MG, (1999) Gender, depression, and one-year prognosis after myocardial infarction. Psychosom Med 61:26-37

Frasure-Smith N, Lesperance F, Talajic M (1995) Depression and 18-month prognosis after myocardial infarction Circulation 91:999-1005

Frasure-Smith N, Lespérance F (2003) Depression and other psychological risk factors following myocardial infarction. Arch Gen Psychiatry 60:627-636

Frasure-Smith N, Lesperance F, Talajic M (1993) Depression following myocardial infarction: impact on 6-month survival. JAMA 270:1819-1825

Freedland KE, Skala JA, Carney RM et al (2002) The Depression Interview and Structured Hamilton (DISH): rationale, development, characteristics, and clinical validity. Psychosom Med 64:897-905

Gardner R Jr, Price JS (1999) Sociophysiology and depression. In: Joiner T, Coyne JC (eds) The interactional nature of depression: Advances in interpersonal approaches. American Psychological Association, Washington, pp 247-268

Glassman AH, Helzer JE, Covey LS et al (1990) Smoking, smoking cessation and major depression. JAMA 264:1546-1549

Glassman AH, O'Connor CM, Califf RM et al (2002) Sertraline treatment of major depression in patients with acute MI or unstable angina. JAMA 288:701-709

Gold PW, Loriaux DL, Roy A et al (1986) Response to corticotropin releasing hormone in the hypercortisolism of depression and Cushing's disease. N Engl J Med 314:1329-1335

Gold PW, Goodwin FK, Chrousos GP (1988) Clinical and biochemical manifestations of depression. Relation to the neurobiology of stress. N Engl J Med 319:348-353

Greenland S (1998) Meta-analysis. In: Rothman K, Greenland S (eds) Modern epidemiology (2nd edn). Lippincott Williams & Wilkins, Philadelphia, pp 643-673)

Hammen C, Shih J et al (2003) Interpersonal impairment and the prediction of depressive symptoms in adolescent children of depressed and nondepressed mothers. Journal of the American Academy of Child and Adolescent Psychiatry 42:571-577

Hance M, Carney RM, Freedland KE et al (1996) Depression in patients with coronary heart disease: a 12 month follow-up. Gen Hospital Psychiatry 18:61-65

Hautzinger M, Bailer M, Worall H, Keller F (1994) Beck-Depressions-Inventar (Beck-Depression-Inventory). Huber, Bern

Havik OE, Maelands JG (1991) Patterns of emotional ractions after a myocardial infarction. J Psychosomatic Medicine 100:555-561

Hermann C (1997) International experiences with the Hospital Anxiety and Depression Scale. A review of validation data and clinical results. J Psychosom Res 42:17-41

Hermann C, Brand Driehorst S, Kaminsky B et al (1998) Diagnostic groups and depressed mood as predictors of 22-month mortality in medical inpatients. Psychosomatic Medicine, 60:570-577

Hirschfeld RM, Keller MB, Panico S et al (1997) The National Depressive and Manic-Depressive Association consensus statement on the undertreatment of depression. JAMA 277:333-340

Hooley JM, Teasdale JD (1989) Predictors of relapse in unipolar depressives: Expressed emotion, marital distress, and perceived criticism. Journal of Abnormal Psychology 98:229-235

Jack DC (1991) Silencing the self: Women and depression. Harvard University Press, Cambridge

Jack DC (1999) Behind the mask: Destruction and creativity in women's aggression. Harvard University Press, Cambridge

Jack DC (1999) Ways of listening to depressed women in qualitative research: Interview techniques and analyses. Canadian Psychology 40:91-101

Jack DC, Dill D (1992) The Silencing the Self Scale: Schemas of intimacy associated with depression in women. Psychology of Women Quarterly 16:97-106

Jiang W, Alexander J, Christopher E et al (2001) Relationship of depression to increased risk of mortality and rehospitalization in patients with congestive heart failure. Arch Intern Med 161:1849-1856

Joiner T, Coyne JC (1999) The interactional nature of depression: Advances in interpersonal approaches. American Psychological Association, Washington

Joiner TE Jr (1999) A test of interpersonal theory of depression in youth psychiatric inpatients. Journal of Abnormal Child Psychology 27:77-85

Joiner TE Jr, Metalsky GI et al (1999) Be (re)assured: Excessive reassurance-seeking has (at least) some explanatory power regarding depression. Psychological Inquiry 10:305-308

Joiner TE Jr, Metalsky GI et al (1999). Depression and excessive reassurance-seeking. Psychological Inquiry 10:269-278

Joiner TE Jr, Steer RA et al (1999) Physiological hyperarousal: Construct validity of a central aspect of the tripartite model of depression and anxiety. Journal of Abnormal Psychology 108:290-298

Kennedy GJ, Hofer MA, Choen D, Shindledecker R, Fisher JD (1987) Significance of depression and cognitive impairment in patients undergoing programmed stimulation of cardiac arrhythmias. Psychosom Med 49:410-421

Kop WJ, Ader DN (2001) Assessment and treatment of depression in coronary artery disease patients. Italian Heart Journal 2:890-894

Kop WJ (1999) Chronic and acute psychological risk factors for clinical manifestations of coronary artery disease. Psychosom Med 61:476-487

Kop WJ, Appels AP, Mendes de Leon CF, de Swart HB, Bar FW (1994) Vital exhaustion predicts new cardiac events after successful coronary angioplasty. Psychosom. Med 56:281-287

Kop WJ, Appels A, Mendes de Leon CF, Bar FW (1996) The relationship between severity of coronary artery disease and vital exhaustion. Journal Psychosom Res 40:397-405

Kop WJ, Hamulyak K, Pernot K, Appels A (1998) Relationship between blood coagulation and fibrinolysis to vital exhaustion. Psychosom Med 60:352-358

Kopp MS, Falger PR, Appels A, Szedmak S (1998) Depressive symptomatology and vital exhaustion are differentially related to behavioral risk factors for coronary artery disease. Psychosom Med 60:752-758

Krishnan KR (2002) Comorbidity of depression with other medical diseases in the elderly. Biol Psychiatry 52:559-588

Ladwig KH, Lehmacher W, Roth R et al (1992) Factors which provoke post-infarction depression: results from the post-infarction late potential study (PILP). J Psychsom Res 36:723-729

Ladwig KH, Kieser M, Konig J, Breithardt G, Borggrefe M (1991) Affective disorders and survi-

val after acute myocardial infarction: results from the post-infarction late potential study. Eur Heart J 12:959-964
Laghrissi-Thode F, Wagner W, Pollock B, Johnson PC, Finkel MS (1997) Elevated platelet factor 4 and b-thromboglobulin plasma levels in depressed patients with ischemic heart disease. Biol Psychiatry 42:290-295
Lesperance F, Frasure-Smith N (2000) Depression in patients with cardiac disease: a practical review. J Psychosom Res 48:379-391
Linden W (2000) Psychological treatments in cardiac rehabilitation: review of rationales and outcomes. J Psychosom Res 48:443-454
Linden W, Stossel C, Maurice J (1996) Psychosocial interventions for patients with coronary artery disease: a meta-analysis. Arch Intern Med 156:745-752
Mendes de Leon CF, Krumholz HM, Seeman TS et al (1998) Depression and risk of coronary heart disease in elderly men and women: New Haven EPESE, 1982-1991. Established Populations for the Epidemiologic Studies of the Elderly. Arch Intern Med 158:2341-2348
Mickelson KD, Kessler RC et al (1997) Adult attachment in a nationally representative sample. Journal of Personality and Social Psychology 73:1092-1106
Molinari E, Compare A, Parati G (2007) Mente e cuore. Clinica psicologica della malattia cardiaca. Springer, Milano
Molinari E, Compare A, Parati G (2006) Clinical psychology and heart disease. Springer, New York
Musselman DL, Tomer A, Manatunga AK et al (1996) Exaggerated platelet reactivity in major depression. Am J Psychiatry 153:1313-1317
Nemeroff CB, Widerlov E, Bissette G et al (1984) Elevated concentrations of CSF corticotropin releasing factor-like immunoreactivity in depressed patients. Science 226:1342-1344
Nicolson NA, van Diest R (2000) Salivary cortisol patterns in vital exhaustion. J Psychosom Res 49:335-342
O'Leary KD, Christian JL et al (1994) A closer look at the link between marital discord and depressive symptomatology. Journal of Social and Clinical Psychology 13:33-41
Perez-Stable EJ, Miranda J, Munoz RF, Ying YW (1990) Depression in medical outpatients. Underrecognition and misdiagnosis. Arch Intern Med 150:1083-1088
Pignalberi C, Patti G, Chimenti C, Pasceri V, Maseri A (1998) Role of different determinants of psychological distress in acute coronary syndromes. J Am Coll Cardiol 32:613-619
Pratt LA, Ford DE, Crum RM et al (1996) Depression, psychotropic medication, and risk of myocardial infarction: prospective data from the Baltimore ECA follow-up. Circulation 94:3123-3129
Radloff LS (1977) The CES-D Scale: a self-report depression scale for research in the general population. Appl Psychol Measurement 1:385-401
Raikkonen K, Lassila R, Keltikangas-Jarvinen L, Hautanen A (1996) Association of chronic stress with plasminogen activator inhibitor-1 in healthy middle-aged men. Arteriosclerosis Thrombosis and Vascular Biology 16:363-367
Robins LN, Helzer JE, Croughan J, Ratcliff KS (1981) National Institute of Mental Health Diagnostic Interview Schedule. Its history, characteristics, and validity. Arch Gen Psychiatry 38:381-389
Schleifer SJ, Macari-Hinson MM, Coyle DA (1989) The nature and course of depression following myocardial infarction. Arch Intern Med 149:1785-1789
Schulz R, Beach SR, Ives DG et al (2000) Association between depression and mortality in older adults: the cardiovascular health study. Arch Intern Med 160:1761-1768
Schwartz SW, Cornoni-Huntley J, Cole SR et al (1998) Are sleep complaints an independent risk factor for myocardial infarction? Ann Epidemiol 8:384-392
Sebregts EH, Falger PR, Bar FW (2000) Risk factor modification through nonpharmacological interventions in patients with coronary heart disease. J Psychosom Res 48:425-441
Sesso, HD, Kawachi I, Vokonas PS, Sparrow D (1998) Depression and the risk of coronary heart disease in the Normative Aging Study. Am J Cardiol 82:851-856
Vogt T, Pope C, Mullooly J, Hollis J (1994) Mental health status as a predictor of morbidity and

mortality: a 15-year follow-up of members of a health maintenance organization. Am J Public Health 84:227-231

Waltz, M, Badura B, Pfaff H et al (1988) Marriage and the psychological consequences of a heart attack: a longitudinal study of adaptation to chronic illness after 3 years. Social Science Medicine. 27:149-158

Wassertheil-Smoller S, Applegate WB, Berge K et al (1996) Change in depression as a precursor of cardiovascular events. Arch Intern Med 156:553-561

Whooley MA, Browner WS (1998) Association between depressive symptoms and mortality in older women. Arch Intern Med 158:2129-2135

Wittstein I, Proietti R, Compare A (2011) Psychiatric symptoms, personality profile and Takotsubo syndrome: Clinical considerations. In: Dornelas E (ed) Stress proof the heart. Behavioral approaches for cardiac patients. Springer, New York

Wulsin LH, Singal BM (2003) Do depressive symptoms increase the risk for the onset of coronary disease? A systematic quantitative review. Psychosomatic Medicine 65:201-210

Yeith RC, Lewis L, Linares OA et al (1994) Sympathetic nervous system in major depression: basal and desipramine-induced alterations in plasma norepinephrine kinetics. Arch Gen Psychiatry 51:411-422

Zigelstein RC, Bush DE, Fauerbach JA (1998) Depression, adherence behavior, and coronary disease outcomes. Arch Intern Med 158:808-809

Parte II
Relazione di coppia, depressione e malattia cardiaca

Parte II

Relazione di coppia e depressione

4

4.1 Introduzione

La depressione costituisce un importante fattore psicologico di rischio cardiaco sia in soggetti sani, in cui aumenta la probabilità di futuri eventi cardiaci, sia in soggetti malati, in cui è incrementata la probabilità di recidive. La depressione è inoltre una complicanza psicologica frequente per i pazienti cardiaci che hanno affrontato un evento acuto o che soffrono di una malattia cronica, nonché per i loro partner. D'altra parte, una relazione di coppia disfunzionale rappresenta un importante fattore di rischio cardiaco, così come un buon funzionamento di coppia è invece un fattore protettivo. È quindi utile studiare la relazione tra funzionamento di coppia e depressione, al fine di valutare come la depressione di un partner venga gestita all'interno della coppia e, viceversa, se e come la relazione influenzi lo sviluppo e il decorso della depressione (Molinari, Compare e Parati, 2006; Compare, Gondoni e Molinari, 2006; Compare, Proietti et al. 2011; Compare, Germani et al. 2011).

Sia la sindrome depressiva che gli episodi depressivi risultano essere associati a una ridotta qualità nella relazione di coppia (Beach, Fincham et al. 1998, Fincham e Beach 1999). La forza di questa relazione è determinata da studi che dimostrano come si rilevi un incremento di 10 punti nel livello di rischio di riscontrare una sintomatologia depressiva nelle relazioni di coppia disfunzionali (O'Leary, Christian et al. 1994). Dati analoghi sono emersi da studi epidemiologici che hanno dimostrato come la ridotta qualità nella relazione di coppia rappresenti un importante fattore di rischio per lo sviluppo di un disturbo depressivo maggiore sia nelle donne che negli uomini con un incremento di 25 punti nel livello di rischio rispetto alle relazioni di coppia funzionali (Weissman e Paykel 1974; Weissman, Leaf et al. 1988). L'associazione appare essere bi-direzionale: la ridotta qualità nella relazione di coppia determina l'emergere della sintomatologia depressiva e, viceversa, la depressione promuove la disfunzionalità all'interno della relazione di coppia (Beach, Fincham et al. 1998; Fincham e Beach, 1999). Contrariamente ai dati che dimostrano come la dimensione della relazione sia

Relazione di coppia e malattia cardiaca. Angelo Compare
© Springer-Verlag Italia 2012

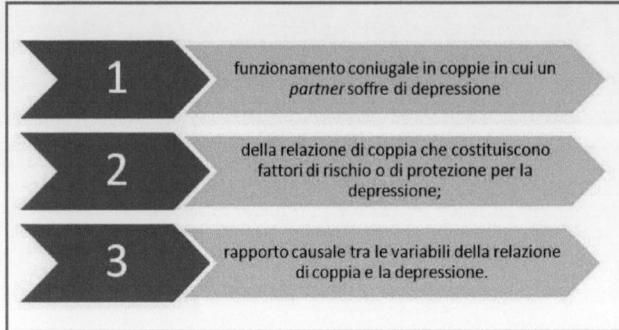

Fig. 4.1 Ambiti di ricerca principali relativi alla relazione di coppia e alla depressione

più importante per le donne (Cross e Madson, 1997) e corrano un rischio due volte maggiore di essere depresse rispetto agli uomini (Weissman, Leaf et al. 1988), il grado dell'associazione tra la qualità della relazione di coppia e la sintomatologia depressiva risulta essere analogo tra gli uomini e le donne (O'Leary, Christian et al. 1994). Recenti ricerche suggeriscono come la relazione tra qualità della relazione di coppia e depressione sia differente nei due generi (Fincham, Beach et al. 1997; Fincham e Linfield, 1997). Il conflitto coniugale emerge come uno degli aspetti della qualità della relazione di coppia che maggiormente influenza la condizione di salute psichica (McGonagle, Kessler et al. 1992). I risultati delle ricerche pongono in evidenza come il conflitto all'interno della relazione di coppia sia un predittore delle alterazioni fisiologiche (Kiecolt Glaser, Malarkey et al. 1993; Kiecolt Glaser, Newton et al. 1996; Kiecolt Glaser e Glaser, 1997; Kiecolt Glaser, Glaser et al. 1997).

Dall'esame della letteratura degli ultimi venti anni, emergono tre ambiti di ricerca principali (Fig. 4.1):
1. il funzionamento coniugale in coppie in cui un partner soffre di depressione;
2. gli elementi della relazione di coppia che costituiscono fattori di rischio o di protezione per la depressione;
3. il problema del rapporto causale tra le variabili della relazione di coppia e la depressione.

4.2 Il funzionamento coniugale in coppie con un partner depresso

Le ricerche si sono proposte di studiare il funzionamento di coppie in cui un partner soffre di depressione per evidenziarne le caratteristiche peculiari rispetto al funzionamento di coppie senza sintomi depressivi (Fig. 4.2).

Per quanto riguarda la metodologia di studio, sono prevalenti gli studi che hanno utilizzato misure osservazionali dell'interazione di coppia. I campioni erano costituiti da coppie depresse e da coppie non depresse (di controllo). Nelle coppie depresse un partner soffriva di depressione, cioè aveva una sintomatologia che rispondeva ai criteri diagnostici per un disturbo depressivo maggiore e/o un disturbo distimico (Compare, Proietti et al. 2011b). Ai partner veniva assegnato un compito di discussione di alcuni

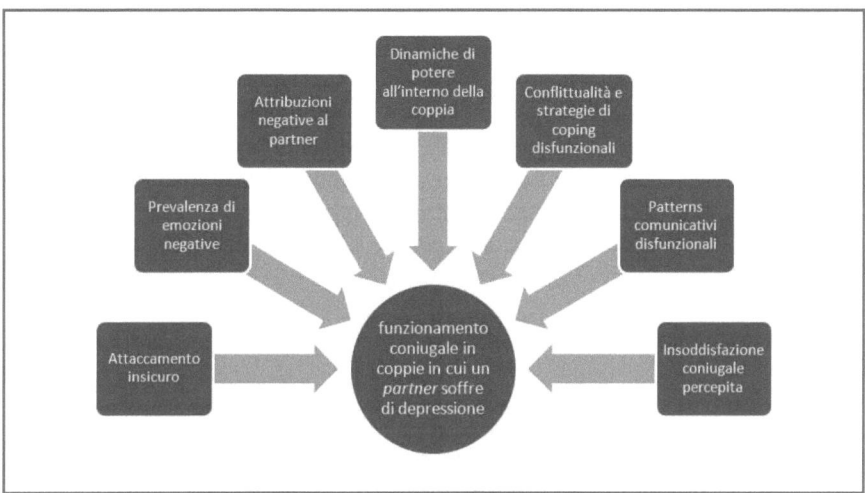

Fig. 4.2 Aspetti del funzionamento coniugale in coppie in cui un partner soffre di depressione

minuti su un problema della relazione fonte di conflittualità, identificato precedentemente tramite questionario. L'interazione veniva videoregistrata ed esaminata da osservatori esterni esperti, che utilizzavano sistemi di codifica come il MICS (*Marital Interaction Coding System*, Weiss e Tolman 1990). È stata valutata sia la comunicazione verbale che la comunicazione non verbale. Accanto alle misure osservazionali i ricercatori si sono avvalsi anche di strumenti *self-report* per lo studio di altre variabili della relazione, soprattutto la soddisfazione coniugale (*Dyadic Adjustment Test:* DAS, Spanier 1976); *Marital Adjustment Test*: MAT, Locke e Wallace 1959), oppure per rilevare lo stato emotivo (*Multiple Affect Adjective Checklist*: MAACL, Zuckerman e Lubin 1965; Zuckerman, Lubin et al. 1965) e i sintomi depressivi (Beck Depression Inventory: BDI, Beck, Ward et al. 1961) successivamente all'interazione di coppia. Infine si confrontavano i risultati ottenuti nelle coppie depresse con quelli ottenuti nelle coppie di controllo. Alcuni studi di carattere correlazionale hanno utilizzato esclusivamente strumenti *self-report* (Epps, Heiman et al. 1995; Coyne, Thompson et al. 2002) o interviste individuali ai partner (Florin, Nostadt et al. 1992). Due studi (Mirowsky 1985; Marchand e Hock, 2000) hanno utilizzato esclusivamente coppie appartenenti alla popolazione generale, senza un disturbo depressivo diagnosticato, e hanno studiato la relazione tra sintomi depressivi dei partner e variabili della relazione attraverso strumenti *self-report*. In un solo caso (Hoover e Fitzgerald, 1981) il campione era costituito da coppie in cui un partner soffriva di un disturbo bipolare.

In generale, le ricerche indicano che le coppie in cui un partner soffre di depressione hanno un funzionamento peggiore rispetto alle coppie non depresse. Ciò è confermato sia dagli studi in cui ai partner è stato chiesto di valutare la qualità della propria relazione attraverso strumenti self-report (Coyne, Thompson et al. 2002), sia dalle ricerche che invece si sono avvalse di misure osservazionali dell'interazione di coppia (Johnson e Jacob 2000).

In uno dei pochi studi che hanno confrontato i risultati dell'osservazione con le valutazioni fatte dalla coppia stessa, Kowalik e Gotlib (Kowalik e Gotlib 1987), hanno evidenziato che le coppie depresse, nonostante valutassero in modo appropriato la comunicazione come caratterizzata da scambi negativi e incomprensione, tendevano comunque a sopravvalutare la qualità dell'interazione rispetto alle valutazioni degli osservatori esterni. Inoltre, Crowther (Crowther, 1985) ha rilevato che gli uomini depressi valutavano la propria relazione di coppia in modo più positivo rispetto alle donne depresse. Nello specifico, le ricerche hanno rilevato l'esistenza di un'associazione tra la depressione di un partner e alcune variabili della relazione.

4.2.1 Insoddisfazione coniugale percepita

Molti studi si sono occupati della relazione tra depressione e insoddisfazione coniugale. I risultati ottenuti dalla somministrazione di strumenti *self-report* indicano che le coppie in cui un partner soffre di un disturbo depressivo sono più insoddisfatte rispetto alle coppie non depresse e ciò sia quando il partner depresso è la moglie (Smolen, Spiegel et al. 1988; Gotlib e Whiffen, 1989; Whisman e Jacobson, 1989; Coyne, Thompson et al. 2002) che quando si tratta del marito (Gotlib e Whiffen 1989; Bauserman, Arias et al. 1995; Epps, Heiman et al. 1995; Lim e Kwon, 1998). Johnson e Jacob (Johnson e Jacob, 2000) hanno utilizzato anche misure osservazionali della comunicazione di coppia e hanno rilevato che l'insoddisfazione coniugale, più elevata nelle coppie depresse che nelle coppie di controllo, era correlata a pattern comunicativi disfunzionali tra i partner. Anche le ricerche che hanno utilizzato coppie non cliniche come campione hanno riscontrato una correlazione tra la sintomatologia depressiva dei partner e l'insoddisfazione coniugale (Marchand e Hock, 2000). Sacco et al. (1993) hanno analizzato le rappresentazioni mentali delle mogli depresse attivate nei mariti da un compito di conversazione di coppia e le hanno messe in relazione all'insoddisfazione coniugale. Gli autori hanno riscontrato che nelle coppie depresse i mariti facevano più attribuzioni negative nei confronti del partner depresso e che tali attribuzioni predicevano l'insoddisfazione coniugale della coppia.

Quanto ai motivi dell'insoddisfazione coniugale riportati dai partner, entrambi lamentano comunicazioni poco costruttive per la risoluzione dei problemi, la manifestazione delle emozioni è scarsa (Basco, Prager et al. 1992), nonché, nelle coppie in cui la moglie è depressa, una ineguale distribuzione dei compiti e del potere (Whisman e Jacobson, 1989). Inoltre, le mogli depresse percepiscono cheil peso della responsabilità dei figli grava solo su di loro (Whisman e Jacobson, 1989).

Alcuni studi hanno confrontato la qualità della relazione in coppie depresse e insoddisfatte con il funzionamento di coppie depresse e soddisfatte. I risultati indicano che la qualità della relazione è peggiore nelle coppie in cui alla depressione di un partner si aggiunge l'insoddisfazione coniugale. Biglan et al. (1985) hanno osservato l'interazione di coppia in tre gruppi: coppie depresse, ma soddisfatte, coppie depresse e insoddisfatte e coppie di controllo (non depresse). Tutte le coppie depresse, soddisfatte e non, erano caratterizzate da pattern comunicativi disfunzionali rispetto alle coppie di controllo, ma nelle coppie depresse e insoddisfatte la qualità della comunicazione era ulteriormente compromessa.

4.2.2 *Patterns* comunicativi disfunzionali

Per studiare la qualità della comunicazione in coppie con un partner depresso, sono state utilizzate prevalentemente misure osservazionali dell'interazione tra i partner. In particolare, alle coppie veniva chiesto di discutere un problema della relazione fonte di conflittualità e, se possibile, di trovare una soluzione. I risultati indicano che nelle coppie depresse la comunicazione è caratterizzata da comportamenti negativi, verbali e non, in misura maggiore rispetto alle coppie non depresse (Ruscher e Gotlib, 1988; Lim e Kwon, 1998). Nelle coppie depresse, infatti, sono prevalenti critiche ed espressioni di disaccordo (Johnson e Jacob, 1997; Johnson e Jacob, 2000), mentre sono scarsi l'apertura nei confronti del partner (Biglan et al. 1985) e le manifestazioni di affetto (Coyne, Thompson et al. 2002).

Anche l'intimità e il coinvolgimento nella relazione sono carenti (Basco, Prager et al. 1992). A conferma di ciò, Hirshfeld (Hirshfeld, Biederman et al. 1997; Hirshfeld, Biederman et al. 1997) ha rilevato che, nelle coppie depresse impegnate in una discussione su eventi della vita di coppia positivi, negativi o conflittuali, erano più frequenti i pronomi personali "io" e "tu". Nelle coppie di controllo invece prevalevano le espressioni riferite al "noi".

Alcuni studi hanno utilizzato come indicatori del criticismo all'interno della relazione i livelli di Emotività Espressa (EE), termine che indica un'attitudine emotiva nei confronti del partner caratterizzata da criticismo, ostilità e iper-coinvolgimento. Hooley (Hooley, 1986; Hooley, Orley et al. 1986) ha studiato il livello di EE dei partner di soggetti depressi tramite un'intervista (*Camberwell Family Interview*: CFI, Vaughne Leff, 1976) e l'ha poi messo in relazione ai comportamenti verbali e non verbali di entrambi i partner nell'interazione di coppia. I risultati hanno mostrato che i partner con alta EE avevano più comportamenti negativi nei confronti del coniuge depresso, caratterizzati da critica, disaccordo e rifiuto delle idee dell'altro. Il soggetto depresso, in risposta a tali comunicazioni negative, tendeva a non confidarsi con il partner e ad avere più comportamenti neutri, soprattutto a livello non verbale (Compare e Simioni, 2006).

Florin et al. (1992) hanno invece considerato i livelli di EE sia del partner depresso che del coniuge mentre venivano intervistati separatamente. Le ricerche (Hooley, 1985) indicano che l'atteggiamento critico espresso dal partner durante un'intervista è rappresentativo del suo comportamento nell'interazione materiale con il paziente. Gli autori hanno rilevato che nelle coppie depresse, rispetto alle coppie di controllo non depresse, entrambi i partner avevano livelli di EE maggiori. I livelli di EE dei due partner erano inoltre correlati tra loro e con la gravità del disturbo depressivo del paziente.

Sher e Baucom (1993) hanno valutato la chiarezza della comunicazione e la comprensione reciproca in coppie in cui la moglie soffriva di depressione e in coppie non depresse impegnate in una discussione su un problema coniugale. I risultati hanno evidenziato che nelle coppie depresse erano prevalenti comunicazioni negative e poco chiare: i partner non erano in grado di comprendere le intenzioni comunicative del coniuge, per cui c'era uno scarto tra le intenzioni di un partner e l'impatto, prevalentemente negativo, che il messaggio aveva sull'altro. Tali pattern comunicativi disfunzionali sono inoltre accentuati se le coppie depresse sono anche insoddisfatte (Sher e Baucom, 1993). In queste coppie, Hautzinger et al. (1982) hanno riscontrato maggiore irregolarità e asimmetria della comunicazione e prevalenza di espressioni negative, centrate soprattutto su lamentele fisiche o psicologiche.

In due studi, Johnson e Jacob (1997, 2000), analizzando le sequenze interattive di coppie depresse e non depresse, hanno riscontrato in tutte le coppie depresse pattern comunicativi disfunzionali, ma diversi a seconda che fosse la moglie o il marito a soffrire del disturbo psichiatrico. Nel primo studio (Johnson e Jacob, 1997), gli autori hanno rilevato che, quando il partner depresso era la moglie, la comunicazione era caratterizzata da "reciprocità negativa" (*negative reciprocity*), cioè da scambi in cui le comunicazioni negative della moglie (più frequenti nelle donne depresse che non negli uomini depressi) erano seguite da comunicazioni negative da parte del marito. Nel secondo studio (2000), Johnson e Jacob hanno riscontrato che, nelle coppie in cui il marito era depresso, prevaleva invece la "soppressione della positività" (*positivity suppression*), cioè un pattern comunicativo in cui, alle comunicazioni positive del marito, le mogli non rispondevano in modo ugualmente positivo (come nelle coppie di controllo), ma con comunicazioni negative.

Anche sul piano della comunicazione non verbale sono prevalenti i comportamenti negativi, in misura addirittura maggiore rispetto ai comportamenti verbali (Ruscher e Gotlib, 1988). Gotlib e Whiffen (1989), osservando le interazioni di coppie in cui la moglie era depressa e confrontandole con quelle di coppie di controllo, hanno trovato che nelle coppie depresse erano meno frequenti i sorrisi, le espressioni facciali di piacere e il contatto visivo tra i partner.

Infine, sembra che i pattern comunicativi siano più disfunzionali quando i soggetti depressi interagiscono con il partner piuttosto che quando interagiscono con un estraneo. Hale et al. (1997) hanno analizzato le interazioni di soggetti depressi e hanno trovato che le interazioni di coppia erano caratterizzate, rispetto a interazioni paziente-estraneo, da meno coinvolgimento: sia il partner che il paziente parlavano di meno e avevano meno espressioni di sollecitudine e incoraggiamento nei confronti del coniuge. In compenso, la remissione della sintomatologia nei sei mesi successivi era correlata a un miglioramento della qualità della comunicazione di coppia, ma non della comunicazione con estranei.

4.2.3 Conflittualità e strategie di coping disfunzionali

Le coppie in cui un partner soffre di depressione hanno, rispetto a coppie non depresse, più problemi coniugali irrisolti, che sono fonte di conflittualità, e utilizzano strategie di coping disfunzionali per farvi fronte (Hoover e Fitzgerald, 1981; Gotlib e Whiffen 1989; Coyne, Thompson et al. 2002). Marchand e Hock (2000), in uno studio correlazionale condotto su un campione di coppie appartenenti alla popolazione generale, hanno rilevato una correlazione tra la sintomatologia depressiva e l'utilizzo di strategie di evitamento e di attacco. Nel primo caso i soggetti preferivano evitare il conflitto e non esprimere le emozioni negative. Nel secondo caso riportavano la tendenza ad attaccare fisicamente o verbalmente il partner. Anche i risultati delle ricerche che hanno usato misure osservazionali dell'interazione coniugale confermano questi risultati: le coppie in cui un partner soffre di depressione hanno più problemi irrisolti rispetto a coppie non depresse (Basco, Prager et al. 1992), ma meno comportamenti volti alla soluzione di tali problemi (Biglan et al. 1985). Inoltre, il comportamento depressivo è più evidente durante interazioni di coppia in cui si affronta un problema di relazione, mentre è notevolmente ridotto durante conversazioni che vertono su un argomento neutro (Schmaling e Jacobson, 1990). Schmaling et al. (1991) hanno assegnato alle coppie un compito videoregistrato di interazione in cui ai partner è stato chiesto di definire le aree problematiche della loro relazione. Dal confronto tra coppie depresse (in cui la moglie soffriva del disturbo) e coppie di controllo (non depresse), è emerso che le coppie depresse avevano più difficoltà a identificare i problemi della relazione. In particolare, il partner depresso faceva meno uso di riassunti, che rappresentano un comportamento verbale costruttivo che prepara e facilita la discussione sui problemi della relazione, rallentando l'escalation delle emozioni negative associate a tali discussioni.

4.2.4 Dinamiche di potere all'interno della coppia

In uno studio sulla sintomatologia depressiva in coppie appartenenti alla popolazione generale, Mirowsky (1985) ha riscontrato che i partner manifestavano maggiori sintomi depressivi se percepivano una distribuzione non equa del potere all'interno della coppia, oppure una distribuzione non coerente con i tradizionali ruoli sessuali. Così, per esempio, uno sbilanciamento del potere a favore del marito era associato a livelli inferiori di depressione nella moglie, soprattutto se questa accettava i tradizionali ruoli sessuali. In coppie in cui la moglie aveva un disturbo depressivo maggiore, Whisman e Jacobson (Whisman e Jacobson, 1989) hanno rilevato che entrambi i partner lamentavano un'ineguale distribuzione del potere, in particolare quando si trattava di prendere decisioni.

4.2.5 Attribuzioni negative nei confronti del partner

Nelle coppie in cui un partner soffre di depressione, entrambi i partner tendono a valutare negativamente il comportamento e la personalità del proprio coniuge.

Gotlib e colleghi (1989) hanno chiesto a coppie depresse e a coppie di controllo di valutare il comportamento del proprio partner successivamente a un'interazione in cui i coniugi avevano discusso di alcuni problemi della loro relazione. I risultati hanno mostrato che nelle coppie depresse, ciascun partner valutava il comportamento dell'altro come caratterizzato da maggiore dominio e ostilità rispetto a quanto accadeva nelle coppie di controllo. Inoltre, Epps et al. (1995) hanno rilevato che i pazienti depressi si aspettavano che i propri partner li considerassero ostili e dominanti in misura maggiore rispetto a quanto i partner effettivamente facessero.

Le ricerche indicano che i partner di soggetti depressi valutano in modo negativo il paziente (Hautzinger, Hoffmann et al. 1982; Hautzinger, Linden et al. 1982). In uno studio condotto su coppie in cui la moglie soffriva di depressione, Sacco et al.

(1993) hanno rilevato che i mariti attribuivano alla paziente una personalità negativa in misura maggiore rispetto ai mariti del gruppo di controllo (coppie non depresse). Inoltre, facevano più attribuzioni disposizionali per spiegare eventi negativi, sia reali che ipotetici, capitati alla moglie. Sembra inoltre che la tendenza a fare attribuzioni negative nei confronti del partner depresso sia un fattore che media la relazione tra depressione e insoddisfazione coniugale, soprattutto se il disturbo depressivo viene attribuito a una causa interna e controllabile (Bauserman, Arias et al.1995).

4.2.6 Prevalenza di emozioni negative

Tra gli studi in cui sono state osservate le interazioni di coppie depresse mentre discutevano dei problemi della relazione, alcune ricerche hanno rilevato lo stato emotivo dei partner successivamente all'interazione tramite la somministrazione di strumenti *self-report*. È stato riscontrato che nelle coppie depresse, rispetto alle coppie di controllo, erano prevalenti emozioni negative come rabbia, turbamento, confusione (Sacco, Dumont et al. 1993), ma anche disgusto e avversione (Weiss e Halford, 1996). Tale stato emotivo negativo era presente sia nel paziente sia nel partner (Ruscher e Gotlib, 1988; Gotlib e Lee, 1989).

4.2.7 Attaccamento insicuro

In uno studio recente, Whiffen et al. (2001) hanno confrontato coppie in cui la moglie soffriva di depressione con coppie non depresse, relativamente all'associazione tra stili di attaccamento e depressione. Sono stati somministrati strumenti *self-report* a entrambi i partner. È emerso che lo stile di attaccamento insicuro era più frequente tra le donne depresse (Compare, Molinari et al. 2007). Non si è rilevata, invece, alcuna differenza tra i mariti di pazienti depresse e i mariti del gruppo di controllo, anche se è stata rilevata una tendenza delle donne con depressione cronica ad avere mariti con attaccamento insicuro. Inoltre, nelle donne i cui mariti avevano uno stile di attaccamento insicuro, la frequenza degli episodi depressivi, valutata nell'arco di sei mesi, era più alta.

4.3 Relazione di coppia e fattori di rischio o di protezione per la depressione

Molte ricerche si sono occupate del rapporto tra relazione di coppia e depressione allo scopo di identificare le variabili della relazione che costituiscono fattori di rischio o di protezione per l'insorgenza e il mantenimento del disturbo nel tempo (Atkins, Dimidjian et al. 2009). La natura dei costrutti indagati non permette di utilizzare procedure sperimentali. La metodologia che meglio consente di individuare la relazione causale tra le variabili è quella longitudinale. Studiando le variabili nel tempo è infatti possibile verificare ipotesi circa l'ordine in cui un processo si verifica. La pro-

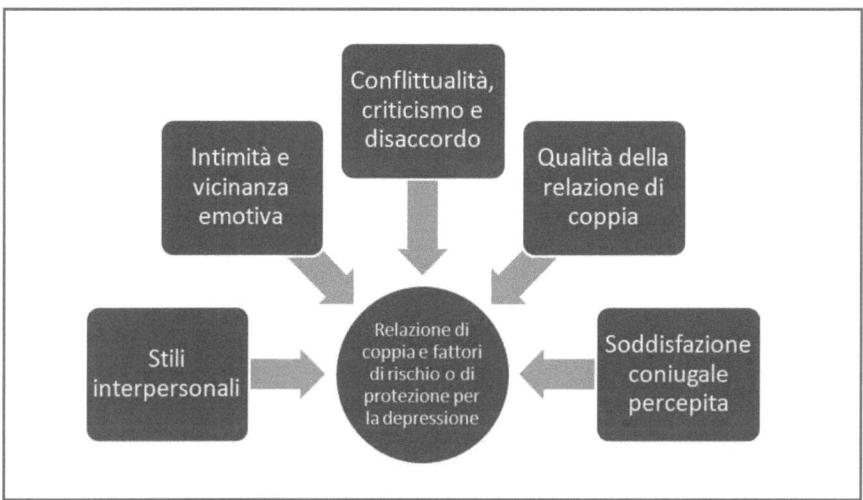

Fig. 4.3 Aspetti della relazione di coppia associati a rischio o protezione per la depressione

cedura più frequentemente utilizzata dai ricercatori prevede la somministrazione di strumenti *self-report* a ciascun partner per rilevare le caratteristiche della relazione di coppia e lo stato della depressione. Tali misure sono ripetute nei mesi o negli anni successivi. Per valutare l'impatto della relazione di coppia sull'insorgenza della depressione sono stati utilizzati campioni appartenenti alla popolazione non clinica e sono stati preferiti soggetti senza storia di depressione alle spalle. Per studiare invece l'influenza della relazione di coppia sull'evoluzione della depressione, i ricercatori si sono avvalsi di campioni costituiti da pazienti con diagnosi di disturbo depressivo e dai loro partner (Fig. 4.3).

In generale, i risultati delle ricerche indicano che una relazione di coppia disfunzionale aumenta il rischio di insorgenza della depressione e il suo mantenimento nel tempo. Al contrario, la depressione migliora se la relazione di coppia è funzionale oppure se un rapporto problematico viene interrotto (Hickie e Parker, 1992). Bisogna tenere conto del fatto che le ricerche si sono concentrate sullo studio delle variabili della relazione di coppia che rappresentano fattori di rischio per la depressione, mentre ci sono pochi riferimenti alle variabili che hanno un ruolo protettivo.

4.3.1 Soddisfazione coniugale percepita

I risultati delle ricerche indicano che l'insoddisfazione coniugale è un importante predittore della depressione (Christian Herman, O'Leary et al. 2001). Dagli studi che hanno utilizzato procedure longitudinali emerge che essere insoddisfatti della propria relazione di coppia aumenta il rischio di sviluppo di un disturbo depressivo. Beach e O'Leary (1993) hanno trovato che l'insoddisfazione coniugale prediceva lo sviluppo della depressione nei diciotto mesi successivi alla misurazione (Kouros, Papp et al. 2008). Ciò si verificava in particolare nei soggetti che prima di sposarsi soffrivano di disforia, ma tale disforia era correlata a sua volta a un' insoddisfazione per la relazione di coppia presente già prima del matrimonio. In altri studi, Whisman (1989, 2001) ha rilevato che i soggetti, maschi e femmine, che riportavano di avere una relazione coniugale insoddisfacente avevano, rispetto ai soggetti soddisfatti, una probabilità tre volte maggiore di incorrere in un episodio depressivo maggiore nell'arco dei dodici mesi successivi. Ciò si verificava indipendentemente dal fatto che i soggetti avessero o no una storia di depressione. Anche Fincham et al. (1997) sono giunti a risultati analoghi, ma hanno trovato differenze di genere nella direzione della relazione causale tra le variabili: se nelle donne tale direzione andava dall'insoddisfazione alla depressione, negli uomini, diversamente, era la depressione a predire l'insoddisfazione coniugale.

A conferma del ruolo predittivo dell'insoddisfazione nella relazione di coppia rispetto allo sviluppo della depressione, Fiske e Peterson (1991), in uno studio retrospettivo, hanno trovato che i soggetti con sintomatologia depressiva riportavano, rispetto ai soggetti non depressi, più insoddisfazione e più dipendenza dal partner come caratteristica delle loro relazioni sentimentali passate.

Infine, da studi condotti su campioni di pazienti con diagnosi di disturbo depressivo maggiore, è emerso che l'insoddisfazione coniugale aumentava anche il rischio di nuovi episodi depressivi (Hooley e Hahlweg, 1989).

4.3.2 Qualità della relazione di coppia

Spesso, soddisfazione coniugale e qualità della relazione sono state considerate dai ricercatori come variabili equivalenti. In questo modo, alcuni strumenti self-report che misurano la qualità del funzionamento di coppia sono stati ampiamente usati per valutare la soddisfazione coniugale. Ad esempio, il DAS (*Dyadic Adjustment Scale*, Spanier, 1976) è composto da quattro scale, che misurano rispettivamente la soddisfazione, la coesione, il consenso e le manifestazioni di affetto. Spesso il punteggio totale è stato utilizzato come indicatore della soddisfazione coniugale (Christian Herman, O'Leary et al. 2001; Lynch, Robins et al. 2001), mentre altre volte corrispondeva all'adattamento della coppia, comprendente anche altri aspetti diversi dalla soddisfazione (Dehle e Weiss, 1998; Scott e Cordova, 2002). I confini tra i due costrutti risultano così poco chiari.

Le ricerche che hanno usato il costrutto della qualità della relazione di coppia in senso ampio hanno riscontrato che un cattivo adattamento di coppia aumenta la vulnerabilità alla depressione sia in soggetti non appartenenti alla popolazione clinica (Scott e Cordova, 2002) che in pazienti depressi (Goering, Lancee et al. 1992). Dehle e Weiss (1998) hanno utilizzato una procedura longitudinale per studiare l'effetto della qualità della relazione coniugale sullo sviluppo della depressione in soggetti appartenenti alla popolazione generale. I risultati hanno evidenziato che una cattiva qualità della relazione era associata all'insorgenza di sintomi depressivi nei tre mesi successivi alla prima misurazione. Inoltre, la presenza di sintomi depressivi in un partner era associata al peggioramento del funzionamento di coppia. In uno studio retrospettivo realizzato da Roy (1985), sono stati intervistati pazienti depressi sulla qualità della loro relazione di coppia precedente l'insorgenza del disturbo depressivo. La maggior parte dei pazienti riportava un cattivo adattamento coniugale. In alcune ricerche sono stati intervistati pazienti depressi chiedendo loro di indicare le cause della propria patologia. I soggetti attribuivano la depressione a importanti cambiamenti di vita, ma ritenevano che la cattiva qualità della propria relazione coniugale (incomprensioni, scarsa comunicazione, incapacità di risolvere i problemi) avesse facilitato lo sviluppo del disturbo depressivo (Compare, Manzoni e Molinari, 2006; Compare, Manzoni et al. 2007; Wittstein, Proietti e Compare, 2011; Compare, Proietti et al. 2011a, 2011b).

Alcune ricerche hanno studiato l'associazione tra adattamento coniugale ed esito della terapia per il trattamento della depressione. Kung e Elkin (2000) hanno valutato i miglioramenti di pazienti depressi nell'arco di un anno e mezzo dall'inizio della psicoterapia e in funzione della qualità della loro relazione di coppia. I risultati hanno mostrato che la psicoterapia aveva un esito migliore per i pazienti con un buon livello di adattamento coniugale o che riportavano un progressivo miglioramento del funzionamento di coppia durante il trattamento. In uno studio successivo Whisman (2001) ha confermato tali risultati e ha riscontrato che un cattivo adattamento coniugale al termine della terapia (farmacologica o psicologica) prediceva un peggioramento della depressione un anno e mezzo dopo la fine del trattamento. Il miglioramento della depressione per effetto della terapia era però associato a un miglioramento anche della relazione di coppia.

4.3.3 Conflittualità, criticismo e disaccordo

Lo stress coniugale costituisce un importante fattore di rischio per lo sviluppo della depressione in entrambi i membri della coppia (Sandberg e Harper, 2000). In particolare, alti livelli di conflittualità, criticismo e disaccordo tra i partner aumentano la vulnerabilità dei soggetti alla depressione. O'Leary et al. (1994) hanno rilevato l'insorgenza di sintomi depressivi nei primi due anni e mezzo di matrimonio e hanno riscontrato che nelle coppie conflittuali la probabilità di sviluppare la depressione era dieci volte maggiore rispetto alle coppie non conflittuali. In uno studio recente, Christian-Herman et al. (2001) hanno evidenziato che gli eventi negativi, maggiormente citati dai soggetti come fonte di conflittualità coniugale, erano: separazione o divorzio, relazioni extraconiugali e aggressioni fisiche. Tali eventi negativi, e in particolare la separazione o il divorzio, predicevano, a distanza di un mese, l'insorgenza di sintomi depressivi nei partner, nonché il mantenimento della depressione nei mesi successivi.

Sayers et al. (2001) hanno avanzato l'ipotesi che la conflittualità coniugale aumenti il rischio di depressione attraverso lo sviluppo di rappresentazioni cognitive negative. Dallo studio è emerso che, nel contesto di una relazione coniugale conflittuale, i partner con sintomi depressivi avevano rappresentazioni della relazione di coppia più negative: in particolare le mogli, in misura maggiore rispetto ai mariti, biasimavano se stesse e il partner e avevano meno speranze per il futuro. In passato, Horneffer e Fincham (1996) avevano trovato correlazioni significative tra stili attributivi da una parte e sintomi depressivi e stress coniugale dall'altra. In particolare, i sintomi depressivi erano predetti non solo da attribuzioni che predisponevano alla depressione (causa interna, stabile e immodificabile), ma anche da attribuzioni interpersonali negative nei confronti del partner che mantenevano lo stress coniugale.

Anche la percezione dell'atteggiamento critico e intollerante del partner nei propri confronti predice lo sviluppo di sintomi depressivi (Whiffen e Aube, 1999; Thompson, Whiffen et al. 2001). Inoltre, nei pazienti con disturbo depressivo, è stato riscontrato che alti livelli di Emotività Espressa (EE) nel partner e la percezione di tale atteggiamento critico nei propri confronti, erano associati a nuovi episodi depressivi nel corso dei mesi (Hooley e Hahlweg, 1989; Hooley e Teasdale, 1989).

Il disaccordo rappresenta un'altra fonte di stress coniugale che aumenta la vulnerabilità alla depressione. Il disaccordo sui ruoli coniugali costituisce un fattore di rischio importante per lo sviluppo della depressione nelle donne (Schafer 1985). In uno studio longitudinale, Shafer et al. (1998) hanno studiato l'effetto dello stress coniugale (disaccordo sui ruoli e disparità nella relazione) sullo sviluppo di sintomi depressivi nell'arco di tredici anni. I risultati hanno posto in evidenza che lo stress coniugale aumentava la vulnerabilità alla depressione attraverso la percezione delle attribuzioni negative del partner nei propri confronti e la diminuzione dell'autostima e del senso di efficacia personale. Negli uomini, il miglior predittore della depressione era la mancanza di autostima, mentre nelle donne era il disaccordo sui ruoli coniugali. In linea con questi risultati, Brummett et al. (2000) hanno riscontrato che le donne sviluppavano, con maggiore probabilità degli uomini, una sintomatologia depressiva se avevano una relazione di coppia ostile, caratterizzata da cinismo, comportamenti aggressivi e sentimenti di ostilità.

4.3.4 Intimità e vicinanza emotiva

L'intimità e il contatto emotivo tra i partner proteggono dalla depressione, mentre relazioni di coppia caratterizzate da scarso coinvolgimento e distanza emotiva aumentano il rischio di sviluppo di sintomi depressivi (Whiffen e Aube, 1999). Allo stesso modo, la percezione che la comunicazione delle emozioni non sia accettata dal proprio partner costituisce un importante predittore della depressione (Culp e Beach, 1998).

Nelle coppie in cui un partner soffre di disturbo depressivo, tali variabili ostacolano il miglioramento del paziente e favoriscono l'insorgenza di sintomi depressivi anche nel coniuge (Waring e Patton, 1984).

Sarebbero le donne a risentire maggiormente della mancanza di intimità e contatto emotivo nella relazione di coppia. In uno studio correlazionale, Gruen (1987) hanno riscontrato che, di fronte ad un evento stressante, quando le reazioni emotive dei due coniugi erano discordanti, le donne avevano più sintomi depressivi degli uomini. Tower e Kasl (1996) hanno rilevato che la vicinanza emotiva tra i partner era associata a meno sintomi depressivi nelle mogli e, al contrario, a più sintomi depressivi nei mariti. Dalla somministrazione di interviste, è emerso che ciò era dovuto al fatto che le donne sentivano di essere importanti e amate dal proprio partner, mentre gli uomini percepivano un'eccessiva dipendenza delle mogli nei propri confronti. Culp e Beach (1998) hanno rilevato che l'intimità della relazione coniugale era interpretata in modo diverso nei due sessi: per le donne significava apertura di sé all'altro, mentre gli uomini la interpretavano come compagnia. Altri studi invece non hanno riscontrato differenze di genere: sia negli uomini che nelle donne, la distanza emotiva era il miglior predittore della depressione (Heim e Snyder, 1991).

4.3.5 Stili interpersonali

È stato ipotizzato che gli stili interpersonali influenzino la relazione tra variabili del rapporto di coppia e depressione. In particolare, le ricerche si sono occupate dello stile di attaccamento e della dipendenza o autonomia nei rapporti interpersonali.

Lo stile di attaccamento sembra spiegare la relazione tra adattamento coniugale e depressione. In uno studio correlazionale Scott e Cordova (2002) hanno riscontrato un'associazione negativa in coppie non cliniche tra adattamento coniugale e sintomi depressivi (Compare, Proietti et al. 2001b). Tale correlazione era mediata dallo stile di attaccamento insicuro: nei soggetti con stile di attaccamento preoccupato (ansioso-ambivalente), il cattivo funzionamento coniugale prediceva la depressione. D'altra parte, come hanno dimostrato gli studi sull'attaccamento adulto nel contesto della relazione di coppia, lo stile di attaccamento predice la qualità della relazione con il partner (Gallo e Smith, 2001) e ha importanti implicazioni per il benessere psicologico e la capacità di far fronte allo stress (Myers e Vetere, 2002).

La qualità del funzionamento di coppia predice la depressione in soggetti che hanno uno stile interpersonale caratterizzato da eccessiva dipendenza (*sociotropy*) o autonomia (*autonomy*). Le ricerche, avvalendosi di strumenti *self-report* e di metodi correlazionali hanno rilevato che i soggetti con un forte bisogno di affiliazione e dipendenza e quelli in cui predominavano tendenza all'autonomia e all'autocritica avevano relazioni di coppia disfunzionali e non soddisfacenti, soprattutto in coppie in cui il partner aveva uno stile interpersonale opposto. Ciò è stato riscontrato sia in pazienti con disturbo depressivo (Lynch, Robins et al. 2001) sia in coppie non cliniche, in cui tali caratteristiche di personalità mediavano la relazione tra le variabili della relazione di coppia e i sintomi depressivi (Whiffen e Aube, 1999).

Lynch et al. (2001) hanno rilevato importanti differenze di genere: le donne depresse tendevano a essere maggiormente dipendenti rispetto agli uomini, che invece avevano punteggi elevati nel tratto autonomia. Questi risultati sono coerenti con quelli di ricerche che hanno rilevato che lo stile interpersonale "*silencing the self*" spiega la vulnerabilità delle donne alla depressione nel contesto di una relazione di coppia disfunzionale (Culp e Beach, 1998; Thompson, Whiffen et al. 2001). Secondo la teoria del *self-silencing*, sviluppata da Jack (1991), tale stile interpersonale consiste nell'inibizione di comportamenti e sentimenti negativi per evitare il conflitto o la possibile rottura del rapporto di coppia, soprattutto in relazioni caratterizzate dall'atteggiamento critico del partner. Queste persone si mostrano accondiscendenti anche quando provano sentimenti di rabbia e risentimento, mettono i bisogni altrui davanti ai propri e tendono a giudicare se stessi in modo severo. Tale stile interpersonale contribuisce alla diminuzione dell'autostima e aumenta la vulnerabilità alla depressione.

Inoltre, rappresenta una caratteristica più frequente nelle donne che negli uomini, in virtù della centralità della relazione per il senso di sé nel genere femminile. Per questo, una relazione di coppia disfunzionale aumenterebbe nelle donne l'espressione di tale stile interpersonale e quindi la vulnerabilità alla depressione.

4.3.6 Conclusioni

Alcune ricerche, prevalentemente di carattere longitudinale, hanno affrontato in particolare il problema del rapporto causale tra le variabili della relazione di coppia e la depressione. Si è cercato cioè di capire se la depressione di un partner è responsabile del peggioramento della relazione oppure se, al contrario, è il cattivo funzionamento coniugale che predispone alla depressione.

I risultati di alcune ricerche hanno confermato l'influenza causale della depressione sulla qualità della relazione di coppia, mentre non hanno trovato alcun ruolo causale del cattivo funzionamento di coppia nello sviluppo della depressione (Ulrich Jakubowski, Russell et al. 1988; Kivelae, Luukinen et al. 1999).

Al contrario, altri studi sono giunti a risultati opposti. Christian-Herman et al. (2001) hanno rilevato che l'insoddisfazione coniugale e la conflittualità associata a eventi coniugali negativi predicevano l'insorgenza della depressione un mese dopo che tali eventi si erano verificati, e il mantenimento dei sintomi depressivi anche nei mesi successivi. La depressione, invece, non prediceva il cattivo funzionamento di coppia.

Sono presenti anche dati a favore di una relazione causale bidirezionale tra le variabili del funzionamento di coppia e la depressione. Dehle e Weiss (1998) hanno rilevato che una cattiva qualità della relazione coniugale prediceva l'insorgenza di sintomi depressivi a distanza di tre mesi, ma anche che la presenza di sintomi depressivi in un partner prediceva il peggioramento della relazione. In modo coerente, Whisman (2001) ha rilevato che, nei pazienti depressi in terapia, il miglioramento della depressione prediceva il miglioramento della qualità della relazione di coppia nei diciotto mesi successivi alla fine della terapia, mentre un cattivo adattamento coniugale ostacolava il trattamento della depressione ed era un fattore di rischio per il peggioramento dei sintomi.

Fincham et al. (1997), pur confermando la natura bidirezionale del rapporto causale tra variabili della relazione e depressione, hanno però riscontrato importanti differenze di genere: per i mariti, la presenza di sintomi depressivi influenzava negativamente, a distanza di diciotto mesi, la soddisfazione coniugale. Inoltre, anche se in misura minore, l'insoddisfazione coniugale prediceva l'insorgenza di sintomi depressivi. Per le mogli, invece, l'insoddisfazione coniugale prediceva l'insorgenza di sintomi depressivi, ma non viceversa.

Nel complesso, questi risultati confermano ed estendono l'ipotesi di una relazione stretta e complessa tra qualità della relazione di coppia e depressione. Hammen (Hammen, 1991) ha proposto un modello secondo il quale le persone depresse generano stress nei rapporti interpersonali. L'aumento del livello di stress, quindi, queste persone sono esposte rafforza a sua volta i sintomi depressivi. Con tale modello si spiegherebbe anche il fatto che, nei partner di soggetti depressi, si rileva un aumento del rischio di sviluppo di sintomi depressivi, così come il fatto che i sintomi depressivi di un partner influenzano quelli del coniuge. Tale fenomeno è noto come "depressione contagiosa" ed è confermato da diversi studi (Tower e Kasl, 1995; Katz, Beach et al. 1999; Dudek, Zieba et al. 2001).

Le ricerche che si sono occupate delle caratteristiche del funzionamento coniugale in coppie in cui un partner soffre di depressione hanno utilizzato prevalentemente misure osservazionali dell'interazione di coppia, il che ha permesso di rilevare, tra le variabili della relazione, anche i pattern comunicativi, verbali e non verbali, usati dai partner. Tali ricerche però si sono basate sul semplice confronto tra coppie cliniche e coppie di controllo, ma non hanno indagato le possibili relazioni causali tra le variabili.

Al contrario, gli studi che si sono proposti di individuare gli elementi della relazione di coppia che aumentano o diminuiscono il rischio di depressione si sono avvalsi prevalentemente di procedure longitudinali, utili per identificare la relazione causale tra le variabili. Si sono basati però solo sui dati ottenuti dalla somministrazione di strumenti *self-report*. L'assenza di misure osservazionali dell'interazione di coppia limita, per esempio, la possibilità di studiare i pattern comunicativi dei partner e di cogliere eventuali discrepanze tra quanto riportato dai soggetti e i dati oggettivi forniti da osservatori esterni. Le caratteristiche della comunicazione, infatti, sono state indagate in misura minore rispetto a variabili come la soddisfazione coniugale. Inoltre, gli strumenti *self-report* sono stati somministrati separatamente ai due partner e le misure ottenute sono poi state messe in relazione tra loro. Ciò permette di cogliere la relazione di coppia in maniera più approssimativa rispetto all'osservazione dell'interazione. Quando poi il campione era costituito da soggetti singoli, e non da coppie, della relazione è stato possibile cogliere solo il punto di vista di un partner.

Un altro limite deriva dal fatto che le ricerche si sono occupate prevalentemente degli elementi del funzionamento di coppia che sono fattori di rischio per la depressione, mentre poca attenzione è stata dedicata ai fattori protettivi. Infine, per rilevare la depressione, sono stati utilizzati alternativamente strumenti *self-report*, come il BDI (*Beck Depression Inventory*, Beck, Ward et al. 1961), o misure che fanno riferimento a criteri diagnostici, come lo SCID (*Structured Clinical Interview for the DSM III-R*, Spitzer, Williams et al. 1990). I primi identificano il livello della sintomatologia depressiva, mentre i secondi riscontrano l'esistenza di una sindrome e hanno quindi una rilevanza maggiore dal punto di vista clinico, ma in compenso, poiché hanno un approccio categoriale, sono meno adatti a rilevare la variabilità all'interno della patologia. Per questo, alcuni ricercatori come Christian-Herman et al. (2001), ritengono limitati gli studi che si avvalgono di un solo tipo di strumenti e sottolineano l'utilità di combinare entrambi i tipi di misure.

Bibliografia

Atkins DC, Dimidjian S et al (2009) Couple discord and depression in couples during couple therapy and in depressed individuals during depression treatment. J Consult Clin Psychol 77:1089-99

Basco MR, Prager KJ et al (1992) Communication and intimacy in the marriages of depressed patients. Journal of Family Psychology 6:184-194
Bauserman SA, Arias I et al (1995) Marital attributions in spouses of depressed patients. Journal of Psychopathology and Behavioral Assessment 17:231-249
Beach SR, O'Leary KD (1993) Dysphoria and marital discord: Are dysphoric individuals at risk for marital maladjustment? Journal of Marital and Family Therapy 19:355-368
Beach SR, Fincham FD et al (1998) Marital therapy in the treatment of depression: Toward a third generation of therapy and research. Clinical Psychology Review 18:635-661
Beck AT, Ward CH et al (1961) An inventory for measuring depression. Archives of General Psychiatry 4:561-571
Biglan A et al (1985) Problem-solving interactions of depressed women and their husbands. Behavior Therapy 16:431-451
Brummett BH, Barefoot JC et al (2000) Hostility in marital dyads: Associations with depressive symptoms. Journal of Behavioral Medicine 23:95-105
Brummett BH, Barefoot JC et al (2000) Relation of subjective and received social support to clinical and self-report assessments of depressive symptoms in an elderly population. Journal of Affective Disorders 61:41-50
Christian Herman JL, O'Leary KD et al (2001) The impact of severe negative events in marriage on depression. Journal of Social and Clinical Psychology 20:24-40
Compare A, Germani E, Proietti R, Janeway D (2011) Clinical Psychology and Cardiovascular Disease: An Up-to-Date Clinical Practice Review for Assessment and Treatment of Anxiety and Depression. Clinical Practice and Epidemiology in Mental Health 7
Compare A, Gondoni LA, Molinari E (2006) Psychological Risk Factors for Cardiac Disease and Pathophysiological Mechanisms: An Overview. In: Molinari E, Compare A, Parati G (eds) Clinical psychology and heart disease. Springer, New York, pp 21-34
Compare A, Manzoni GM, Molinari E (2006) Type A, Type D, Anger-Prone Behavior and Risk of Relapse in CHD Patients. In: Molinari E, Compare A, Parati G (eds) Clinical psychology and heart disease. Springer, New York, pp 187-216
Compare A, Manzoni GM, Molinari E, Möller A (2007) Personalità di tipo A e di tipo D, rabbia e rischio di recidiva cardiaca. In: Molinari E, Compare A, Parati G (eds) Mente e cuore. Clinica psicologica della malattia cardiaca. Springer, Milano, pp 135-162
Compare A, Manzoni GM, Molinari E, Moser D, Zipfel S, e Rutledge T (2007) Ansia e malattia cardiaca. In: Molinari E, Compare A, Parati G (eds) Mente e cuore. Clinica psicologica della malattia cardiaca. Springer, Milano, pp 109-134
Compare A, Molinari E, McCraty R, Tomasino D (2007) Interventi psicologici per la gestione dello stress. In: Molinari E, Compare A, Parati G (eds) Mente e cuore. Clinica psicologica della malattia cardiaca. Springer, Milano, pp 389-405
Compare A, Molinari E, Ruiz JM, Hamann HA, Coyne J (2007) Contesto interpersonale e qualità della relazione di coppia come fattore di protezione/rischio in pazienti con malattia cardiaca. In: Molinari E, Compare A, Parati G (eds) Mente e cuore. Clinica psicologica della malattia cardiaca. Springer, Milano, pp 181-206
Compare A, Proietti R, Germani E, Janeway D (2011a) Anxiety and depression: Risk factors for cardiovascular disease. In: Dornelas E (ed) Stress proof the heart. Behavioral approaches for cardiac patients. Springer, New York
Compare A, Proietti R, Grossi E, Del Forno D, Giallauria A, Vitell A et al (2011b) Vulnerable Personality and Takotsubo cardiomyopathy consequent to emotional stressful events: a clinical case report. Monaldi Arch Chest Dis 76
Compare A, Simioni M (2006) The Art of Listening to Cardiac Patient and his Family: the Meanings of Suffering Along Temporal Dimension. In: Molinari E, Compare A, Parati G (eds.) Clinical psychology and heart disease. Springer, New York, pp 349-368
Coyne JC, Thompson R et al (2002) Marital quality, coping with conflict, marital complaints, and affection in couples with a depressed wife. Journal of Family Psychology 16:26-37
Cross SE, Madson L (1997) Models of the self: Self-construals and gender. Psychological Bulletin 122:5-37

Crowther JH (1985) The relationship between depression and marital maladjustment: A descriptive study. Journal of Nervous and Mental Disease 173:227-231

Culp LN, Beach SR (1998) Marriage and depressive symptoms: The role and bases of self-esteem differ by gender. Psychology of Women Quarterly 22:647-663

Dehle C, Weiss RL (1998) Sex differences in prospective associations between marital quality and depressed mood. Journal of Marriage and the Family 60:1002-1011

Dudek D, Zieba A et al (2001) The impact of depressive illness on spouses of depressed patients. Journal of Cognitive Psychotherapy 15:49-57

Epps PH, Heiman JR et al (1995) Subjective evaluation of self and spousal marital satisfaction in depressed and nondepressed couples. Journal of Mental Health and Aging 1:97-109

Fincham FD, Beach SR (1999) Conflict in marriage: Implications for working with couples. Annual Review of Psychology 50:47-77

Fincham FD, Beach SR et al (1997) Marital satisfaction and depression: Different causal relationships for men and women? Psychological Science 8:351-357

Fincham FD, Linfield KJ (1997) A new look at marital quality: Can spouses feel positive and negative about their marriage? Journal of Family Psychology 11:489-502

Fiske V, Peterson C (1991) Love and depression: The nature of depressive romantic relationships. Journal of Social and Clinical Psychology 10:75-90

Florin I, Nostadt A et al (1992) Expressed emotion in depressed patients and their partners. Family Process 31:163-172

Gallo LC, Smith TW (2001) Attachment style in marriage: Adjustment and responses to interaction. Journal of Social and Personal Relationships 18:263-289

Goering PN, Lancee WJ et al (1992) Marital support and recovery from depression. British Journal of Psychiatry 160:76-82

Gotlib IH, Lee CM (1989) The social functioning of depressed patients: A longitudinal assessment. Journal of Social and Clinical Psychology 8:223-237

Gotlib, I. H. and V. E. Whiffen (1989). "Depression and marital functioning: An examination of specificity and gender differences." Journal of Abnormal Psychology 98(1): 23-30.

Gotlib IH, Whiffen VE (1989) Stress, coping, and marital satisfaction in couples with a depressed wife. Canadian Journal of Behavioural Science 21:401-418

Gruen RJ, Folkman S et al (1987) Dyadic response patterns in married couples, depressive symptoms, and somatic dysfunction. Journal of Family Psychology 1:168-186

Hale WW, Jansen JH et al (1997) Depression relapse and ethological measures. Psychiatry Research 70:57-64

Hammen C (1991) Generation of stress in the course of unipolar depression. Journal of Abnormal Psychology 100:555-561

Hautzinger M, Hoffmann N et al (1982) Interaktionsanalysen depressiver und nichtdepressiver Patienten und ihrer Sozialpartner. / Interactional analysis of depressive and nondepressive pa tients and their social partners. Zeitschrift für Experimentelle und Angewandte Psychologie 29:246-263

Hautzinger M, Linden M et al (1982) Distressed couples with and without a depressed partner: An analysis of their verbal interaction. Journal of Behavior Therapy and Experimental Psychiatry 13:307-314

Heim SC, Snyder DK (1991) Predicting depression from marital distress and attributional processes. Journal of Marital and Family Therapy 17:67-72

Hickie IB, Parker GB (1992) The impact of an uncaring partner on improvement in non-melancholic depression. Journal of Affective Disorders 25:147-160

Hirshfeld DR, Biederman J et al (1997) Associations between expressed emotion and child behavioral inihibition and psychopathology: A pilot study. Journal of the American Academy of Child and Adolescent Psychiatry 36:205-213

Hirshfeld DR, Biederman J et al (1997) Expressed emotion toward children with behavioral inhibition: Associations with maternal anxiety disorder. Journal of the American Academy of Child and Adolescent Psychiatry 36:910-917

Hooley JM (1985) Expressed emotion: A review of the critical literature. Clinical Psychology

Review 5:119-139

Hooley JM (1986) Expressed emotion and depression: Interactions between patients and high- versus low-expressed-emotion spouses. Journal of Abnormal Psychology 95:237-246

Hooley JM, Hahlweg K (1989) Marital satisfaction and marital communication in German and English couples. Behavioral Assessment 11:119-133

Hooley JM, Orley J et al (1986) Levels of expressed emotion and relapse in depressed patients. British Journal of Psychiatry 148:642-647

Hooley JM, Teasdale JD (1989) Predictors of relapse in unipolar depressives: Expressed emotion, marital distress, and perceived criticism. Journal of Abnormal Psychology 98:229-235

Hoover CF, Fitzgerald RG (1981) Marital conflict of manic-depressive patients. Archives of General Psychiatry 38:65-67

Horneffer KJ, Fincham FD (1996) Attributional models of depression and marital distress. Personality and Social Psychology Bulletin 22:678-689

Jack DC (1991) Silencing the self: Women and depression. Harvard University Press, Cambridge

Johnson SL, Jacob T (1997) Marital interactions of depressed men and women. Journal of Consulting and Clinical Psychology 65:15-23

Johnson SL, Jacob T (2000) Sequential interactions in the marital communication of depressed men and women. Journal of Consulting and Clinical Psychology 68:4-12

Katz J, Beach SRH et al (1999) Contagious depression in dating couples. Journal of Social and Clinical Psychology 18:1-13

Kiecolt Glaser JK, Glaser R (1997) Measurement of immune response. In: Cohen S, Kessler RC et al (eds) Measuring stress: A guide for health and social scientists. Oxford University Press, London, pp 213 229

Kiecolt Glaser JK, Glaser R et al (1997) Marital conflict in older adults: Endocrinological and immunological correlates. Psychosomatic Medicine 59:339-349

Kiecolt Glaser JK, Malarkey WB et al (1993) Negative behavior during marital conflict is associated with immunological down-regulation. Psychosomatic Medicine 55:395-409

Kiecolt Glaser JK, Newton T et al (1996) Marital conflict and endocrine function: Are men really more physiologically affected than women? Journal of Consulting and Clinical Psychology 64:324-332

Kivelae SL, Luukinen H et al (1999) Marital and family relations and depression in married elderly Finns. Journal of Affective Disorders 54:177-182

Kouros CD, Papp LM et al (2008) Interrelations and moderators of longitudinal links between marital satisfaction and depressive symptoms among couples in established relationships. J Fam Psychol 22:667-677

Kowalik DL, Gotlib IH (1987) Depression and marital interaction: Concordance between intent and perception of communication. Journal of Abnormal Psychology 96:127-134

Kung WW, Elkin I (2000) Marital adjustment as a predictor of outcome in individual treatment of depression. Psychotherapy Research 10:267-278

Lim SL, Kwon JH (1998) The effect of depressive symptoms on marital communication. Korean Journal of Clinical Psychology 17:17-31

Locke HJ, Wallace KM (1959) Short marital-adjustment and prediction tests: Their reliability and validity. Marriage and Family Living 21:251-255

Lynch TR, Robins CJ et al (2001) Couple functioning in depression: The roles of sociotropy and autonomy. Journal of Clinical Psychology 57:93-103

Marchand JF, Hock E (2000) Avoidance and attacking conflict-resolution strategies among married couples: Relations to depressive symptoms and marital satisfaction. Family Relations: Interdisciplinary Journal of Applied Family Studies 49:201-206

McGonagle KA, Kessler RC et al (1992) The frequency and determinants of marital disagreements in a community sample. Journal of Social and Personal Relationships 9:507-524

Mirowsky J (1985) Depression and marital power: An equity model. American Journal of Sociology 91:557-592

Myers LB, Vetere A (2002) Adult romantic attachment styles and health-related measures. Psychology, Health and Medicine 7:175-180

Molinari E, Compare A, Parati G (2007) Mente e cuore. Clinica psicologica della malattia cardiaca. Springer, Milano

Molinari E, Compare A, Parati G (2006) Clinical psychology and heart disease. Springer, New York

O'Leary KD, Christian JL et al (1994) A closer look at the link between marital discord and depressive symptomatology. Journal of Social and Clinical Psychology 13:33-41

Roy A (1985) Depression and marriage. Psychiatric Journal of the University of Ottawa 10:101-103

Ruscher SM, Gotlib IH (1988) Marital interaction patterns of couples with and without a depressed partner. Behavior Therapy 19:455-470

Sacco WP, Dumont CP et al (1993) Attributional, perceptual, and affective responses to depressed and nondepressed marital partners. Journal of Consulting and Clinical Psychology 61:1076-1082

Sandberg JG, Harper JM (2000) In search of a marital distress model of depression in older marriages. Aging and Mental Health 4:210-222

Sayers SL, Kohn CS et al (2001) Marital cognitions and depression in the context of marital discord. Cognitive Therapy and Research 25:713-732

Schafer RB (1985) Effects of marital role problems and the self-concept on wives' depressed mood. Journal of Consulting and Clinical Psychology 53:541-543

Schafer RB, Wickrama KA et al (1998) Stress in marital interaction and change in depression: A longitudinal analysis. Journal of Family Issues 19:578-594

Schmaling KB, Jacobson NS (1990) Marital interaction and depression. Journal of Abnormal Psychology 99:229-236

Schmaling KB, Whisman MA et al (1991) Identifying areas of marital conflict: Interactional behaviors associated with depression. Journal of Family Psychology 5:145-157

Scott RL, Cordova JV (2002) The influence of adult attachment styles on the association between marital adjustment and depressive symptoms. Journal of Family Psychology 16:199-208

Sher TG, Baucom DH (1993) Marital communication: Differences among maritally distressed, depressed, and nondistressednondepressed couples. Journal of Family Psychology 7:148-153

Smolen RC, Spiegel DA et al (1988) Examination of marital adjustment and marital assertion in depressed and nondepressed women. Journal of Social and Clinical Psychology 7:284-289

Spanier GB (1976) Measuring dyadic adjustment: New scales for assessing the quality of marriage and similar dyads. Journal of Marriage and the Family 38:15-28

Spitzer RL, Williams JB et al (1990) User's guide for the structured clinical interview for DSM-III-R: SCID. American Psychiatric Association, Washington

Thompson JM, Whiffen VE et al (2001) Does self-silencing link perceptions of care from parents and partners with depressive symptoms? Journal of Social and Personal Relationships 18:503-516

Tower RB, Kasl SV (1995) Depressive symptoms across older spouses and the moderating effect of marital closeness. Psychology and Aging 10:625-638

Tower RB, Kasl SV (1996) Depressive symptoms across older spouses: Longitudinal influences. Psychology and Aging 11:683-697

Tower RB, Kasl SV (1996) Gender, marital closeness, and depressive symptoms in elderly couples. Journals of Gerontology: Series B: Psychological Sciences and Social Sciences 51:115-129

Ulrich Jakubowski D, Russell DW et al (1988) Marital adjustment difficulties: Cause or consequence of depressive symptomatology? Journal of Social and Clinical Psychology 7:312-318

Vaughn C, Leff J (1976) The measurement of expressed emotion in the families of psychiatric patients. British Journal of Social and Clinical Psychology 15:157-165

Waring EM, Patton D (1984) Marital intimacy and family functioning. Psychiatric Journal of the University of Ottawa 9:24-29

Weiss RL, Halford WK (1996) Managing marital therapy: Helping partners change. In: Van Hasselt VB, Hersen M (eds) (1996) Sourcebook of psychological treatment manuals for adult disorders. Plenum Press, New York, pp 489-537

Weiss RL, Tolman AO (1990) The Marital Interaction Coding System-Global (MICS-G): A global companion to the MICS. Behavioral Assessment 12:271-294

Weissman MM, Leaf PJ et al (1988) The epidemiology of dysthymia in five communities: Rates, risks, comorbidity, and treatment. American Journal of Psychiatry 145:815-819

Weissman MM, Paykel ES (1974) The depressed woman: A study of social relationships. University of Chicago Press, Oxford

Whiffen VE, Aube JA (1999) Personality, interpersonal context and depression in couples. Journal of Social and Personal Relationships 16:369-383

Whiffen VE, Kallos Lilly AV et al (2001) Depression and attachment in couples. Cognitive Therapy and Research 25:577-590

Whisman MA (2001) Marital adjustment and outcome following treatments for depression. Journal of Consulting and Clinical Psychology 69:125-129

Whisman MA, Jacobson NS (1989) Depression, marital satisfaction, and marital and personality measures of sex roles. Journal of Marital and Family Therapy 15:177-186

Wittstein I, Proietti R, Compare A (2011) Psychiatric symptoms, personality profile and Takotsubo syndrome: Clinical considerations. In: Dornelas E (ed) Stress proof the heart. Behavioral approaches for cardiac patients. Springer, New York

Zuckerman M, Lubin B (1965) Normative data for the Multiple Affect Adjective Check List. Psychological Reports 16:438

Zuckerman M, Lubin B et al (1965) Validation of the multiple affect adjective check list in clinical situations. Journal of Consulting Psychology 29:594

L'empatia nella relazione di coppia di pazienti cardiopatici

5.1 Introduzione

Il pericolo di perdere la vita è centrale in tutte le definizioni di trauma ed è un elemento di cruciale importanza nell'esperienza di eventi cardiaci presenti nel CAD.

L'esperienza di "minaccia per la perdita" non è sperimentata solamente dai pazienti, ma anche dai loro partner. La maggioranza dei pazienti che subisce esperienze connesse al CAD, come l'infarto miocardico (IM), sono uomini sposati con età inferiore ai 70 anni (Maeland e Havik, 1989). La CAD è la principale causa di morte per uomini e donne negli Stati Uniti: 14 milioni di persone convivono con la CAD e sono presenti 1,5 milioni di nuovi episodi di IM ogni anno (Rankin Esquer, Deeter et al. 2000).

La letteratura riguardante lo stress e le strategie di coping messe in atto in seguito a un evento cardiaco connesso alla CAD si è principalmente focalizzata sull'individuo e sulla sua guarigione senza includere una comprensione del primato della relazione di coppia nel processo di adattamento a questa esperienza traumatica e minacciosa per la vita (Coyne e Smith, 1994; Compare e Grossi, 2011).

Le relazioni giocano un ruolo centrale per la salute e il benessere dei membri della coppia. Esse costituiscono un elemento della causalità, un fattore chiave nel coping e un'importante risorsa per gli esiti futuri (Hallaraker, Arefjord et al. 2001). Il partner è colui che contribuisce in maniera rilevante e influente alla creazione di un contesto di sostegno durante la fase acuta che segue l'evento cardiaco traumatico (Elizur e Hirsh, 1999; Compare, Manzoni e Molinari, 2006; Compare, Manzoni et al. 2007; Wittstein, Proietti, 2011; Compare, Proietti et al. 2011, 2011b; Compare, Manzoni et al. 2007).

5.2 Impatto della malattia cardiaca sul *partner*

I partner dei pazienti con CAD sono stati descritti come "i pazienti nascosti" e sono esposti a rischio di stress psicologico in seguito all'episodio di IM del loro partner (Coyne, 2001; Rohrbaugh, Shoham et al. 2009). I partner di pazienti CAD hanno mostrato più alti livelli di stress psicologico, tra i quali la depressione, rispetto ai pazienti affetti dalla CAD durante il loro ricovero in ospedale (Mayou et al. 1978). A un anno di distanza dall'episodio di IM che ha coinvolto il partner, il 24-38% dei partner evidenzia persistenti sintomi di stress psicologico, come la depressione. (Thompson e Meddis, 1990; Thompson e Meddis, 1990; Coyne e Smith, 1991).

Cruciale importanza riveste per il benessere del partner la qualità della relazione di coppia e l'abilità del partner di fornire sostegno al paziente (Coyne e Smith, 1991; Kriegsman, Penninx et al. 1994). Il livello di benessere espresso dalla relazione di coppia prima dell'insorgenza dell'episodio di IM è associato a più bassi livelli di stress nei partner dopo l'episodio stesso di IM (Croog e Fitzgerald, 1978; Coyne e Smith, 1991).

Il livello di salute fisica del paziente è stato riscontrato essere direttamente correlato all'abilità di coping posseduta dal partner e all'abilità di utilizzare in maniera efficace le risorse familiari e le reti di supporto sociale. Inoltre, lo stato di salute del paziente ha un impatto sulla qualità della vita riportata dal partner (McSweeney, Richards et al. 1995; Collins, White-Williams et al. 1996).

Fattori stressanti, che hanno un impatto significativo sulla salute mentale del partner durante la fase acuta di ospedalizzazione in seguito a CAD, includono: assenza di controllo verso se stessi e il proprio partner, sentirsi non informati dal personale dell'ospedale, mancanza di informazioni riguardanti la ripresa dell'attività sessuale, limitate opportunità di esprimere lo stress legato alla paura di perdere il proprio partner e paura del cambiamento dei ruoli familiari.

Alcuni ricercatori hanno studiato l'abilità di un partner di far fronte alla CAD del consorte come una serie di compiti critici connessi al vivere con la paura che il proprio partner muoia (Bramwell, 1986; Gillis, 1984; Thompson e Cordle, 1988).

In uno studio sul supporto sociale a mogli di pazienti affetti da CAD, gli aspetti quantitativi del sostegno sociale, per esempio il numero di persone che offrono aiuto, non si presentavano correlati a un riassestamento emotivo e all'utilizzo di servizi per la cura della salute. Tuttavia, aspetti qualitativi del sostegno sociale, quali la soddisfazione derivante dal supporto fornito dai figli, dai partner e dalle rispettive famiglie, erano associate all'utilizzo di servizi per la cura della salute (Hallaraker, Arefjord et al. 2001). Essenzialmente, è l'esperienza di sentirsi sostenuti che sembra fare la differenza nelle *strategie di coping* (Molinari, Compare et al. 2006, 2007; Compare, Gondoni e Molinari, 2006; Compare, Proietti et al. 2011a, 2001b; Compare, Germani et al. 2011).

È stata riscontrata una relazione significativa tra il livello di stress psicologico di ciascun partner e la capacità della coppia ad adattarsi e ad affrontare la CAD. Quando il livello di stress del paziente aumenta, si osserva lo stesso andamento nella condizione del partner. I livelli di stress psicologico in seguito all'episodio cardiaco maggiore sia nel partner che nel paziente sono stati identificati essere, per il 57% dei pazienti e per il 40% dei partner, corrispondenti ai criteri di un disturbo psichiatrico (Compare e Grossi, 2011).

I livelli di stress sono fortemente correlati tra i partner all'interno della coppia: all'aumentare dei livelli di stress manifestati da un membro della coppia aumenta il livello di stress nell'altro componente. I ricercatori hanno suggerito che tale fenomeno possa essere l'espressione di un processo "osmotico" (Coyne e Smith, 1994; Rohrbaugh, Cranford et al. 2002).

Il livello di stress del partner prima dell'evento cardiaco traumatico associato alla CAD è risultato essere predittivo dell'autoefficacia nel paziente in seguito all'evento cardiaco (Coyne e Smith, 1994). Questa informazione è cruciale per la comprensione della necessità di coinvolgere il partner nel processo di guarigione (Coyne e Smith, 1994).

5.2.1 La malattia cardiaca come trauma psicologico

La definizione di trauma nel Manuale Diagnostico e Statistico dei Disturbi Mentali (DSM IV-R) (*American Psychiatric Association*, 2000) richiede che una persona sia stata esposta a un evento traumatico in cui abbia sperimentato, sia stata testimone o sia stata posta a confronto con uno o più eventi che coinvolgano la morte o un serio danno. La risposta della persona comprende un'intensa paura e senso di impotenza o di orrore. Le risposte a un evento traumatico sono spesso sperimentate attraverso pensieri intrusivi riguardanti l'evento, un senso di rivivere l'esperienza, un intenso stress psicologico di fronte all'esposizione a fattori interni ed esterni che ricordano l'evento traumatico, una reattività fisiologica dovuta all'esposizione a fattori interni ed esterni che simboleggiano o somigliano a un aspetto dell'evento traumatico. Ciò può essere accompagnato da un persistente evitamento dei fattori che possono portare alla memoria l'evento e, nel caso della CAD, a una serie di condotte di evitamento che vanno dall'evitare le sensazioni fisiche che possono ricordare l'evento cardiaco a ridotta espressione dei sentimenti mediante tentativi di controllo delle emozioni legate all'evento cardiaco. L'attivazione fisiologica è frequentemente rappresentata da parte del paziente da condotte di iper-vigilanza e nel caso della CAD, ciò può essere collegato alla consapevolezza della vicinanza della morte (*American Psychiatric Association*, 2000).

McCurry (2002) nel suo studio qualitativo ha esaminato gli effetti della CAD sui partner dei pazienti in attesa di trapianto di cuore. Le tematiche frequentemente emerse dalle interviste con le mogli, includevano l'iper-vigilanza, la difficoltà a gestire le emozioni opprimenti, l'ansia e la focalizzazione emotiva sul partner. La possibilità di morire si presenta come una tematica sempre presente nell'esperienza di questi partner e i partner stessi riportano di essere sempre consapevoli e spaventati da questa realtà. "È come se ogni volta ci fosse una bomba pronta a esplodere". Altri studi hanno scoperto che le coppie che devono affrontare gravi problemi fisici di salute indicano di avere difficoltà ad attuare strategie di coping a causa dell'ipervigilanza sul problema e sui sintomi da parte dei loro partner (Buse, Dew e Davidson, 1996; Mishel et al. 1987). L'aspetto del controllo presente nella coppia è riportato essere molto difficile da abbandonare e distruttivo per il funzionamento della coppia stessa (McCurry e Thomas, 2002).

5.2.2 Qualità dell'attaccamento nella relazione di coppia e reazione al trauma

Il sentirsi sicuri nella relazione con la persona amata aumenta l'abilità della persona a tollerare e a far fronte a esperienze traumatiche. Il sistema di attaccamento è un modo evolutivo di massimizzare le possibilità di sopravvivenza in un mondo percepito come pericoloso. Gli esseri umani sono sopravvissuti per millenni grazie al fatto di essere esseri sociali, in grado di fornire alla persona amata un rifugio sicuro e un fermo punto di riferimento dal quale esplorare e imparare a conoscere il mondo esterno e interno (Bowlby, 1969; Johnson e Boisvert, 2002; Johnson, 2002). Un attaccamento sicuro crea la capacità di resistere di fronte al terrore e all'impotenza e consente lo sviluppo di un naturale contesto di guarigione. L'isolamento e la mancanza di un attaccamento sicuro, uniti alla vulnerabilità, esacerbano l'evento traumatico. Inoltre, risulta difficile per la persona sviluppare un integrato e fiducioso senso di sé senza connessioni di tipo sicuro con gli altri (Compare e Simioni, 2006).

L'attaccamento è anche stato descritto come una "teoria del trauma" (Atkinson, 1997), per denotare come l'isolamento e la separazione psicologica siano esperienze fortemente negative per gli esseri umani, specialmente nei momenti in cui essi sono più vulnerabili. Le relazioni interpersonali di sostegno mediano l'impatto del trauma, sia a livello immediato che a lungo termine, e possono essere importanti per il recupero dello stesso (Johnson e Whiffen, 2003; Runtz et al. 1997; Lynskey et al. 1997). Coloro che hanno evidenziato un attaccamento di tipo sicuro con una persona che fornisce loro cure oppure in una relazione di sostegno, riportano di avere meno problemi rispetto a coloro che non sono coinvolti in tale tipo di relazioni (Lynskey e Fergusson, 1997; Runtz e Schallow, 1997). Si può dire che la presenza della cura attenui lo stress di una persona e che i pazienti affetti da CAD, con una soddisfacente relazione di coppia, possano contare sul fatto di sentirsi sicuri per l'esplorazione e la comunicazione delle loro emozioni grazie al conforto e al supporto dato dal partner o grazie alla fiducia che dà significato e forma alle esperienze difficili (Pennebaker, 1985; Schore, 1994).

5.3 L'empatia nella relazione di coppia

Ci sono sempre più dati a sostegno del ruolo centrale che svolge il partner nel supportare il coniuge in un momento di difficoltà e di stress personale (Waltz e Badura, 1988; Waltz, Badura et al. 1988; Waltz, Badura et al. 1988; Barker, Pistrang et al. 1990; Pistrang e Barker, 1992; Coyne e Smith, 1994; Pistrang e Barker, 1995); Veroff et al. 1981; Rohrbaugh, Mehl et al. 2008).

Tuttavia sappiamo poco di come il partner riesca a svolgere un ruolo di supporto psicologico durante un periodo di stress che colpisce *in primis* il paziente.

5.3 L'empatia nella relazione di coppia

Pistrang et al. (1997) hanno focalizzato l'attenzione dei loro studi sulla comunicazione che si realizza nelle relazioni d'aiuto all'interno della coppia: l'*help intended communication* (Goodman e Dooley, 1976). In questo tipo di comunicazione una delle due persone impegnate nella comunicazione, chiamata *discloser*, presenta all'altra, chiamata *helper*, un proprio problema o una propria preoccupazione; l'*helper* si trova quindi impegnato a sostenere il soggetto che si trova nella posizione di *discloser*. Il fatto che, all'interno di una relazione di coppia, ci si possa aprire emotivamente esprimendo le proprie preoccupazioni e i propri problemi è un aspetto non del tutto scontato e che, quando presente, consente a ognuno dei due partner di sentirsi sostenuto nella difficoltà.

Le ricerche hanno evidenziato come la relazione empatica assuma un ruolo cardine al fine di facilitare il processo si sostegno e aiuto all'interno della relazione di coppia. Secondo gli studi di Pistrang et al. (1997) il fattore che rende una relazione veramente supportiva è il livello di empatia che si crea tra i due partner della relazione.

La help-intended communication è stata studiata nel contesto di relazioni in cui un partner aveva avuto un infarto del miocardio (Pistrang, Barker et al. 1997). Le ricerche realizzate in questo ambito hanno utilizzato sia dati ricavati da strumenti *self-report*, sia dati ricavati da strumenti osservazionali al fine di analizzare ciò che succede in una conversazione tra due coniugi quando i due cercano di aiutarsi e di sostenersi reciprocamente. A entrambi i partner della relazione di coppia veniva somministrata la *Dyadic Adjustment Scale* (Spanier, 1976) e l'*Hospital Anxiety and Depression Scale* (Zigmond e Snaith, 1983). Inoltre, entrambi i partner venivano sottoposti a un compito interattivo, *Couple's Helping Exercise* (Barker e Lemle, 1984): una conversazione semi-strutturata, nella quale ai due coniugi veniva richiesto di interagire tra di loro, in modo tale che un membro della coppia (*the discloser*) esponesse all'altro (*the helper*) una propria preoccupazione o un problema relativo al proprio stato di salute e che l'altro lo sostenesse nella maniera più spontanea possibile (Ruiz, Hamann et al. 2006; Compare, Molinari et al. 2007). Le conversazioni venivano videoregistrate e successivamente analizzate da due diversi ricercatori. Col termine *helper* disclosure si fa riferimento a quanto il soggetto con la funzione di aiutare e di sostenere l'altro si è concentrato sull'esprimere e sul mostrare la propria esperienza interiore e sul parlare di se stesso, piuttosto che concentrarsi sui vissuti e sull'ascolto del partner. L'aspetto negativo, se così possiamo definirlo, dell'*helper disclosure* è che esso può comportare un cambiamento di focus dai problemi del *discloser* ai problemi dell'*helper* e quindi fare in modo che la relazione non possa essere definita di vero aiuto. Dopo ogni conversazione, i due partner erano testati attraverso una serie di strumenti mediante i quali fornivano informazioni sulla propria percezione dell'interazione: *Discloser's and helper's ratings of conversation* (Barker e Lemle, 1984; Pistrang, Barker et al. 1997), *Helpful and unhelpful events* (Elliott, 1985) e *Verbal Response modes* (Stiles, 1992).

Dai risultati delle ricerche è emerso come (Pistrang, Clare et al. 1999; Pistrang, Solomons et al. 1999):
1. Il significato che ciascun partner attribuisce ai comportamenti dell'altro e all'interazione in generale sembra essere prioritario per comprendere quando una comunicazione è supportiva e quando non lo è.
2. Gli stili supportivi messi in atto dagli *helpers* erano di tre tipi:

- conversazione A: alta empatia, basso *helper self-disclosure*;
- conversazione B: alta empatia, alto *helper self-disclosure*;
- conversazione C: bassa empatia, alto *helper self-disclosure*.

3. Sia lo stile supportivo A (alta empatia, basso *helper disclosure*), sia lo stile B (alta empatia, alto *helper disclosure*) venivano giudicati come positivi e realmente di aiuto per il partner con problemi di salute, mentre lo stile C (bassa empatia, alto *helper disclosure*) veniva considerato in maniera negativa.
4. Uno stile supportivo che si caratterizza per un alto livello di *helper disclosure* sarà giudicato positivamente solo se si accompagna a un alto livello di empatia. Questo significa che l'*helper*, che parla anche della propria esperienza, sarà percepito come supportivo soltanto se è anche in grado di prestare attenzione e di comprendere l'esperienza del paziente.
5. Le conversazioni caratterizzate da alti livelli di empatia da parte dell'*helper* sono state percepite come più positive di quelle caratterizzate da bassi livelli di empatia. Anche osservando i dati qualitativi, essi mettevano in luce che la positività e la credibilità di questi stili di aiuto fossero proprio costituite dalla capacità di ascoltare e di comprendere l'esperienza del *discloser*.

Questi risultati confermano l'ormai vasta letteratura che sottolinea l'importanza dell'empatia nelle interazioni di aiuto e di sostegno (Greenberg et al. 2001; Bohart et al. 2002; Kohut, 1982; Rogers, 1992). Essi rivelano anche come, una volta che l'interazione si caratterizza attraverso un livello significativamente elevato di empatia, il livello di *helper disclosure* sia apparentemente irrilevante. Questo risultato merita tuttavia di essere confermato da ulteriori studi. Si potrebbe dire che l'empatia dell'*helper* aiuti il soggetto a comprendere meglio i propri sentimenti e a trovare nuove soluzioni a un problema (Rogers, 1992).

5.3.1 Operazionalizzare l'empatia nella relazione di coppia: il modello di Reis e Shaver

Sono state utilizzate diverse variabili per operazionalizzare questo concetto al fine di studiarlo empiricamente. Alcuni autori hanno definito l'empatia come una qualità dell'interazione tra due persone: gli individui mettono in atto comportamenti reciproci allo scopo di mantenere un soddisfacente livello di intimità e di unione (Argyle e Dean, 1965). Altri autori si sono concentrati sugli aspetti della motivazione nel creare esperienze di intimità: le persone differiscono l'una dall'altra per quanto riguarda il bisogno e il piacere di dare e ricevere calore, intimità e conferme attraverso le relazioni (Sullivan, 1953; McAdams, 1991; McAdams, 2001).

Esistono anche modi diversi di intendere il modo in cui l'empatia si sviluppa e si mantiene all'interno di una relazione. Alcuni autori sostengono che l'empatia si sviluppi progressivamente attraverso il *self-disclosure* (Jourard, 1971; Derlega e Berg, 1987; Perlman e Duck, 1987; Perlman e Rook, 1987; Derlega, Metts et al. 1993), mentre altri si sono soffermati sul ruolo svolto dal livello di responsività dell'altro, il cosiddetto *partner's level of responsiveness* (Davis 1983; Berg e Derlega, 1987; Davis e Oathout, 1992; Berg e Wiebe, 1993; Davis, 1994). Il primo gruppo di ricercatori danno particolare rilevanza al fatto che tra i due soggetti dell'interazione si sviluppi uno condizione di intimità che predispone all'apertura del sè; il secondo gruppo di ricercatori, invece, si sofferma sul ruolo svolto dalla percezione che chi si ha di fronte sia più o meno disponibile ad ascoltarci e a comprenderci. Inoltre, l'empatia è stata concepita talvolta come uno stato o come prodotto finale di una relazione, talvolta come il risultato di una serie di processi tra due soggetti in continuo cambiamento e che inevitabilmente subisce una serie di fluttuazioni nel tempo (Duck e Sants, 1983).

Un recente modello sull'empatia (Reis e Shaver, 1988) cerca di integrare queste molteplici prospettive, concettualizzando l'intimità come il prodotto di una serie di processi interpersonali, in cui il *self-disclosure* e il *partner responsiveness* sono componenti chiave. Secondo Reis e Shaver (1988) l'empatia, chiamata "intimità" da questi autori, tra due persone si sviluppa attraverso un processo dinamico nel quale uno, lo *speaker*, rivela informazioni personali, pensieri e sentimenti propri all'altro, il *listener*, e quest'ultimo risponde facendo sentire l'altro ascoltato, capito e confermato come persona. Anche se questo modello è molto approfondito nel descrivere come l'empatia si sviluppa, interazione dopo interazione, alcuni dei suoi aspetti chiave necessitano di ulteriori conferme empiriche.

Secondo Reis e Shaver (1988), l'empatia si sviluppa tra due persone attraverso un processo che comincia quando una delle due (*speaker*) comunica all'altra (*listener*) informazioni personali e intime su se stessa. La persona può parlare di eventi personali per sé significativi, può rivelare sentimenti, pensieri e preoccupazioni e può comunicare emozioni attraverso la comunicazione non verbale. Affinché lo *speaker* interpreti la conversazione come responsiva, il *listener* deve mettere in atto una serie di comportamenti che facciano sentire l'altro ascoltato, accolto nel contenuto delle proprie rivelazioni, accettato come persona e sentire che l'altro è orientato positivamente verso di sé. A questo punto del processo, le qualità personali e le differenze reciproche, che riguardano anche le motivazioni, i bisogni, gli obiettivi che ognuno si prefigge, possono influenzare i comportamenti messi in atto e il modo in cui ognuno interpreta il comportamento dell'altro. Anche se Reis e Shaver (1988) si concentrano nel loro modello su ciò che avviene in ogni interazione, essi sono concordi nel sostenere che il livello di empatia che si sviluppa tra due persone, dipende dalle continue interazioni che i due soggetti mettono in atto nel corso del tempo. Interpretando e assimilando le esperienze che vivono durante le interazioni, le persone formulano delle idee generali su quanto una relazione sia significativa e intima.

Il modello identifica due elementi fondamentali dell'empatia: il self-disclosure e il partner responsiveness. Con il termine di self-disclosure si intendono tutti i comportamenti messi in atto da un soggetto volti a rivelare a un'altra persona informazioni rilevanti a livello personale, pensieri e sentimenti. Gli autori hanno distinto, all'interno del concetto di self-disclosure, due diversi aspetti:
- *factual self-disclosure*, che riguarda il parlare di fatti e di informazioni personali;
- *emotional self-disclosure*, che riguarda invece il rivelare i propri sentimenti, le proprie opinioni e giudizi.

Anche se entrambe le componenti sono rilevanti per quanto riguarda il livello di empatia che si sviluppa in una relazione, gli autori ritengono che il rivelare propri sentimenti ed emozioni sia l'aspetto più rilevante, perché offre l'opportunità al *listener* di supportare e confermare aspetti molto intimi dell'altro e dell'immagine che egli ha di se stesso.

Il concetto di *partner responsiveness* è un'altra componente chiave di questo modello teorico. Si può dire che un soggetto è responsivo quando i suoi comportamenti, l'espressione dei suoi pensieri ed emozioni e seguono in maniera appropriata le comunicazioni, i bisogni e i desideri della persona con cui sta interagendo. Reis e Shaver (Reis e Shaver 1988) ritengono che sia soprattutto l'interpretazione che un soggetto compie sui comportamenti dell'altro ciò che maggiormente influisce sul livello di empatia che si percepisce nella relazione stessa, piuttosto che i comportamenti oggettivamente messi in atto da ognuno.

Sembra quindi che per studiare il livello di empatia che si sviluppa in una relazione, ci si debba concentrare maggiormente sulle percezioni e interpretazioni soggettive che un soggetto compie interagendo con un altro, piuttosto che sui dati oggettivi che chiunque può osservare tra due persone. Si è verificato infatti che anche se un soggetto crede di essere stato sufficientemente responsivo durante un'interazione, il partner può non aver percepito il comportamento dell'altro allo stesso modo e non aver percepito, in quel momento, la relazione come supportiva.

La percezione che il partner sia supportivo può essere definita, quindi, come un fattore di mediazione tra il comportamento del soggetto e il livello di empatia che si sperimenta all'interno di una relazione.

Il modello Reis e Shaver (1988) sull'empatia non è stato sottoposto a rilevanti conferme empiriche. Uno studio non pubblicato dimostrava che, tanto il livello di *self-disclosure* quanto il livello di *partner responsiveness*, contribuiscono a determinare il livello di empatia all'interno di una relazione. I risultati dimostravano che sia il livello di *self-disclosure* che il livello di *partner responsiveness* erano predittivi del livello di empatia dichiarato dai due partner e che il livello di *disclosure of emotions* è più determinante del livello di *disclosure of facts*.

Laurenceau et al. (1998) hanno cercato di testare in maniera più approfondita questo modello teorico attraverso due diverse ricerche. Gli obiettivi più generali erano quelli di testare il legame esistente tra i diversi fattori ritenuti rilevanti per quanto riguarda il livello di empatia (*self-disclosure*, *partner disclosure* e *partner responsiveness*) sulla base di un'analisi di alcune interazioni tra i due coniugi. Era di partico-

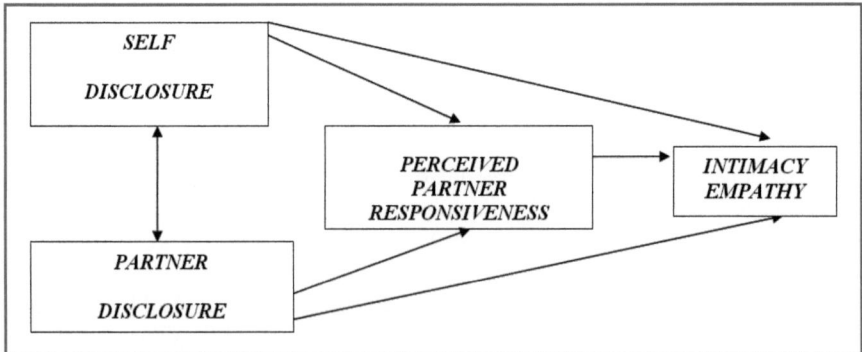

Fig. 5.1 Il modello di Reis e Shaver sull'empatia

lare interesse per gli autori determinare se la percezione di empatia in una data interazione fosse associata alla percezione del *self-disclosure*, del *partner disclosure* e del *partner responsiveness*.
In particolare attraverso la prima ricerca, gli autori hanno voluto testare due ipotesi basilari:
- se sia il *self-disclosure* che il *partner disclosure* predicono il livello di intimità percepita tra i due soggetti;
- se i due partner della relazione di coppia percepiscono l'interazione come intima qualora il *self-disclosure* e il *partner disclosure* siano mediati dal sentire l'altro come supportivo.

Attraverso la seconda ricerca, gli autori stessi hanno voluto replicare i risultati ottenuti e approfondire l'analisi del modello, utilizzando un maggior numero di misure per quanto riguarda il concetto di *perceived partner responsiveness* e quello di *self-disclosure*: Laurenceau et al. (1998) hanno verificato queste ipotesi su un campione rappresentativo e sufficientemente numeroso di oggetti, sottoponendoli a una versione rivista dello strumento RIR (*Rochesters Interaction Record*, Wheeler e Reis, 1991). Questo strumento consiste in un diario che i soggetti della ricerca dovevano completare immediatamente dopo ogni interazione, entro uno specifico periodo di tempo. I partecipanti dovevano, dopo ogni interazione, fornire attraverso questo diario dettagliate informazioni sul grado percepito di *self-disclosure*, sulla propria percezione del livello di *partner disclosure*, sul grado di *perceived partner responsiveness* e sul livello di empatia sperimentato nella relazione.

Questo modello "mediazionale" includeva la valutazione degli effetti del *self-disclosure* e del *partner disclosure* sul livello di *partner responsiveness* e l'effetto di ognuna di queste variabili sul livello di empatia. Inoltre, l'analisi voleva dimostrare se il livello di *self-disclosure* e quello di *partner disclosure* incidessero sul livello di empatia soltanto attraverso la mediazione del *perceived partner responsiveness*, o se essi interagissero su di esso anche a livello diretto, senza passare attraverso tale mediazione.

Relativamente al livello di *self-disclosure*, i partecipanti fornivano delle informazioni su quanto essi si fossero aperti all'altro in generale (1 *item*) e su quanto avessero espresso le proprie emozioni e pensieri (1 *item*). Veniva poi creato un indice riassuntivo, sulla base della media di questi due *items*. Relativamente al livello di *partner disclosure*, i soggetti fornivano informazioni su quanto, secondo loro, l'altro si fosse aperto (1 *item*), su quanto l'altro avesse espresso emozioni positive (1 *item*) e quante emozioni negative (1 *item*). Veniva poi creato, anche in questo caso, un indice riassuntivo, sulla base della media di questi *items*. Infine, relativamente al livello di *perceived partner responsiveness*, i soggetti fornivano informazioni anche su quanto si fossero sentiti accettati e accolti dall'altro (1 *item* come misura del *perceived partner responsiveness*).

I risultati di questa ricerca hanno consentito di concludere che:
- il livello di *self-disclosure* e il livello di *partner disclosure* sono correlati in maniera statisticamente significativa;
- sia il livello di *self-disclosure* che il livello di *partner disclosure* sono correlati in maniera significativa con il livello di intimità percepita;
- il livello di *self-disclosure* è positivamente correlato con il livello di intimità e

predice il livello di intimità oltre l'effetto del *partner disclosure*. Allo stesso modo il livello di *partner disclosure* è positivamente correlato con il livello di intimità oltre l'effetto del *self-disclosure*;
- il livello di *perceived partner responsiveness* media parzialmente la relazione tra *self-disclosure*, *partner disclosure* e la percezione di intimità; il suo effetto è tuttavia minore di quanto ci si aspettasse;
- il *self-disclosure* e il *partner disclosure* sono inoltre unicamente correlati alla *perceived partner responsiveness*;
- il livello di *self-disclosure* e quello di *partner disclosure* sono direttamente correlati con il livello di intimità;
- la *perceived partner responsiveness* è anche direttamente correlata con il livello di intimità percepito.

Relativamente all'ipotesi connessa al ruolo delle componenti del *self-disclosure*, *disclosure of feelings* e *disclosure of facts*, nel determinare il livello di intimità percepito i risultati della ricerca hanno evidenziato che il *disclosure of emotions* ha un effetto statisticamente più importante sul livello di intimità percepita rispetto al livello di *disclosure of facts*.

Questi due studi di Laurenceau et al. (1998) hanno quindi apportato una iniziale e importante conferma empirica alla validità del modello teorico di Reis e Shaver (1988), confermando l'utilità di operazionalizzare il concetto teorico di intimità percepita così come proposto dagli autori. In sintesi, il *self-disclosure* e il *partner disclosure* sono rilevanti predittori del sentimento di intimità sperimentato durante un'interazione tra due persone, e inoltre, per quanto riguarda il livello di *empatia* percepito, all'interno del concetto di *self-disclosure*, gli aspetti del *disclosure of feelings* sono più rilevanti rispetto a quelli del *disclosure of facts*.

Bibliografia

Argyle M, Dean J (1965) Eye-contact, distance and affiliation. Sociometry 28:289-304

Barker C, Lemle R (1984) The helping process in couples. American Journal of Community Psychology 12:321-336

Barker C, Pistrang N et al (1990) Coping and help-seeking in the UK adult population. British Journal of Clinical Psychology 29:271-285

Berg JH, Derlega VJ (1987) Themes in the study of self-disclosure. In: Derlega VJ, Berg JH (eds) Self disclosure: Theory, research, and therapy. Perspectives in social psychology. Plenum Press, New York, pp 1-8

Berg JH, Wiebe FA (1993) Resource exchange in the workplace: Exchange of economic and interpersonal resources. In: Foa UG, Converse J Jr (eds) Resource theory: Explorations and applications. Academic Press, San Diego, pp 97-122

Bowlby J (1969) Disruption of affectional bonds and its effects on behavior. Canada's Mental Health Supplement 59:12

Collins EG, White-Williams C et al (1996) Spouse stressors while awaiting heart transplantation. Heart and Lung 25:4-13

Compare A, Germani E, Proietti R, Janeway D (2011) Clinical Psychology and Cardiovascular Disease: An Up-to-Date Clinical Practice Review for Assessment and Treatment of Anxiety and Depression. Clinical Practice and Epidemiology in Mental Health 7

Compare A, Gondoni LA, Molinari E (2006) Psychological Risk Factors for Cardiac Disease and

Pathophysiological Mechanisms: An Overview. In: Molinari E, Compare A, Parati G (eds) Clinical psychology and heart disease. Springer, New York, pp 21-34

Compare A, Grossi E (2011) Stress e disturbi da somatizzazione. Evidence Based Practice in psicologia clinica. Springer, Milano. In press

Compare A, Manzoni GM, Molinari E (2006) Type A, Type D, Anger-Prone Behavior and Risk of Relapse in CHD Patients. In: Molinari E, Compare A, Parati G (eds) Clinical psychology and heart disease. Springer, New York, pp 187-216

Compare A, Manzoni GM, Molinari E, Möller A (2007) Personalità di tipo A e di tipo D, rabbia e rischio di recidiva cardiaca. In: Molinari E, Compare A, Parati G (eds) Mente e cuore. Clinica psicologica della malattia cardiaca. Springer, Milano, pp 135-162

Compare A, Manzoni GM, Molinari E, Moser D, Zipfel S, e Rutledge T (2007) Ansia e malattia cardiaca. In: Molinari E, Compare A, Parati G (eds) Mente e cuore. Clinica psicologica della malattia cardiaca. Springer, Milano, pp 109-134

Compare A, Molinari E, McCraty R, Tomasino D (2007) Interventi psicologici per la gestione dello stress. In: Molinari E, Compare A, Parati G (eds) Mente e cuore. Clinica psicologica della malattia cardiaca. Springer, Milano, pp 389-405

Compare A, Molinari E, Ruiz JM, Hamann HA, Coyne J (2007) Contesto interpersonale e qualità della relazione di coppia come fattore di protezione/rischio in pazienti con malattia cardiaca. In: Molinari E, Compare A, Parati G (eds) Mente e cuore. Clinica psicologica della malattia cardiaca. Springer, Milano, pp 181-206

Compare A, Proietti R, Germani E, Janeway D (2011a) Anxiety and depression: Risk factors for cardiovascular disease. In: Dornelas E (ed) Stress proof the heart. Behavioral approaches for cardiac patients. Springer, New York

Compare A, Proietti R, Grossi E, Del Forno D, Giallauria A, Vitell A et al (2011b) Vulnerable Personality and Takotsubo cardiomyopathy consequent to emotional stressful events: a clinical case report. Monaldi Arch Chest Dis 76

Compare A, Simioni M (2006) The Art of Listening to Cardiac Patient and his Family: the Meanings of Suffering Along Temporal Dimension. In: Molinari E, Compare A, Parati G (eds.) Clinical psychology and heart disease. Springer, New York, pp 349-368

Coyne JC (2001) Depression and the response of others. In: Parrott WG (ed) Emotions in social psychology: Essential readings. Psychology Press, Philadelphia, pp 231 238

Coyne JC, Smith DA (1991) Couples coping with a myocardial infarction: A contextual perspective on wives' distress. Journal of Personality and Social Psychology 61:404-412

Coyne JC, Smith DA (1994) Couples coping with a myocardial infarction: Contextual perspective on patient self-efficacy. Journal of Family Psychology 8:43-54

Croog SH, Fitzgerald EF (1978) Subjective stress and serious illness of a spouse: Wives of heart patients. Journal of Health and Social Behavior 19:166-178

Davis MH (1983) Measuring individual differences in empathy: Evidence for a multidimensional approach. Journal of Personality and Social Psychology 44:113-126

Davis MH (1994) Empathy: A social psychological approach. Westview Press, Boulder

Davis MH, Oathout HA (1992) The effect of dispositional empathy on romantic relationship behaviors: Heterosocial anxiety as a moderating influence. Personality and Social Psychology Bulletin 18:76-83

Derlega VJ, Berg JH (1987) Self-disclosure: Theory, research, and therapy. Plenum Press, New York

Derlega VJ, Metts S et al (1993) Self-disclosure. Sage Publications, Thousand Oaks

Duck S, Sants H (1983) On the origin of the specious: Are personal relationships really interpersonal states? Journal of Social and Clinical Psychology 1:27-41

Elizur Y, Hirsh E (1999) Psychosocial adjustment and mental health two months after coronary artery bypass surgery: A multisystemic analysis of patients' resources. Journal of Behavioral Medicine 22:157-177

Elliott R (1985) Helpful and nonhelpful events in brief counseling interviews: An empirical taxonomy. Journal of Counseling Psychology 32:307-322

Goodman G, Dooley D (1976) A framework for help-intended communication. Psychotherapy: Theory, Research and Practice 13:106-117

Hallaraker E, Arefjord K et al (2001) Social support and emotional adjustment during and after a severe life event: A study of wives of myocardial infarction patients. Psychology and Health 16:343-355

Johnson SM, Boisvert C (2002) Treating couples and families from the humanistic perspective: More than the symptom, more than solutions. In: Cain DJ (ed) Humanistic psychotherapies: Handbook of research and practice. American Psychological Association, Washington, pp 309-337

Johnson SM (2002) Emotionally focused couple therapy with trauma survivors: Strengthening attachment bonds. Guilford Press, New York

Jourard SM (1971) Self-disclosure: An experimental analysis of the transparent self. John Wiley, Oxford

Kohut H (1982) Introspection, empathy, and the semi-circle of mental health. International Journal of Psycho Analysis 63:395-407

Kriegsman DM, Penninx BW et al (1994) Chronic disease in the elderly and its impact on the family: A review of the literature. Family Systems Medicine 12:249-267

Laurenceau JP, Barrett LF, Rovine MJ (2005) The interpersonal process model of intimacy in marriage: A daily-diary approach. J Fam Psychol 19:314-323

Laurenceau JP, Barrett LF et al (1998) Intimacy as an interpersonal process: The importance of self-disclosure, partner disclosure, and perceived partner responsiveness in interpersonal exchanges. Journal of Personality and Social Psychology 74:1238-1251

Lynskey MT, Fergusson DM (1997) Factors protecting against the development of adjustment difficulties in young adults exposed to childhood sexual abuse. Child Abuse and Neglect 21:1177-1190

McAdams DP (1991) Self and story. In: Ozer DJ, Healy JM (eds) Perspectives in personality: Self and emotion. Jessica Kingsley Publishers Ltd, London, pp 133-159

McAdams DP (2001) The psychology of life stories. Review of General Psychology 5:100-122

McCurry AH, Thomas SP (2002) Spouses' experiences in heart transplantation. Western Journal of Nursing Research 24:180-194

McSweeney JC, Richards R et al (1995) What about me? Spouses quality of life after heart transplantation. Journal of Transplant Coordination 5:59-64

Pennebaker JW (1985) Traumatic experience and psychosomatic disease: Exploring the roles of behavioural inhibition, obsession, and confiding. Canadian Psychology 26:82-95

Perlman D, Duck S (1987) Intimate relationships: Development, dynamics, and deterioration. Sage Publications, Thousand Oaks

Perlman D, Rook KS (1987) Social support, social deficits, and the family: Toward the enhancement of well-being. Applied Social Psychology Annual 7:17-44

Pistrang N, Barker C (1992) Disclosure of concerns in breast cancer. Psycho Oncology 1:183-192

Pistrang N, Barker C (1995) The partner relationship in psychological response to breast cancer. Social Science and Medicine 40:789-797

Pistrang N, Barker C et al (1997) Social support as conversation: Analysing breast cancer patients' interactions with their partners. Social Science and Medicine 45:773-782

Pistrang N, Clare L et al (1999) The helping process in couples during recovery from heart attack: A single case study. British Journal of Medical Psychology 72:227-237

Pistrang N, Solomons W et al (1999) Peer support for women with breast cancer: The role of empathy and self-disclosure. Journal of Community and Applied Social Psychology 9:217-229

Rankin Esquer LA, Deeter AK et al (2000) Coronary heart disease: Intervention for intimate relationship issues. Cognitive and Behavioral Practice 7:212-220

Reis HT, Shaver P (1988) Intimacy as an interpersonal process. In: Duck S, Hay DF (eds) Handbook of personal relationships: Theory, research and interventions. John Wiley & Sons, Oxford pp367-389

Rogers CR (1992) The necessary and sufficient conditions of therapeutic personality change. Journal of Consulting and Clinical Psychology 60:827-832

Rohrbaugh MJ, Cranford JA et al (2002) Couples coping with congestive heart failure: Role and gender differences in psychological distress. Journal of Family Psychology 16:3-13

Rohrbaugh MJ, Mehl MR et al (2008) Prognostic significance of spouse we talk in couples coping with heart failure. J Consult Clin Psychol 76:781-9

Rohrbaugh MJ, Shoham V et al (2009) Health consequences of partner distress in couples coping with heart failure. Heart Lung 38:298-305

Runtz MG, Schallow JR (1997) Social support and coping strategies as mediators of adult adjustment following childhood maltreatment. Child Abuse and Neglect 21:211-226

Schore AN (1994) Affect regulation and the origin of the self: The neurobiology of emotional development. Lawrence Erlbaum Associates, Hillsdale

Spanier GB (1976) Measuring dyadic adjustment: New scales for assessing the quality of marriage and similar dyads. Journal of Marriage and the Family 38:15-28

Stiles WB (1992) Describing talk: A taxonomy of verbal response modes. Sage Publications, Thousand Oaks

Sullivan HS (1953) The interpersonal theory of psychiatry. W. W. Norton and Co, New York

Thompson DR, Meddis R (1990) A prospective evaluation of in-hospital counselling for first time myocardial infarction men. Journal of Psychosomatic Research 34:237-248

Thompson DR, Meddis R (1990) Wives' responses to counseling early after myocardial infarction. Journal of Psychosomatic Research 34:249-258

Waltz M, Badura B (1988) Subjective health, intimacy, and perceived self-efficacy after heart attack: Predicting life quality five years afterwards. Social Indicators Research 20:303-332

Waltz M, Badura B et al (1988) Marriage and the psychological consequences of a heart attack: A longitudinal study of adaptation to chronic illness after 3 years. Social Science and Medicine 27:149-158

Waltz M, Badura B et al (1988) Empirical correlates of the Type A behavior pattern. Activitas Nervosa Superior 30:113 114

Wheeler L, Reis HT (1991) Self-recording of everyday life events: Origins, types, and uses. Journal of Personality 59:339-354

Zigmond AS, Snaith RP (1983) The Hospital Anxiety and Depression Scale. Acta Psychiatrica Scandinavica 67:361-370

L'azione moderatrice della relazione di coppia sul rapporto tra depressione e rischio cardiovascolare: un modello *evidence-based*

6

6.1 Introduzione

Le ricerche che hanno studiato il ruolo dei fattori psicologici nella patogenesi della malattia cardiaca hanno messo in evidenza come la depressione rappresenti un fattore di rischio indipendente. La depressione rappresenta un importante fattore di rischio psicologico per la malattia cardiaca. I sintomi depressivi sembrano essere associati a un'alterazione delle funzioni cardiovascolari, endocrine e di quelle immunologiche (Simonsick, Wallace et al. 1995; Glassman, Rodriguez et al. 1998; Herrmann, Brand Driehorst et al. 1998; Kiecolt Glaser, Glaser et al. 1998; Kiecolt Glaser, Page et al. 1998; Penninx, Guralnik et al. 1998; Penninx, Guralnik et al. 1998; Penninx, van Tilburg et al. 1998). Il ruolo della depressione come fattore di rischio ha ricevuto attenzione dalle ricerche anche relativamente al decorso della malattia cardiaca e in particolare dell'IM. Le ricerche con pazienti post-IM hanno evidenziato come elevati livelli di depressione siano associati a un aumento di rischio e di mortalità.

I pattern psicofisiologici inerenti il legame tra condizione psichica e rischio cardiaco risultano solo parzialmente studiati. Inoltre, sono ancora pochi gli studi che hanno analizzato l'azione della depressione sull'esito della riabilitazione cardiaca per pazienti reduci da IM (Ruiz, Hamann et al. 2006; Compare, Molinari et al. 2007).

La rassegna delle ricerche che hanno studiato il contesto che contribuisce alla psicopatogenesi della sintomatologia depressiva ha messo in evidenza come gli aspetti relazionali, e in particolare quelli appartenenti alla relazione di coppia, svolgano un ruolo centrale. Sia la sindrome depressiva che gli episodi depressivi sono associati a una ridotta qualità nella relazione di coppia (Beach, Fincham et al. 1998; Fincham e Beach, 1999).

La forza di questa relazione è determinata da studi che dimostrano come si rilevi un incremento di 10 punti nel livello di rischio di sintomatologia depressiva nelle persone appartenenti a relazioni di coppia disfunzionali (O'Leary, Christian et al. 1994). Dati analoghi sono emersi da studi epidemiologici che hanno dimostrato come la ridotta qualità nella relazione di coppia rappresentasse un importante fattore di rischio per lo sviluppo di un disturbo depressivo maggiore sia nelle donne che negli uomini, con un incremento di 25 punti nel livello di rischio rispetto alle relazioni di coppia funzionali (Weissman, Leaf et al. 1988). Oltre a ciò, le ricerche hanno evidenziato (Coyne et al. 2001) che la ridotta qualità della relazione di coppia è associata, in pazienti affetti da scompenso cardiaco cronico, a un maggior rischio di morbilità e mortalità nel tempo (Compare e Simioni, 2006).

Risulta ancora da chiarire attraverso quali processi la relazione di coppia possa avere un'azione aggravante sulla condizione depressiva del paziente contribuendo, di conseguenza, ad aumentare il rischio di recidiva cardiaca. Il modello dell'empatia all'interno della relazione di coppia di Reis e Shaver (1988) rappresenta un tentativo teorico basato su dati parziali di comprensione dei meccanismi, attraverso i quali la relazione tra il paziente reduce da IM e il proprio partner diventi iatrogena o, viceversa, curativa della condizione depressiva del paziente (Compare e Grossi, 2011; Compare, Proietti et al. 2011a).

6.2 Evidence practices

Obiettivo 1: il pattern fisiologico di collegamento tra sintomatologia depressiva e rischio cardiaco in pazienti post-IM

Le ricerche hanno evidenziato come il bilanciamento simpato/vagale, meglio conosciuto come indice dell'*Heart Rate Variability* (HRV), rappresenti un importante indicatore di rischio cardiaco in pazienti post-infartuati (post-IM). Per tale motivo, il valore HRV è considerato uno dei principali indicatori per valutare l'efficacia della riabilitazione cardiaca, che si pone tra i propri obiettivi (Tietz, 1997) la riduzione del rischio di successivi eventi cardiovascolari.

Le alterazioni del bilanciamento autonomico (ridotto tono vagale con prevalenza simpatica) rappresentano il principale fattore di rischio dopo l'infarto del miocardio.

Uno dei principali obiettivi della riabilitazione cardiaca per pazienti post-IM consta quindi nella riduzione del bilanciamento simpato/vagale.

Sulla base di queste premesse, la comprensione del pattern di collegamento fisiologico tra depressione e rischio cardiaco in pazienti post-IM si traduce nel verificare l'influenza della depressione sul bilanciamento simpato/vagale (Fig. 6.1).

Obiettivo 2: l'azione della sintomatologia depressiva sull'esito della riabilitazione cardiaca in pazienti post-IM

La riabilitazione cardiaca rappresenta l'intervento cardiaco elettivo per i pazienti reduci da IM.

L'esito della riabilitazione cardiaca viene misurato, sulla base delle indicazioni presenti nelle linee guida nazionali, mediante indicatori che rilevano la capacità del sistema cardiocircolatorio di supportare lo sforzo.

Il secondo obiettivo della ricerca intende analizzare l'azione della sintomatologia depressiva sull'esito della riabilitazione cardiaca in pazienti reduci da IM (Fig. 6.2).

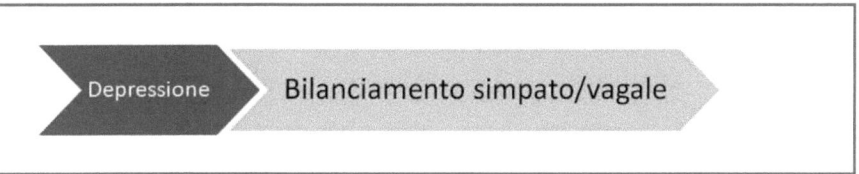

Fig. 6.1 Obiettivo 1

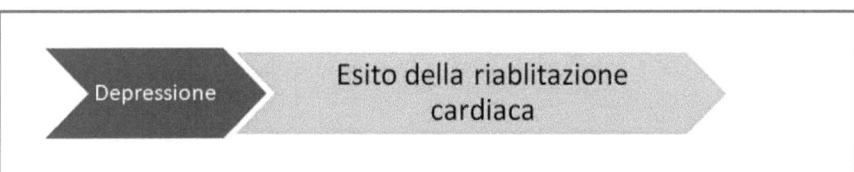

Fig. 6.2 Obiettivo 2

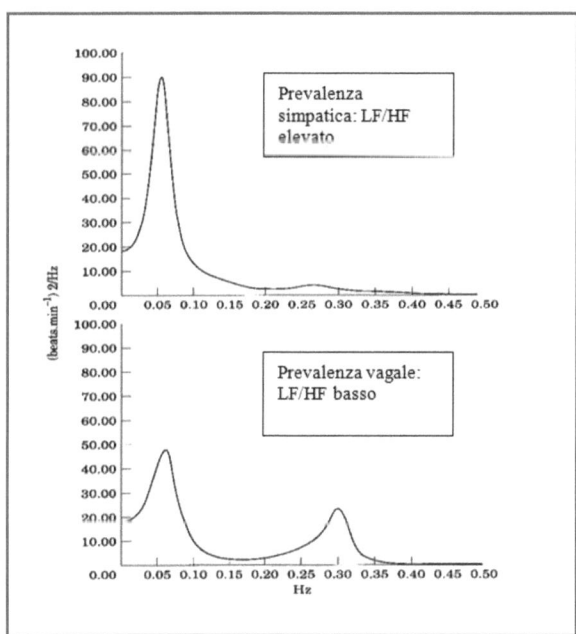

Fig. 6.3 Spettro della frequenza cardiaca. Bilanciamento del sistema nervoso simpato-vagale. Prevalenza simpatica e prevalenza vagale. *LF*, low frequency; *HF*, high frequency

Obiettivo 3: l'influenza della qualità della relazione di coppia sul legame tra depressione ed esiti della riabilitazione cardiaca in pazienti post-IM

Il terzo obiettivo si fonda e acquista valore sulla base dei risultati dei precedenti obiettivi. Infatti, il seguente obiettivo intende analizzare il legame tra relazione di coppia e rischio cardiaco assumendo la sintomatologia depressiva come indicatore di rischio cardiaco (Fig. 6.4).

In particolare rispondendo al terzo obiettivo si intende verificare:
1. se la bassa qualità nella relazione di coppia è associata a livelli elevati di depressione;

2. se la bassa qualità nella relazione di coppia è associata a livelli elevati nell'indicatore del bilanciamento simpato/vagale;
3. se la qualità della relazione di coppia influenza gli indicatori di esito della riabilitazione cardiaca.

Obiettivo 4: gli aspetti della relazione di coppia implicati nel mantenimento della sintomatologia depressiva del paziente post-IM (verifica empirica del modello sull'empatia nella relazione di coppia di Reis e Shaver, 1988)

Il quarto obiettivo intende analizzare più approfonditamente i meccanismi attraverso i quali la qualità della relazione di coppia diviene iatrogena per il paziente reduce dai IM e con sintomatologia depressiva (Fig. 6.5).

In particolare, questo obiettivo fonda le sue premesse su due filoni di ricerca:
1. Gli studi sul modello dell'empatia nella relazione di coppia di Reis e Shaver (1988);
2. Gli studi che all'interno della matrice sistemica hanno studiato le dinamiche dello stile di attaccamento connesse alla regolazione delle emozioni all'interno del contesto della relazione di coppia (Pistole, 1993; Pietromonaco e Barrett, 2000; Pietromonaco e Barrett, 2000; Mikulincer, Florian et al. 2002).

All'interno delle matrici teoriche ed empiriche di questo obiettivo, si intende verificare il modello dell'empatia nelle relazioni di coppia di Reis e Shaver (1988) analizzando, in particolare, il ruolo dell'*emotional self-disclosure*, della *self-disclosure* e della *perceived partner responsiveness* sul livello di depressione del paziente post-IM.

6.3 Metodi e strumenti

6.3.1 Disegno metodologico

Al fine di verificare le ipotesi, si è utilizzata una metodologia di ricerca di tipo non sperimentale. In particolare, l'approccio utilizzato è quello basato sullo studio osservazionale: si è cercato di non influenzare il contesto e i processi all'interno dei quali erano inseriti i pazienti. Con il termine "studio osservazionale" si intende uno studio

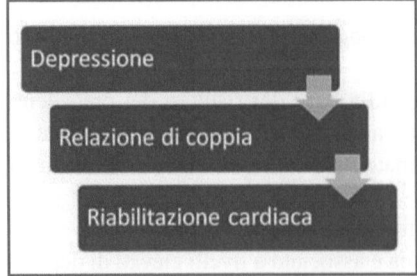

Fig. 6.4 Obiettivo 3

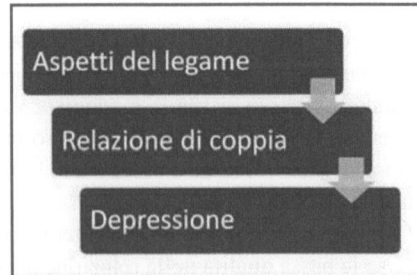

Fig. 6.5 Obiettivo 4

empirico volto a chiarire rapporti di causa-effetto tra una procedura o un trattamento e un particolare fenomeno senza il ricorso a un' assegnazione "controllata" del paziente a un gruppo di trattamento (Cochrane, 1977). Uno studio osservazionale riguarda per definizione interventi, trattamenti, politiche sanitarie e gli effetti che essi determinano: da questo punto di vista assomiglia a un esperimento (Rosenbaum, 1995).

Rispetto ai *trials* controllati, è stato rilevato come i soggetti esclusi dai *trials* controllati tendano ad avere una prognosi diversa (peggiore) rispetto a quelli inclusi, diventando uno dei fattori che limitano la generalizzabilità dei risultati fondati sui *trials* randomizzati (McKee et al, 1999). Inoltre, le ricerche basate su *trials* clinici, a differenza degli studi osservazionali, tendono a sottostimare l'esito di un trattamento mediante una riduzione degli effetti determinati dalle aspettative del terapeuta/medico e del paziente (Black, 1996). In sintesi, gli effetti di un trattamento ottenuti da studi randomizzati e non randomizzati possono differire, ma non vi è una tendenza costante di superiorità di un metodo rispetto all'altro e gli effetti dei trattamenti misurati dai due tipi di approccio si avvicinano quando i criteri di esclusione sono gli stessi e quando i fattori prognostici sono ben compresi e tenuti sotto controllo (McKee et al. 1999).

Lo studio osservazionale utilizzato è basato su un disegno metodologico a "coorte selezionata" (*Restricted Cohort Study*), caratterizzato da: a) assenza di randomizzazione, b) presenza di un tempo zero per determinare l' eleggibilità dei pazienti, c) presenza di criteri di inclusione ed esclusione.

6.3.2 Caratteristiche cliniche delle coppie studiate

Il campione è rappresentato da 223 pazienti ricoverati presso l'Unità di Riabilitazione Cardiologica dell'Ospedale S. Giuseppe dell'Istituto Auxologico Italiano.

L'età media dei pazienti: 50 (DS: 4,98) (femmine: 51, DS: 4,34; maschi: 52, DS: 2,78). Tutti i pazienti arruolati nello studio sono reduci da un infarto del miocardio.

I pazienti sono stati arruolati all'interno della ricerca consecutivamente nel corso degli anni 2001 e 2003, sulla base del rispetto dei seguenti criteri di inclusione ed esclusione:

Criteri di inclusione:	- pazienti reduci da IM (infarto del miocardio)
	- distanza massima temporale dall'evento cardiaco: 1 anno
	- l'IM rappresenta il primo evento cardiaco
Criteri di esclusione:	- pazienti coniugati o conviventi da almeno 10 anni
	- *range* di età: 38-55 anni
	- presenza di diagnosi psichiatrica prima dell'evento cardiaco
	- presenza di comorbilità cardiaca

I pazienti sono stati ammessi allo studio dopo aver firmato il consenso informato e l'autorizzazione all'utilizzo dei dati personali nel rispetto delle leggi sulla privacy (L. 676). Inoltre, lo studio è stato condotto nel rispetto delle norme etiche per la ricerca approvate dal comitato etico dell'Istituto Auxologico Italiano.

Nel corso del ricovero ospedaliero (durata media: 36 gg; DS: 3,34) i pazienti sono stati sottoposti a un trattamento riabilitativo cardiaco condotto sulle base delle indicazioni delle linee guida italiane per la riabilitazione cardiaca di pazienti post-IM.

6.3.3 Strumenti di analisi clinica

Prima di iniziare il trattamento di riabilitazione cardiaca e durante il giorno successivo alla data di ricovero, i pazienti, dopo la firma del consenso informato e dell'autorizzazione al trattamento dei dati realizzato durante un colloquio con il ricercatore, venivano valutati mediante i seguenti strumenti, relativamente alle aree psicologiche oggetto dello studio:

BDI   *Beck Depression Inventory* - BDI, (Beck, Ward et al. 1961) può essere considerato, nell'ambito delle scale di autovalutazione della depressione, uno standard di riferimento. La scala è stata espressamente costruita per misurare "le manifestazioni comportamentali della depressione". La sua caratteristica principale è rappresentata dal fatto che i criteri di quantificazione sono ben definiti per ogni *item*: a ciascun livello di gravità corrisponde, infatti, una specifica definizione. Il paziente deve scegliere quella che meglio descrive la sua condizione. Il BDI, nella sua versione originale, comprendeva 21 *item*, quantificati ciascuno su 4 livelli crescenti di gravità; il paziente, per fornire la sua autovalutazione, doveva prendere perciò in esame 84 definizioni. Sulla base di successive analisi, Beck (1984, 1988) ha isolato i 13 *item* che più correlavano con il punteggio totale e questa versione abbreviata è quella entrata ormai nell'uso comune. La scala esplora una gamma di sintomi relativamente ristretta, con esclusione di quelli relativi all'ansia e, pertanto è lo strumento di autovalutazione più specifico per la depressione. Si caratterizza per un'impostazione di tipo dichiaratamente "cognitivista" e attribuisce un peso rilevante a sintomi quali pessimismo, sfiducia, autoaccusa, eccetera, a scapito dei sintomi d'ansia e di altri sintomi accessori.

ECR   *Experiences in Close Relationships*, (Brennan e Bosson, 1998; Picardi, Bitetti et al. 2000), per la valutazione dello stile relazionale dell'adulto nei confronti del proprio partner. L'*Experiences in close relationships* (Brennan e Bosson, 1998; Picardi, Bitetti et al. 2000) valuta come le persone si sentano nel vivere le relazioni sentimentali. All'interno del test sono presenti due dimensioni: la scala "evitamento" (caratterizzata dal disagio di avvicinarsi emotivamente e di abbandonarsi al partner) e la scala "ansietà" (caratterizzata da intensa preoccupazione nelle relazioni sentimentali, timore di essere abbandonati e frequenti richieste al partner di maggior coinvolgimento). Dall'incrocio di queste due assi si individuano quattro stili relazionali (sicuro, timoroso, preoccupato, evitante) raggruppabili in due cluster (cluster sicuro, cluster insicuro, quest'ultimo racchiudendo gli stili preoccupato, timoroso ed evitante).

PRI   *Partner Relationship Inventory* (PRI) (Hoskins, 1988). Il PRI è stato implementato allo scopo di valutare i bisogni emotivi e interattivi propri della relazione di coppia. In particolare il focus del *self-report* è sulla percezione del singolo partner inerente al grado di soddisfazione dei bisogni (interattivi ed emozionali) da parte del rispettivo partner. Sono presenti due scale: bisogni interattivi e bisogni emozionali. Ciascuna di queste due scale è costituita da altre sotto-scale:
  - bisogni interattivi: accordo nella modalità di pensiero, comunicazione, disaccord nel comportamento, percezione dei sentimenti altrui, compagnia;
  - bisogni emozionali: soddisfazione emozionale, sicurezza e riconoscimento.

Relativamente alle variabili cardiache, nel corso della degenza ospedaliera sono stati rilevati dal personale medico opportunamente formato sulla base di procedure standardizzate, i seguenti parametri distinti sulla base del tempo di rilevazione:

Baseline (prima della riabilitazione cardiaca)
LF/HF   Il bilanciamento simpato-vagale è determinato mediante *power spectral analysis* e la trasformazione di Fourier. La registrazione di tre ore di ECG mediante la rilevazione Holter sulle 24 ore, analizzata per campioni di 6 minuti.
La *power spectral analysis* è costituita da due frequenze (Akselrod et al. 1981):
- la bassa frequenza (*low-frequency*) (LF): 0,04-0,15 Hz) che riflette l'imput simpatico e vagale dato al cuore (Bootsma et al. 1994)
- l'alta frequenza (*high-frequency*) (HF): 0,15-0,40 Hz) che riflette l'azione parasimpatica sul cuore (Stein et al. 1994). Il rapporto (LF/HF) fornisce un indice di attivazione del bilanciamento simpatovagale.

Ripetute: sia baseline sia al termine della riabilitazione cardiaca
PA   Pressione arteriosa rilevata a riposo (mmHg)
FC   Frequenza cardiaca rilevata a riposo (battiti/min)
DP   Doppio prodotto (FC x PA) a riposo (mmHg x battiti/min)
MET   Tolleranza allo sforzo, misurata mediante la stima MET (Fleg et al. 2000) che è definita come la quantità di ossigeno consumato (3,5 ml O_2 x peso corporeo in kg x min). Il MET rappresenta una procedura per esprimere il costo di energia delle attività fisiche come un multiplo della percentuale metabolica che rimane e offre un metodo conveniente per descrivere la capacità funzionale o la tolleranza di esercizio di un individuo (ml/kg/min)
MET/DP   Rapporto tra tolleranza allo sforzo e doppio prodotto a riposo (ml/kg/min)/(mmHg x battiti/min)
PAmax   Pressione arteriosa rilevata durante la prova da sforzo al massimo carico (mmHg)
FCmax   Frequenza cardiaca rilevata durante la prova da sforzo al massimo carico (battiti/min)
DPmax   Doppio prodotto (FCmax x PAmax) durante la prova da sforzo al massimo carico (mmHg x battiti/min)

6.3.4 Procedure e analisi dei dati

L'analisi dei dati è stata condotta mediante il programma SPSS 10,0 e AMOS per l'analisi dei modelli basati sulle equazioni strutturali. La significatività dell'analisi statistica è stata considerata per tutti i risultati con un $p<0,05$.

Relativamente ai risultati dell'analisi statistica dei modelli basati sulle equazioni strutturali è stato utilizzata la *confirmatory causal model* per variabili direttamente osservate (CCM) (Scott Long, 1994; Jöreskog e Sörbom, 1989). Tale tipologia di indagine statistica è stata utilizzata per rispondere all'obiettivo 3 della ricerca. I modelli basati su equazioni strutturali hanno come obiettivo la verifica che il modello teorico costruito dal ricercatore si adatti ai dati rilevati (Jöreskog, Sörbom, 1989; Corbetta, 1992). Gli indici di adattamento sono stati determinati esaminando la statistica del *chi-square*, il *Goodness-of-Fit Index* (GFI) e l'*Adjusted Goodness-of-Fit Index* (AGFI). Inoltre sono analizzati i seguenti indici: il *Bentler-Bonett Normed Fit Index* (NFI), il *Tucker-Lewis Index* (TLI) e il *Bentler's Comparative Fit Index* (CFI). Il TLI e CFI non sono dipendenti dalla grandezza del campione (Bentler, 1990). Per valutare se il mo-

dello ipotizzato si adatti ai dati osservati, risultano rilevanti i valori ai seguenti indici:
- *Goodness of Fit Index* (GFI) (Jöreskog e Sörbom, 1989). *Range*: 0-1; bontà dell'adattamento superiore a 0,90;
- *Chi Squared Test Statistic* (p) (Bentler e Bonett, 1980); p rappresenta il valore di probabilità per la valutazione dell'ipotesi di adattamento del modello ai dati osservati;
- *Tucker-Lewis Index* (TLI) (Tucker e Lewis, 1973). *Range*: 0-1; bontà dell'adattamento superiore a 0,90.

Le regressioni basate sul modello di Cox sono state utilizzate per rispondere all'obiettivo 4 della ricerca. Come variabile predittoreè stata utilizzata la depressione, mentre come variabili dipendenti sono state considerate le variabili cardiache di esito della riabilitazione cardiaca. Le analisi sono state dicotomizzate sulla base della qualità percepita della relazione (PRI: elevata vs bassa) considerando come *cut-off* il valore della mediana.

6.4 Risultati

6.4.1 Analisi preliminari

Come riportato dalla Tabella 6.1 il campione è costituito da 90 (40,4%) pazienti di sesso femminile e da 133 (59,6%) pazienti di sesso maschile. La Tabella 6.2 riporta i valori delle variabili basali cardiache (pressione arteriosa, frequenza cardiaca e bilanciamento simpato/vagale) e della depressione. Come è possibile notare dall'indice del bilanciamento simpato/vagale, i pazienti presentano in media una iper-attivazione simpatica rispetto a quella vagale (LF>HF) e questa condizione rappresenta un importante fattore di rischio cardiaco. L'analisi delle differenze nei livelli di depressione (ANOVA) tra il campione dei maschi e quello delle femmine mette in eviden-

Tabella 6.1 Descrizione del campione in base al genere sessuale

	N	%
FEMMINE	90	40,4
MASCHI	133	59,6
Totale	223	100,0

Tabella 6.2 Descrizione del campione in base alle variabili PA, FC, LF/HF, depressione

	Media	DS
PA	124,5963	20,0700
FC	73,7250	14,7865
LF/HF	2,7520	0,9519
DEPRESSIONE	10,1166	8,7091

PA, pressione arteriosa a riposo (mmHg); *FC*, frequenza cardiaca a riposo (battiti/min); *LF/HF*, rapporto tra bassa frequenza e alta frequenza. *DS*, deviazione standard.

Tabella 6.3 Analisi della differenza (ANOVA) nel livello di depressione tra maschi e femmine nel campione

	GS	N	Media	DS	F	Sig
DEPRESSIONE	Femmine	90	11,6667	7,6784	17,571	0,087
	Maschi	133	10,0677	6,4487		

GS, genere sessuale; *Sig*, significatività statistica. p significativo <0,05.

Tabella 6.4 Correlazione (r di Pearson) tra la variabile depressione e le variabili cardiache

	DEPRESSIONE
DEPRESSIONE	1,000
PA	0,075
FC	0,005
LF/HF	0,225

PA, pressione arteriosa a riposo (mmHg); *FC*, frequenza cardiaca a riposo (battiti/min); *LF/HF*, rapporto tra bassa frequenza e alta frequenza. p significativo <0,05.

za, come riportato nella Tabella 6.3, come il genere sessuale non è una discriminante per i livelli di depressione: pur esistendo una differenza (femmine: 11,67, DS: 7,68; maschi: 10,06, DS: 6,44) nei valori della depressione tra i due gruppi, questa non è statisticamente significativa (F=17,57; p=0,087).

Obiettivo 1: il pattern fisiologico di collegamento tra sintomatologia depressiva e rischio cardiaco in pazienti post-IM

Come evidenziato dalla Tabella 6.4 esiste una correlazione positiva e statisticamente significativa (p<0,05) tra il livello di depressione e l'indice del bilanciamento simpato/vagale (LF/HF): r di Pearson = 0,225.

Anche l'analisi della regressione lineare ha messo in evidenza (Tabella 6.6) come la depressione può essere considerata un predittore del livello del bilanciamento simpato/vagale (beta: 0,225; p=0,024).

Obiettivo 2: l'azione della sintomatologia depressiva sull'esito della riabilitazione cardiaca in pazienti post-IM

L'analisi delle differenze per campioni appaiati ha messo in evidenza come complessivamente l'esito della riabilitazione cardiaca sia risultato essere positivo in quanto ha prodotto miglioramenti in tutte le variabili cardiache di esito a esclusione della frequenza cardiaca misurata al massimo carico durante la prova da sforzo (vedere Tabella 6.7).

Tabella 6.5 Analisi della differenza (ANOVA) nel livello di depressione nei due gruppi distinti in base al livello del rapporto LF/HF (bassa frequenza/alta frequenza)

	LF/HF	Media	DS	F	Sig
DEPRESSIONE	Elevata	9,9200	6,8354	4,674*	0,033
	Bassa	6,0392	4,8624		

DS, deviazione standard; *Sig*, significatività statistica. p significativo <0,05.

Tabella 6.6 Risultato della regressione lineare

Modello	R	R^2	R^2 ponderato	Stima dell'errore standard
1	0,225	0,051	0,041	0,9321

		Coefficienti non standardizzati		Coefficienti standardizzati	t	Sig
Modello		B	Errore standard	Beta		
1	(Constant)	3,087	0,173		17,851	0,000
	Depressione	-4,813E-02	0,021	0,225	-2,298	0,024

Variabile dipendente: LF/HF (rapporto bassa frequenza/alta frequenza); variabile indipendente: depressione. *Sig*, significatività statistica. p significativo <0,05.

Tabella 6.7 Analisi delle differenze (t-student per campioni appaiati) tra le rilevazioni realizzate prima e dopo la riabilitazione cardiaca relativamente alle variabili cardiache

	Media	DS	Differenza tra medie	DS	t	Sig (2 code)
PA-IN	124,5963	20,0700	8,1056	18,0359	5,702	,000
PA-OUT	116,4907	14,3052				
FC-IN	73,7250	14,7865	5,2062	14,3681	4,583	,000
FC-OUT	68,5188	13,8159				
DP-IN	9173,8750	2294,0676	1189,8125	2189,3797	6,874	,000
DP-OUT	7984,0625	1930,8976				
METs-IN	6,2211	2,0687	-1,1874	1,0761	-14,001	,000
METs-OUT	7,4085	2,3476				
PAMAX-IN	172,3354	27,6324	6,5404	25,7218	3,226	,002
PAMAX-OUT	165,7950	25,9582				
FCMAX-IN	120,8688	20,2389	-,1500	15,1671	-,125	,901
FCMAX-OUT	121,0188	20,0893				
DPMAX-IN	20996,3000	5447,2917	760,8937	4573,4349	2,104	,037
DPMAX-OUT	20235,4063	5348,0789				
METs/DP-IN	,3092	,1090	-7,0474E-02	8,348E-02	-10,678	,000
METs/DP-OUT	,3797	,1226				

PA, pressione arteriosa basale (*-in*) e finale (*-out*) a riposo a al massimo carico durante la prova da sforzo (max) (mmHg); *FC*, frequenza cardiaca basale (*-in*) e finale (*-out*) a riposo a al massimo carico durante la prova da sforzo (max) (battiti/min); *DP*, doppio prodotto (FC x PA) basale (*-in*) e finale (*out*) a riposo al massimo carico durante la prova da sforzo (max) (mmHg x battiti/min); *METs*, tolleranza allo sforzo basale (*-in*) e finale (*-out*) a riposo al massimo carico durante la prova da sforzo (max) (ml/kg/min); *METs/DP*, rapporto tra tolleranza allo sforzo e doppio prodotto basale (*-in*) e finale (*-out*) (ml/kg/min)/(mmHg x beatsbattiti/min); *DS*, deviazione standard; *Sig*, significatività statistica. p significativo <0,05.

La dicotomizzazione della variabile depressione ha permesso di distinguere il campione complessivo in due categorie ("elevata depressione" e "bassa depressione") e verificare quindi se livelli differenti di depressione determinassero una differenza nelle variabili cardiache di esito della riabilitazione cardiaca. I risultati dell'analisi statistica condotta (t-student per campioni indipendenti) hanno evidenziato che, come mostrato nella Tabella 6.8, i pazienti con elevati livelli di depressione baseline riportavano un minor esito in alcune variabili cardiache di esito della riabilitazione rispetto ai pazienti con bassi livelli *baseline* di depressione.

In particolare relativamente alla variabile "tolleranza allo sforzo ponderata per il doppio prodotto" (MET/DP: elevata depressione: 5,564E-02, DS: 7,762E-02; bassa depressione: 8,530E-02, DS: 8,692E-02; p=0,024), "doppio prodotto al massimo carico durante la prova da sforzo" (DPMAX: elevata depressione: 31,85, DS: 4,31; bassa depressione: 48,93 SD: 4,73; p=0,043) e "tolleranza allo sforzo" (MET; elevata depressione: 1,04, DS: 0,90; bassa depressione: 1,33, DS: 1,21; p=0,039). Le Figure 6.6-6.8 esemplificano la differenza negli esiti alle variabili cardiache nei gruppi di pazienti con elevata vs bassa depressione.

La dicotomizzazione delle tre variabili di esito (elevato vs basso), della riabilitazione cardiaca che sono risultate differire in base al livello della depressione, ha permesso l'applicazione della analisi Log-Lineare gerarchica in cui la variabile depressione *baseline* è stata considerata variabile indipendente (predittore) e considerata in modo continuo, mentre ciascuna delle tre variabili cardiache di esito della riabilitazione sono state considerate variabili dipendenti. Le Tabelle 6.9-6.11 evidenziano il risultato

Tabella 6.8 Analisi delle differenze (t-student per campioni indipendenti) nelle variazioni (basale-finale) ottenute in seguito al trattamento nelle variabili cardiache nei due gruppi distinti in base al livello di depressione: 1= bassa; 2= elevata

	Depressione	Media	DS	F	Sig
D-PA	1	6,8519	18,3277	0,787	0,376
	2	9,3750	17,7603		
D-FC	1	6,3750	14,8302	1,059	0,305
	2	4,0375	13,8851		
D-DP	1	1233,2500	2335,9199	0,063	0,803
	2	1146,3750	2046,2405		
D-METS	1	1,3309	1,2127	2,933*	0,039
	2	1,0421	0,9019		
D-PAMAX	1	9,9012	25,8924	2,815	0,095
	2	3,1375	25,2540		
D-FCMAX	1	1,5875	16,1447	2,114	0,148
	2	-1,8875	14,0081		
D-DPMAX	1	48,9375	4,732	4,146*	0,043
	2	31,8500	4,316		
D-METS/DP	1	8,530E-02	8,692E-02	5,181*	0,024
	2	5,564E-02	7,762E-02		

D, delta (basale-finale); *PA*, pressione arteriosa a riposo al massimo carico durante la prova da sforzo (max) (mmHg); *FC*, frequenza cardiaca a riposo al massimo carico durante la prova da sforzo (max) (battiti/min); *DP*, doppio prodotto (FC x PA) a riposo al massimo carico durante la prova da sforzo (max) (mmHg x battiti/min); *METs*, tolleranza allo sforzo a riposo al massimo carico durante la prova da sforzo (max) (ml/kg/min); *METs/DP*, rapporto tra tolleranza allo sforzo e doppio prodotto ((ml/kg/min)/(mmHg x battiti/min)); *DS*, deviazione standard; *Sig*, significatività statistica. p significativo <0,05.

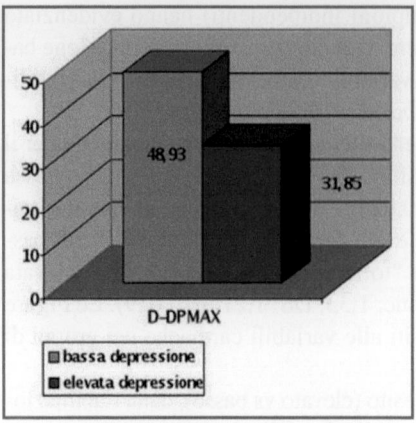

Fig. 6.6 Risultato dell'analisi delle differenze (t-student per campioni indipendenti) sulla variabili D-DPMAX nei due gruppi distinti in base al livello di depressione. *D-DPMAX*, doppio prodotto (FC x PA) al massimo carico durante la prova da sforzo (max) (mmHg x battiti/min)

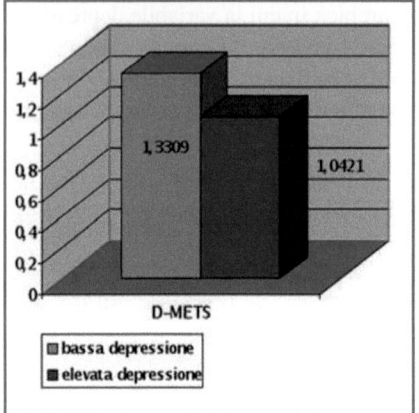

Fig. 6.7 Risultato dell'analisi delle differenze, (t-student per campioni indipendenti) sulla variabili D-METS nei due gruppi distinti in base al livello di depressione. *D-MET*: tolleranza allo sforzo (ml/kg/min).

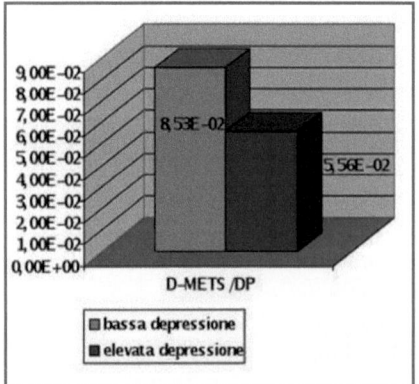

Fig. 6.8 Risultato dell'analisi delle differenze (t-student per campioni indipendenti) sulla variabili D-MET-DP nei due gruppi distinti in base al livello di depressione. *D-MET/DP*: rapporto tra tolleranza allo sforzo e doppio prodotto (ml/kg/min)/(mmHg x battiti/min).

dell'analisi statistica applicata. Gli OR (*Odds Ratio*) rappresentano l'indice di rischio (probabilità) che, aumentando la depressione, si abbia un esito elevato alla riabilitazione cardiaca. I tre indici, riferiti alle tre variabili di esito cardiaco, mostrano come, all'aumentare della depressione, diminuisca la probabilità di avere un esito elevato e au-

Tabella 6.9 Risultati analisi log-lineare gerarchica. Variabile dipendente: D-MET: variazione in seguito al trattamento della tolleranza allo sforzo (ml/kg/min)

Dipendente: D-MET; Indipendente: Depressione						
Log Likelihood	R^2	Chi^2	p	DF	OR	95% range
-109,49	0,019	4,143	0,041	1	0,797	0,77-0,99

Tabella 6.10 Risultati analisi log-lineare gerarchica. Variabile dipendente: D-MET/DP: variazione in seguito al trattamento del rapporto tra tolleranza allo sforzo e doppio prodotto (ml/kg/min)/(mmHg x battiti/min)

Dipendente: D-MET; Indipendente: Depressione						
Log Likelihood	R^2	Chi^2	p	DF	OR	95% range
-109,49	0,019	4,143	0,041	1	0,797	0,77-0,99

Tabella 6.11 Risultati analisi log-lineare gerarchica. Variabile dipendente: D-DPMAX: variazione in seguito al trattamento del doppio prodotto al massimo carico durante la prova da sforzo (mmHg x battiti/min)

Dipendente: D-MET; Indipendente: Depressione						
Log Likelihood	R^2	Chi^2	p	DF	OR	95% range
-109,49	0,019	4,143	0,041	1	0,797	0,77-0,99

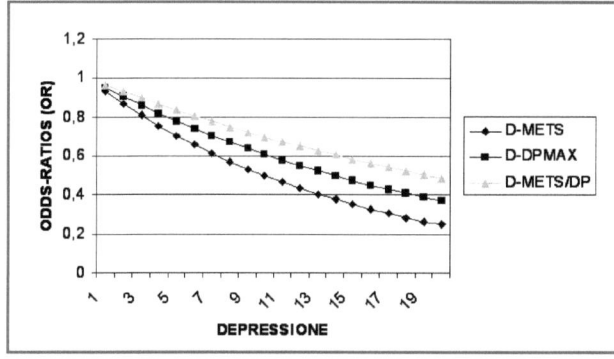

Fig. 6.9 Andamento dell'OR (*Odds Ratio*, rischio) per ciascuna variabile di esito della riabilitazione cardiaca (D-MET; D-MET/DP; D-DPMAX), al variare del livello di depressione

menti, di conseguenza, la probabilità di avere un esito basso (DPMAX: OR=0,834; IC 95%: 0,72-0,95; MET/DP: OR=0,932; IC 95%: 0,81-0,96; METs: OR=0,797; IC 95%: 0,87-0,99). La figura 6.9 esemplifica l'andamento degli OR al variare della depressione per ciascuna delle tre variabili cardiache, evidenziando come la depressione abbia il maggior effetto prognostico negativo sulla variabile di esito della riabilitazione "tolleranza allo sforzo" (MET), come evidenziato anche dal minor indice OR.

Obiettivo 3: l'influenza della qualità della relazione di coppia sul legame tra depressione ed esiti della riabilitazione cardiaca in pazienti post-IM

L'analisi è stata condotta in modo distinto nel campione degli uomini e nel campione delle donne. La Tabella 6.12 mette in evidenza come relativamente alla variabile indicatore del bilanciamento simpato/vagale (LF/HF) non emergano differenze tra i pazienti che percepiscono la qualità del loro rapporto di coppia come elevata vs bassa.

Tabella 6.12 Analisi di sopravvivenza di Cox

Dipendente: D-METs; Indipendente: Depressione; dicotomizzazione: H-RC vs L-RC						
Log Likelihood	R^2	Chi^2	p	DF	RR	95% range
-109,49	0,019	4,143	0,041	1	1,65	1,25-2,17
Dipendente: D-METs; Indipendente: Depressione; dicotomizzazione: H-BE vs L-BE						
Log Likelihood	R^2	Chi^2	p	DF	RR	95% range
-105,32	0,015	4,123	0,031	1	1,76	1,22-2,09

METs - depressione dicotomizzata in base a L-RC (bassa qualità della relazione di coppia) *vs* H-RC (elevata relazione di coppia) e in base a L-BE (bassa soddisfazione dei bisogni emotivi) *vs* H-BE (elevata soddisfazione dei bisogni emotivi). p significativo <0,05.

Sempre la Tabella 6.12 mostra invece come, sia nei maschi che nelle femmine, la percezione della qualità della loro relazione di coppia (elevata vs bassa) sia associata a una differenza nei livelli di depressine esperiti. In particolare, la percezione di un basso livello nella relazione di coppia è associato a maggiori livelli di depressione. Inoltre, nel campione delle femmine, facendo riferimento alle sottoscale dei bisogni interattivi e dei bisogni emotivi, la percezione che la relazione di coppia soddisfi poco i bisogni emotivi è associata a maggiori livelli di depressione.

L'analisi di sopravvivenza di Cox ha permesso di verificare l'effetto della relazione di coppia globale e delle componenti (bisogni emotivi, bisogni interattivi) sulla relazione tra depressione ed esito della riabilitazione cardiaca. Gli esiti dell'analisi di sopravvivenza di Cox, relativamente al rapporto della depressione sugli indici di esito positivo per ciascuna delle tre variabili cardiache (MET, DPMAX, MET/DP) di esito della riabilitazione, risultate sensibili alla depressione nelle precedenti analisi, sono state dicotomizzate sulla base del livello, elevato vs basso, della qualità della relazione di coppia e delle sue componenti. L'analisi, condotta sui campioni distinti per genere sessuale, non è risultata significativa, mentre l'analisi condotta sul campione non distinto per genere sessuale ha mostrato risultati significativi, relativamente alla variabile di esito MET, alla variabile qualità globale della relazione di coppia e alla dimensione bisogni emotivi.

In particolare, come mostrato in Tabella 6.13 ed evidenziato dalla Figura 6.10, bassi livelli nella qualità della relazione di coppia percepita enfatizzano l'azione della sintomatologia depressiva, riducendo l'indice di esito positivo MET alla riabilitazione cardiaca (RR = 1,65; IC 95% = 1,25 a 2,17; p<0,001). Analizzando le dimensioni che compongono la qualità della relazione di coppia, la bassa soddisfazione dei bisogni emotivi percepita risulta essere associata a un minore indice positivo di esito MET all'aumentare della depressione esperita (Fig. 6.11) (RR = 1,76; IC 95%= 1,22 a 2,09; p<0,001).

6.4.2 Dinamiche relazionali di coppia e mantenimento della sintomatologia depressiva del paziente post-IM: il loop relazionale depressivo

L'analisi statistica è stata condotta avvalendosi dei modelli basati sulle equazioni strutturali (Lisrel). Al fine di realizzare il presente obiettivo si è selezionato il grup-

Tabella 6.13 Analisi delle differenze (t-student per campioni indipendenti) nei livelli del bilanciamento simpato/vagale (LF/HF) e della depressione tra le categorie di qualità della relazione di coppia (Punteggio globale PRI) elevata (H-RC) e bassa (L-RC), soddisfazione dei bisogni emotivi elevata (H-BE) e bassa (L-BE) e soddisfazione dei bisogni interattivi elevata (H-BI) e bassa (L-BI)

	Media	DS	t	Sig (2 code)
Femmine				
LF/HF				
H-RC	2,34	0,88	3,11	,13
L-RC	2,80	0,82		
H-BE	2,40	0,77	4,21	,11
L-BE	2,43	0,81		
H-BI	2,31	0,83	1,33	,12
L-BI	2,23	0,84		
Depressione				
H-RC	7,34	1,84	2,43	,03
L-RC	8,80	1,81		
H-BE	6,34	2,84	4,23	,02
L-BE	10,80	2,81		
H-BI	7,34	3,84	1,55	,07
L-BI	7,80	1,81		
Maschi				
LF/HF				
H-RC	2,11	0,98	1,51	,09
L-RC	2,01	0,72		
H-BE	2,2	0,68	2,85	,12
L-BE	2,33	0,52		
H-BI	2,32	0,48	1,53	,14
L-BI	2,65	0,72		
Depressione				
H-RC	6,34	2,64	1,58	,04
L-RC	9,20	3,41		
H-BE	5,54	1,44	1,83	,07
L-BE	6,70	1,51		
H-BI	7,34	2,74	3,23	,08
L-BI	7,80	2,71		

DS, deviazione standard; *Sig*, significatività statistica. p significativo <0,05.

po di pazienti con livelli di depressione elevato. Tenuto conto del ridotto numero del gruppo delle pazienti, l'analisi è stata condotta solamente nel gruppo dei pazienti di sesso maschile (vedere Tabella 6.14).

La matrice di correlazione (r di Pearson) tra le variabili della relazione di coppia (PRI e ECR) e la depressione hanno permesso di ipotizzare le variabili da includere all'interno del modello da validare (Tabella 6.15).

La Figura 6.12 mette in mostra la disposizione delle variabili all'interno del modello. La scelta delle variabili e la disposizione di queste prende spunto, oltre che dal risultato della matrice di correlazione, anche dai filoni di ricerca che all'interno della matrice sistemica hanno studiato le dinamiche dello stile di attaccamento connesse alla regolazione delle emozioni della relazione di coppia (Pistole, 1993; Pietromonaco e Barrett, 2000; Mikulincer, Florian et al. 2002).

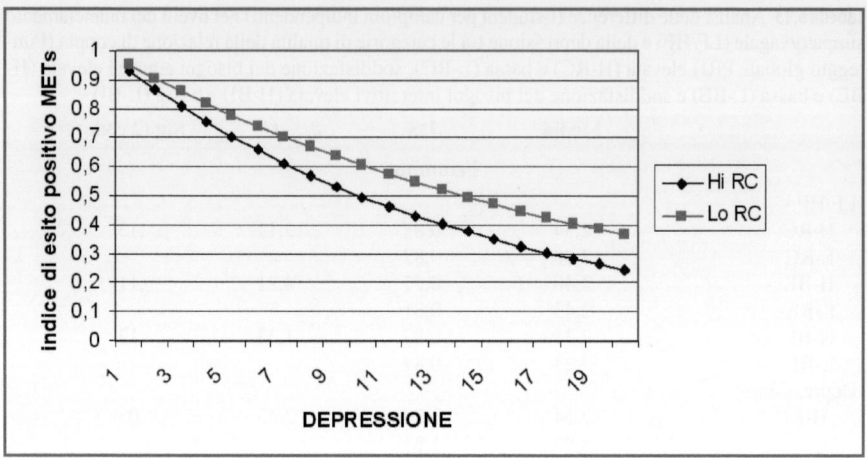

Fig. 6.10 Risultato dell'analisi di Cox. Variazione dell'indice di esito della riabilitazione cardiovascolare, in termini di MET, all'aumentare del livello di depressione. Il grafico è dicotomizzato in base alla qualità della relazione di coppia Hi RC (elevata qualità della relazione di coppia) vs Lo RC (bassa qualità della relazione di coppia) percepita dai pazienti. La funzione di sopravvivenza per i pazienti con elevata vs bassa qualità della relazione di coppia percepita differisce per p<0.001 (RR = 1,65; IC 95% = 1,25 a 2,17)

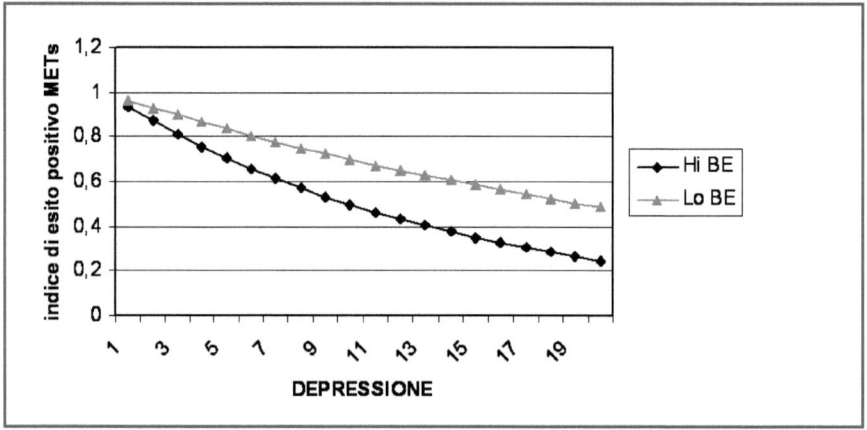

Fig. 6.11 Risultato dell'analisi di Cox. Variazione dell'indice di esito della riabilitazione cardiovascolare, in termini di METs, all'aumentare del livello di depressione. Il grafico è dicotomizzato in base al grado di soddisfazione dei bisogni emotivi dato dalla relazione di coppia Hi BE (elevato grado di soddisfazione dei bisogni emotivi) vs Lo BE (basso grado di soddisfazione dei bisogni emotivi) percepito dai pazienti. La funzione di sopravvivenza per i pazienti con elevato vs basso grado di soddisfazione dei bisogni emotivi percepito differisce per p<0,001 (RR = 1.76; IC 95%= 1,22 a 2,09)

Le variabili dell'ansia e dell'evitamento rappresentano dimensioni attraverso le quali è possibile descrivere lo stile interattivo o il modello operativo attivato dalla persona nel corso delle relazioni interpersonali con il proprio partner.

Le componenti di ciascuna delle dimensioni che compongono la qualità della re-

Tabella 6.14 Analisi della depressione dicotomizzata (sulla base del cinquantesimo percentile), per gender

maschi		femmine	
elevata depressione	bassa depressione	elevata depressione	bassa depressione
45	88	23	67
33,83%	66,17%	25,55%	74,45%

Tabella 6.15 Analisi della correlazione (r di Pearson)

		Close relationship dimension				Bisogni interattivi			Bisogni emotivi		
		Partner		Paziente							
		A	E	A	E	PoF	Cond	Com	SE	Ric	Dep
Partner	A	1,000									
	E	0,38**	1,000								
Patient	A	0,26**	0,09	1,000							
	E	0,31**	0,46*	0,22	1,000						
Bisogni interattivi	PoF	0,16	0,09	0,67**	0,09	1,000					
	Cond.	0,21	0,09	0,55**	0,11	0,23*	1,000				
	Com.	0,20	0,09	0,47**	0,28	0,33	0,22	1,000			
Bisogni emotivi	SE	0,13	0,09	0,20*	0,09*	0,47**	0,56**	0,09*	1,000		
	Ric.	0,18*	0,24	0,28	0,33	0,22	0,55**	0,65*	0,13*	1,000	
	Dep.	0,19**	0,26**	0,22	0,11	0,21	0,23	0,41	-0,63**	-0,72**	1,000

Livello significativo **p<0,01 (2 code); *p<0,05 (2 code). *A*, Ansia; *E*, Evitamento; *PoF*, Percezione dei Sentimenti; *Cond*, Condivisione; *Com*, Comunicazione; *SE*, Soddisfazione Emotiva; *Ric*, Riconoscimento; *Dep*, Depressione.

lazione di coppia sono state individuate, oltre che sulla base dell'esito dell'analisi della correlazione, anche sui presupposti del modello dell'empatia all'interno della relazione di coppia di Reis e Shaver (1988).

Sulla base delle precedenti ricerche e sulla base dei risultati ottenuti nei precedenti obiettivi, si è deciso di costruire un modello strutturato in due parti distinte:
- dimensioni relazionali attuate nella relazione di coppia: ansia, evitamento (del partner e del paziente)
- dimensioni della qualità della relazione di coppia: bisogni emotivi; bisogni interattivi. In particolare:
  - *emotional self-disclosure*: percezione dei sentimenti;
  - *self-disclosure*: condivisione, comunicazione;
  - *perceived partner responsiveness*: riconoscimento emotivo, soddisfazione emotiva.

L'interazione tra il paziente e il proprio partner è mediata dall'interazione dello stile interattivo o del modello operativo tipico attivato da ciascuno dei componenti della coppia (Fig. 6.13).

Il prodotto di questa interazione si riflette sulla qualità della relazione di coppia attraverso le dimensioni della soddisfazione/insoddisfazione dei bisogni interattivi ed emotivi della relazione di coppia esperiti dal paziente. Questa condizione, in ultimo, si riflette sulla sintomatologia depressiva del paziente.

Il modello rappresentato nella Figura 6.12 rappresenta il modello che, dall'analisi di equazioni strutturali, è risultato essere significativo.

La Tabella 6.16 riporta gli indici di bontà del modello, ovvero di adattamento del modello ai dati. In particolare gli indici GFI (0,982), NFI (0,965), TLI (0,998) e CFI (0,999) evidenziano un buon grado di plausibilità del modello teorico ai dati del sottogruppo dei pazienti maschi reduci da IM e con depressione "elevata" (sulla base della dicotomizzazione) (p= 0,04).

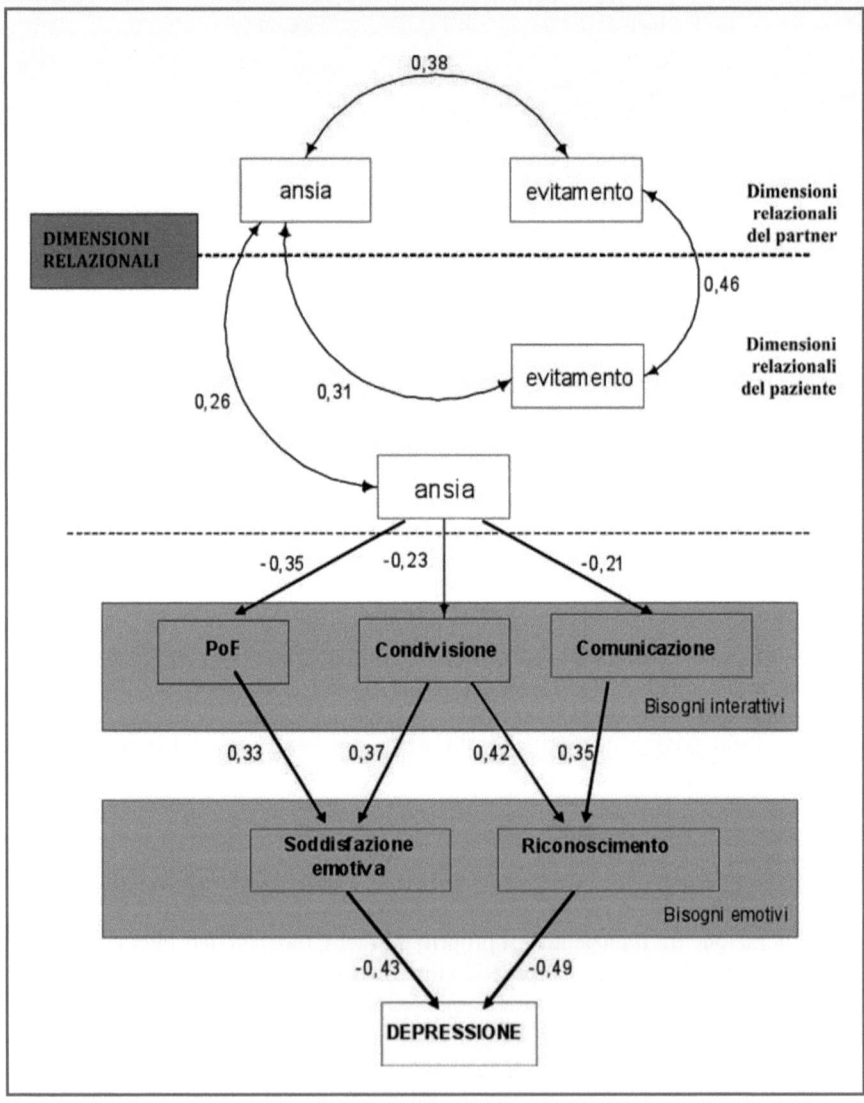

Fig. 6.12 Modello risultante dall'analisi ad equazioni strutturali (LISREL) con significatività statistica p< 0,05

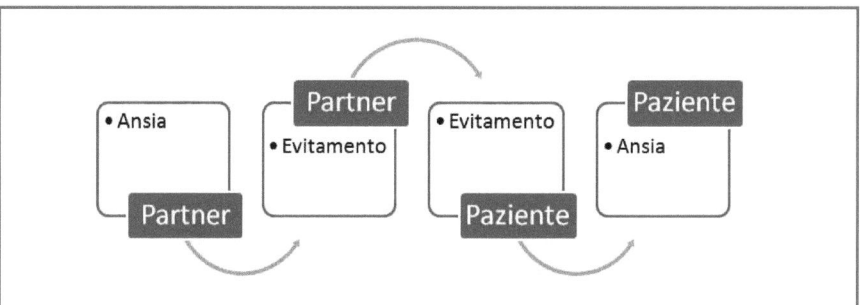

Fig. 6.13 Dinamica relazionale di coppia (partner-paziente) inerente la gestione delle emozioni, alla base della sintomatologia depressiva

6.5 Ricadute cliniche e discussione

6.5.1 Sintesi e integrazione dei risultati

I risultati della ricerca possono essere divisi in quattro gruppi aggregabili in due blocchi:
a) l'influenza della depressione sul rischio cardiaco e sull'esito della riabilitazione cardiaca;
b) il ruolo della qualità della relazione di coppia nella patogenesi della depressione.

Il primo gruppo di risultati evidenzia l'esistenza di una correlazione positiva tra il livello della sintomatologia depressiva e il grado di sbilanciamento simpato/vagale nei pazienti post-infartuati del campione studiato. Questo risultato riceve ulteriore conferma dalle evidenze emerse dalla presente ricerca che mostrano come i pazienti con elevato sbilanciamento simpato/vagale presentino livelli maggiori di sintomatologia depressiva.

Considerato che il bilanciamento simpato/vagale, nelle condizioni di iperattivazione del sistema simpatico, è un importante indicatore di rischio cardiaco (Kaplan et al. 1996, Kral et al. 1997, Krantz et al. 1991, Kaplan et al. 1991), da questo primo gruppo di risultati della ricerca si evince come l'elevato grado di depressione manifestato dal paziente sia connesso al rischio di cardiaco. I risultati di questa ricerca sono concordi con quelli emersi in altri studi che hanno evidenziato come nei pazienti depressi si rilevi una ridotta *Heart Rate Variability* (Carney et al. 1995) e un'elevata attivazione del sistema nervoso simpatico (Watkins et al. 1999).

Il secondo gruppo di risultati della ricerca ha messo in rilievo come il livello di depressione manifestato dal paziente sia determinante ai fini dell'esito della riabilitazione cardiaca. A tale proposito, i risultati hanno evidenziato come i pazienti con livelli elevati di depressione raggiungessero esiti della riabilitazione cardiaca, ai parametri MET/DP, MET e DPMAX, inferiori rispetto a coloro che presentavano livelli di depressione bassi. Inoltre l'applicazione dell'analisi log-lineare ha mostrato come all'aumentare della depressione diminuisca la probabilità di avere un esito elevato, aumentando quindi la probabilità di avere un esito basso nei tre indici riferiti alle tre variabili di esito cardiaco. Questo secondo gruppo di risultati della ricerca può essere spiegato prendendo in considerazione il meccanismo patofisiologico che connette la depressione al rischio cardiaco (Compare, Manzoni e Molinari, 2006, 2007; Compare, Manzoni et al. 2007; Wittstein, Proietti e Compare, 2011; Compare, Proietti et al. 2011). In particolare, considerando che l'elevata depressione risulta essere connessa a un'iperattivazione del sistema simpatico e che l'iperattivazione del tono simpatico riduce gli esiti della riabilitazione cardiaca (Malfatto et al. 2000; Coats et al. 1992; Rosenwinkel et al. 2001), è plausibile ritenere che i pazienti post-infartuati, che manifestano elevata depressione all'inizio del trattamento di riabilitazione cardiaca, hanno maggiori probabilità di avere un minor esito, in termini di performance cardiaca, rispetto a coloro con minori livelli di depressione.

Nel terzo e nel quarto gruppo di risultati si sono concentrate le risposte alle core questions della presente ricerca: ovvero, le domande relative al ruolo della dimensione relazionale, rappresentata dalla relazione di coppia, come fattore protettivo o di rischio cardiaco per il paziente con comorbilità depressiva.

Il terzo gruppo dei risultati della ricerca mette in evidenza come la qualità percepita dal paziente della propria relazione di coppia non sia associata a una differenza nel bilanciamento simpato/vagale, ma a una differenza nei livelli di depressione manifestati dal paziente stesso (Molinari, Compare e Parati, 2006, 2007; Compare, Gondoni e Molinari, 2006; Compare, Proietti et al. 2011a, 2011b; Compare, Germani et al. 2011). I pazienti con percezione di una ridotta qualità di relazione di coppia, presentano livelli maggiori di depressione rispetto a coloro che hanno una elevata percezione della qualità della relazione di coppia. Questi risultati indicano come la qualità della relazione di coppia non abbia un'influenza diretta, ma indiretta sulla condizione di rischio cardiaco, mediante la correlazione con la sintomatologia depressiva esperita dal paziente. Diverse ricerche presentano risultati concordi con quelli emersi da questa ricerca (Coyne et al. 2002; Lynch et al. 2001; Whiffen et al. 1999). I risultati della presente ricerca non consentono però di stabilire, a livello eziologico, se è la qualità della relazione di coppia a influenzare la condizione depressiva del paziente o è la condizione depressiva del paziente a influenzare la bassa percezione della qualità della relazione di coppia (Compare e Grossi, 2011).

L'influenza della qualità della relazione di coppia sul rischio cardiaco del paziente post-infartuato si realizza anche per mezzo di un'azione mediatrice, tra il livello di depressione manifestato dal paziente all'inizio del ricovero ospedaliero e l'esito della riabilitazione cardiaca. A tale proposito, i risultati della presente ricerca mettono in evidenza come la ridotta percezione della qualità della relazione di coppia aggravi l'influenza negativa del livello di depressione sull'esito della riabilitazione cardiaca misurato in termini di *performance* cardiaca attraverso tre indici (MET/DP, MET e DPMAX). Viceversa, la percezione di un' elevata qualità della relazione di coppia sembra moderare l'influenza negativa della depressione sull'esito della riabilitazione cardiaca. Questi risultati appaiono essere concordi con quelli emersi da altre ricerche (Bar On et al. 1987) che ipotizzano come la qualità della relazione di coppia ricopra un ruolo cruciale anche ai fini dell'andamento e dell'esito della riabilitazione cardiaca.

Dai dati emerge infine come la percezione del grado di soddisfazione emotiva dato dalla relazione di coppia rappresenti la componente della qualità della relazione con una maggiore azione mediatrice tra la depressione e il rischio cardiaco. In particolare, nelle pazienti post-infartuate, il grado di soddisfazione emotiva dato dalla relazione di coppia rappresenta la principale variabile con funzione di mediatore tra la depressione e l'esito della riabilitazione cardiaca. Questo risultato sottolinea come la gestione della dimensione psicologica emotiva del paziente post-infartuato assuma una posizione cruciale all'interno delle dinamiche appartenenti alla relazione di coppia. La possibilità del paziente depresso di esprimere le proprie emozioni nella relazione con il proprio partner e la capacità del partner di farsi carico emotivamente dell'apertura emotiva del paziente rappresentano aspetti cruciali del contesto relazionale all'interno del quale si manifesta la condizione depressiva del paziente post-infartuato (Coyne, 2001; Hooley, 1986; Florin, 1992).

L'ultimo gruppo di risultati della presente ricerca riguarda l'approfondimento degli aspetti relazionali che, caratterizzando la qualità della relazione di coppia, contribuiscono al mantenimento o alla risoluzione della sintomatologia depressiva del paziente post-infartuato. I risultati emersi dall'indagine statistica condotta, oltre ad aver evidenziato nel campione dei maschi l'adeguatezza del modello dell'empatia di Reis e Shaver (1988), hanno contribuito ad arricchire la comprensione delle modalità con cui gli aspetti cognitivi/affettivi della relazione di coppia (Cigoli, 1997) si integrano tra loro nel creare le dinamiche relazionali di coppia implicate nella patogenesi della depressione.

Il modello presentato nella Figura 6.12 evidenzia l'esistenza di un'influenza reciproca nelle modalità emotive reattive all'evento cardiaco, inteso come evento stressante, tra il partner e il paziente. La condizione di depressione è caratterizzata dal ritiro sociale che è innanzitutto un ritiro emotivo, una chiusura a sé e agli altri (Freud, 1925; Jones, Asen, 2000). In particolare, il comportamento di evitamento e quindi di inibizione dell'espressione verbale delle proprie difficoltà emotive da parte del paziente appare connettersi con l'evitamento attuato dal partner di fronte alla sofferenza emotiva del paziente. Ne risulta che la sofferenza del paziente viene negata a sé e alla relazione di coppia: il dolore emotivo, le paure e le angosce, reattive al trauma dell'evento cardiaco, non possono essere prese in considerazione come oggetti di pensiero dai partner della relazione di coppia.

L'evitamento, che si esprime nella negazione degli aspetti emotivi connessi all'evento stressante, la malattia cardiaca del paziente, sono solamente vissuti senza essere pensabili e quindi significabili. L'evitamento attuato dal partner verso il dolore emotivo del paziente si ripercuote sulla propria condizione ansiosa: le emozioni, le paure e le angosce del partner influenzano la sua condizione psicologica esprimendosi attraverso vissuti ansiosi.

Come rappresentato nella Figura 6.12, l'ansia esperita dal partner, si ripercuote sulla condizione psicologica del paziente mediante due vie:
• esacerbando la reazione di evitamento del paziente di fronte alle componenti emotive dell'evento cardiaco vissuto come evento stressante;
• influenzando la domanda di aiuto verso il partner mediante l'azione sulla componente ansiosa del paziente.

La prima via determina un *loop* ovvero un ciclo ricorsivo: l'ansia del partner, che si esprime mediante richieste di aiuto al paziente rispetto al carico emotivo esperito e non riflesso, si traduce nella coppia in una condizione di *role-reversal* tra il partner e il paziente: il partner chiede al paziente di farsi carico dei propri vissuti emotivi. Tale circuito riflessivo rinforza la componente di chiusura attuata dal paziente rispetto ai propri vissuti emotivi connessi all'evento traumatico: una sofferenza emotiva senza possibilità di parola che dia espressione, cura, conforto e significato.

La seconda via di influenza dell'ansia del partner si realizza mediante l'azione sulla componente ansiosa del paziente. Questa via di espressione dell'ansia del partner, consentendo una conservazione dei ruoli partner-paziente, rappresenta la premessa affinché il paziente possa farsi portatore, e quindi essere riconosciuto, nella sua richiesta di vicinanza emotiva verso il proprio partner. La vicinanza emotiva con il partner rappresenta la base attraverso la quale il paziente si muove per esplorare, da solo e insieme al partner, i propri vissuti emotivi connessi all'esperienza traumatica, al fine di riconoscerli, comprenderli e significarli. Questo processo di cura tra il paziente e il proprio partner si realizza all'interno della dimensione del legame di coppia.

La componente storica della relazione di coppia trova la sua principale espressione nel *loop* ricorsivo: evitamento(pz)-evitamento(pt)-ansia(pt)-evitamento(pz). In particolare, la dimensione storica si esprime nel grado con cui questo *loop* ricorsivo relazionale è radicato nel legame di coppia, caratterizzando quindi le dinamiche interattive tra i partner. Maggiore è il grado con cui il *loop* ricorsivo interattivo permea il legame, maggiore sarà la componente ansiosa esperita dal paziente in relazione alla propria condizione emotiva connessa all'evento traumatico (l'infarto). Un'ansia insanabile, che si esprime mediante un rilevante bisogno di dipendenza dalla relazione con il partner, non trovando contenimento nella risposta dell'altro (il partner), consente al paziente di non entrare in contatto con i propri vissuti emotivi.

L'esito di tale processo, che si traduce in un fallimento nella relazione empatica tra il paziente e il partner, si compone mediante una ridotta "funzione riflessiva" (Fonagy, Target, 1997) dei due partner: ovvero nell'incapacità di mettere in relazione i propri e gli altrui stati mentali (emozioni e pensieri) con gli eventi vissuti e i comportamenti. La capacità del partner di rappresentarsi il vissuto emotivo del paziente, mediante l'identificazione immaginaria con l'esperienza del paziente, risulta quindi essere ostacolata. Tale condizione non consente l'apertura del sé e quindi influisce negativamente sul grado di responsività del partner percepito dal paziente. Il prodotto di tale processo si esprime in una qualità della relazione di coppia che risulta essere vissuta dal paziente come poco empatica e in cui gli aspetti etici del legame di coppia, il commitment e il supporto (Cigoli, Mariotti, 2002), non riescono a trovare piena espressione.

Il vissuto psicologico ansioso esperito dal paziente si riflette sulla percezione che il paziente si costruisce della qualità della relazione con il partner. Il livello di depressione del paziente appare essere influenzato direttamente dal grado con cui il paziente percepisce siano soddisfatti i propri bisogni emotivi nella relazione con il proprio partner. I bisogni interattivi (la condivisione, la comunicazione e la percezione dei sentimenti) appaiono ricoprire un ruolo basilare, la cui soddisfazione funge da prerequisito per realizzare una relazione di coppia che permetta al paziente di sentirsi emotivamente soddisfatto. Sulla base delle indicazioni rappresentate graficamente dal modello (Fig. 6.12) si rileva come a una elevata componente ansiosa esperita dal paziente, sarà associata una bassa percezione, da parte del paziente, del grado con cui la relazione di coppia soddisfa i bisogni interattivi (bisogni comunicativi, di condivisione e di percezione dei sentimenti). Sulla dimensione interattiva della qualità della relazione di coppia si fonda la percezione, da parte del paziente, del grado di soddisfazione emotiva dato dalla relazione di coppia, e cioè da quanto il paziente sente che i propri vissuti emotivi siano riconosciuti, accettati e accolti dal proprio partner. La condizione depressiva esperita dal paziente risulta, infine, essere influenzata negativamente dal grado con cui la relazione con il partner sia percepita, dallo stesso paziente, essere emotivamente soddisfacente (riconoscimento emotivo, scambio emotivo).

6.6 Ricadute nella pratica clinica con le coppie di pazienti cardiopatici depressi

La plausibilità del *loop* interattivo identificato trova conferma nelle ricerche che hanno mostrato come, per evitare gli effetti negativi della patologia cardiaca sulla relazione, le coppie utilizzino frequentemente meccanismi di difesa e, in particolare, tendano a negare la malattia. Ciò dà ai partner l'illusione di proteggere la relazione dalle difficoltà coniugali che la patologia cardiaca comporta, poiché, attraverso la negazione, possono continuare a percepire la relazione come immutata, nonostante l'evento cardiaco. Col tempo però, il mancato ri-aggiustamento del rapporto in funzione della malattia e l'impossibilità di realizzare un valido adattamento psicosociale, peggiorano la qualità del funzionamento coniugale e riducono le prospettive di recupero per il paziente.

Ugualmente disfunzionali sono i cicli di "reciprocità negativa" e di "soppressione della positività", frequenti in coppie con pazienti depressi dove, alla comunicazione negativa o positiva del partner, l'altro partner risponde sempre con manifestazioni negative. Prendendo in considerazione il *loop* relazionale ricorsivo, emerge come la connessione tra ansia del partner e l'evitamento del paziente siano spesso correlati a elevati livelli di conflitto all'interno della relazione di coppia (Clulow, 2001). Alcuni autori hanno definito questi pattern interattivi come *demand-withdraw* (Gottman e Levenson, 1988), in cui un partner fa pressione sull'altro per affrontare il problema, mentre questo tenta di evitare la discussione, con effetti negativi sulla reattività cardiaca dei soggetti (Broadwell e Light, 1999). Il ripetersi di pattern interattivi conflittuali, a cui contribuiscono fattori comportamentali ed emotivi, a sua volta conferma e rafforza le attribuzioni interpersonali negative nei confronti del coniuge. Queste, di nuovo, predispongono ad atteggiamenti e sentimenti negativi, con un continuo influenzamento reciproco tra i piani comportamentale, emotivo, cognitivo e interattivo. La ripetizione frequente di pattern interattivi di questo tipo, l'insoddisfazione e lo stress che ne consegue, hanno importanti conseguenze a livello fisiologico. Determinano infatti un innalzamento dei livelli di pressione sanguigna e battito cardiaco che, nel tempo, provocano una iperreattività cardiaca nell'individuo e lo rendono vulnerabile all'insorgenza di un evento cardiaco.

La dimensione storica del legame di coppia e dei singoli partner, che ha le sue radici nelle dinamiche interattive e nella semantica della famiglia d'origine dei singoli partner, è ipotizzabile che esprima la sua influenza sulla dimensione cognitiva/affettiva della relazione di coppia e in particolare sul *loop* interattivo tra paziente e partner.

Anche le caratteristiche di personalità e gli stili interpersonali dei partner giocano un ruolo importante a tutti questi diversi livelli. Avere una personalità ostile e/o dominante aumenta notevolmente il rischio che le interazioni con il coniuge assumano una connotazione conflittuale, soprattutto se anche quest'ultimo ha caratteristiche di personalità simili. Il *loop* ricorsivo relazionale tra partner e paziente, caratterizzante la dimensione cognitiva e affettiva della relazione di coppia (Cigoli, 1997), è influenzabile anche da variabili personali del paziente. In particolare, la condotta di evitamento del paziente verso il dolore emotivo esperito e connesso alla sintomatologia depressiva potrebbe essere dovuta a un quadro psicologico caratterizzante il singolo paziente. In un'ottica sistemica relazionale che si focalizza sugli aspetti semantici della psicopatologia (Ugazio, 1998) il paziente post-infartuato con sintomatologia depressiva potrebbe avere un quadro psicologico di base caratterizzato da una semantica ossessivo-compulsiva dove il mantenimento della relazione con il partner è raggiunto pagando il prezzo dell'annullamento di se stesso, la negazione della propria dimensione emotiva, con conseguente sintomatologia depressiva.

Date queste premesse, l'interdipendenza tra piano fisico, psichico e relazionale, ovvero tra disturbo cardiaco, sintomatologia depressiva e relazione di coppia, può essere rappresentata con uno schema esplicativo che tiene conto dei risultati della presente ricerca e delle ricerche relative ai tre ambiti di indagine. In conclusione, è plausibile ipotizzare che le variabili relazionali, quelle psichiche e quelle fisiche interagiscano tra loro in un processo dinamico di influenze reciproche, come rappresentato nella Figura 6.14.

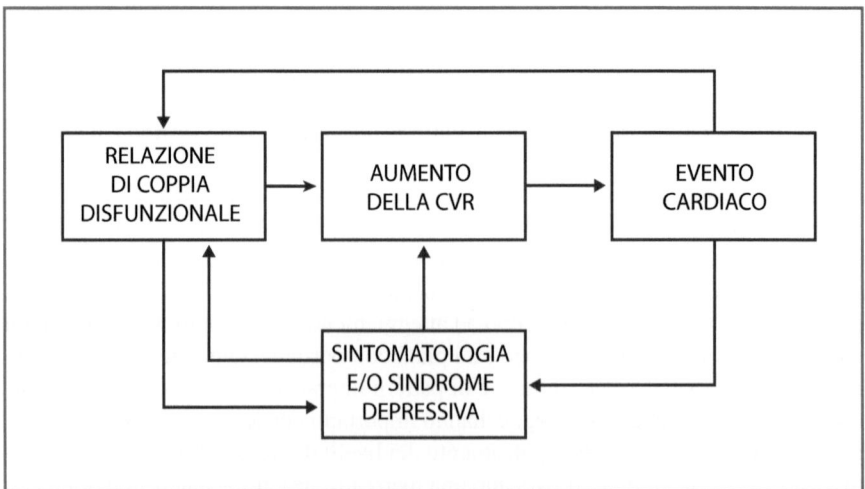

Fig. 6.14 Relazione di coppia, depressione e rischio cardiaco. *CVR*, reattività cardiovascolare

6.6.1 Punti di forza e limitazioni

La ricerca presenta alcune limitazioni connesse a) alla misurazione della dimensione relazionale e b) al disegno della ricerca.
a) Il concetto di relazione implica, infatti, l'esistenza di un rapporto o legame. Le relazioni interpersonali e in particolare quelle di coppia, oltre che essere molto complesse, sono difficilmente studiabili: sono unità che trascendono l'individualità dei soggetti interagenti (che pure ne sono l'essenza) e che giocano in una dimensione temporale. Per questo motivo le relazioni di coppia sono solamente inferibili: possiamo solo avvicinarci alla comprensione delle relazioni. Gli psicologi hanno a disposizione due tipi di indizi da cui partire per fare inferenze sulle relazioni interpersonali: operazionalizzate le variabili della relazione, si possono misurare tali variabili nei soggetti separatamente per poi metterle in relazione; oppure, si possono osservare i soggetti mentre interagiscono tra loro. Il primo metodo si avvale prevalentemente di strumenti *self-report*, mentre il secondo utilizza misure osservazionali a cui eventualmente vengono aggiunti strumenti *self-report*.

L'utilizzo, nella ricerca presentata, di strumenti *self-report* e non osservazionali per la valutazione degli aspetti della relazione di coppia evidenzia la predilezione della prospettiva interna alla coppia, in particolare quella di un membro: il paziente. Tale scelta è stata condotta sulla base dei risultati di alcune ricerche (Reis e Shaver, 1988; Laurenceau, Barrett et al. 1998) che evidenziano la centralità della percezione del paziente depresso ai fini dello studio dell'empatia all'interno della relazione di coppia. È interessante notare che negli studi che hanno utilizzato insieme misure osservazionali e strumenti *self-report*, le valutazioni dell'interazione fatte da osservatori esterni esperti e dai soggetti interagenti stessi spesso non coincidevano. Ciò indica che mentre dall'esterno è possibile evidenziare aspetti della relazione di cui i soggetti non sono consapevoli, vivere una relazione implica cogliere elementi che i dati oggettivi non possono esaurire.

Il metodo osservazionale, pur essendo più efficace per avvicinarsi alla comprensione della relazione, perché permette di cogliere la relazione mentre si attualizza nel hic et nunc, ha comunque dei limiti. Essi derivano dal fatto che l'interazione ha dei vincoli che sono dati dalla situazione e dal momento specifico in cui avvengono, per cui generalizzare i risultati dell'osservazione, passando dal piano dell'interazione a quello della relazione, deve essere comunque fatto con cautela.
b) Il disegno metodologico utilizzato, studio osservazionale basato su un disegno metodologico a "coorte selezionata" (*Restricted Cohort Study*), ha un'elevata validità esterna ma, riducendo la possibilità di controllare le variabili, possiede una validità interna bassa. Tra i punti di forza di questo metodo, rispetto agli studi sperimentali, è da evidenziare come nella valutazione dell'esito di un trattamento, per esempio la riabilitazione cardiaca, a parità di effetto puro non vengono sottostimate le componenti dell'esito, dovute all'aspettativa del paziente e del personale medico.

6.7 Conclusioni: dall'individuo alla relazione

Dai risultati della presente ricerca emergono quanto le variabili relazionali e biologiche siano strettamente connesse e come l'associazione tra una relazione di coppia disfunzionale e il rischio cardiaco rappresentino un processo dinamico di reciproche influenze che si autoalimenta.

In questo quadro, gioca un ruolo cruciale lo stress psicologico prodotto da una parte nel contesto di un cattivo funzionamento coniugale e, dall'altra, come complicanza psichica di una patologia cardiaca.

Una relazione di coppia problematica e insoddisfacente predispone all'insorgenza di sintomi depressivi nei partner. La depressione, a sua volta, è associata a un incremento dell'attività simpatica e, per questa via, espone al rischio di eventi cardiaci.

La presenza di una sintomatologia e/o di una sindrome depressiva in uno o entrambi i partner ha inoltre un impatto negativo sul funzionamento coniugale. La relazione in coppie in cui un partner soffre di depressione è infatti caratterizzata da insoddisfazione, problemi coniugali irrisolti, fonte di conflittualità, strategie di coping disfunzionali (evitamento o attacco), pattern comunicativi in cui sono predominanti incomprensioni, disaccordo, discussioni conflittuali e critiche.

Si può ipotizzare che la relazione tra depressione e cattivo funzionamento coniugale si alimenti attraverso processi relazionali ricorsivi che si esprimono nella dimensione del legame (Cigoli, 1997). La predisposizione del soggetto depresso a fare attribuzioni negative nei confronti di sé e degli altri, la ricerca costante di rassicurazioni circa il proprio valore, le distorsioni cognitive in base a cui si interpretano i comportamenti degli altri nei propri confronti, provocano reazioni negative e di rifiuto del partner, contribuendo a creare tensione nel rapporto di coppia. L'ambiente interpersonale stressante che il soggetto depresso ha creato intorno a sé e a cui è esposto, mantiene la patologia depressiva e rende vulnerabile alla depressione anche il partner.

La depressione, infine, rappresenta una complicanza psicologica frequentemente presente in chi ha subito un evento cardiaco. Non solo, ma si manifesta spesso anche nel partner del paziente cardiaco. Si può ipotizzare che ciò dipenda, al di là della predisposizione individuale del soggetto, dal carico psicologico e materiale che grava sul partner sano in seguito al verificarsi di un evento cardiaco nel coniuge. La ridistribuzione dei ruoli e delle responsabilità all'interno della coppia e i cambiamenti nello stile di vita e nelle routine comportano spesso uno sbilanciamento tra i partner, che vede, almeno per i primi tempi, il coniuge sano assumere la maggior parte delle responsabilità domestiche, economiche e di supporto strumentale ed emotivo al paziente e al resto della famiglia. Lo stress psicologico che ne consegue predispone all'insorgenza di sintomi depressivi.

La depressione nel coniuge sano può dipendere anche da un processo di influenzamento reciproco tra i partner. Caratteristica peculiare dei rapporti affettivi profondi, e della relazione di coppia in particolare, è infatti l'intenso coinvolgimento emotivo e la forte interdipendenza. In base a questi meccanismi, si può dare ragione al dato che emerge dalle ricerche, relativo all'esistenza di una correlazione significativa tra i livelli di depressione dei due partner. Tale fenomeno di influenzamento reciproco, noto come "depressione contagiosa", costituisce un importante fattore di rischio cardiaco, contribuendo alla vulnerabilità del soggetto a vari livelli. Sul piano relazionale, compromette la qualità del funzionamento coniugale. Sul piano fisiologico, è associato a un aumento della reattività cardiaca. Sul piano comportamentale, riduce la compliance medica ed è associato ad uno stile di vita poco salutare. Tutto ciò si risolve in un incremento notevole del rischio di sviluppo di una patologia cardiaca nei soggetti sani e di recidive nei pazienti cardiaci.

Il rischio cardiaco cui è esposto un paziente nel contesto di una relazione di coppia disfunzionale non dipende solo dall'impatto negativo che un cattivo funzionamento coniugale ha sull'attivazione fisiologica del soggetto. Un rapporto di coppia problematico peggiora la prognosi cardiaca del paziente anche perché il soggetto non trova nel partner una valida fonte di supporto strumentale ed emotivo per far fronte alla patologia. Ciò, per esempio, ha un impatto negativo sulla *compliance* medica del paziente: il soggetto, non percependo la sollecitudine e la fiducia del partner nei propri confronti, avrà un senso di efficacia personale ridotto e si impegnerà in modo insufficiente nella riabilitazione, compromettendone così il buon esito.

Il modello proposto per spiegare il rapporto esistente tra relazione di coppia, depressione e rischio cardiaco si suppone applicabile a entrambi i generi sessuali. È ovvio che le differenze di genere svolgono comunque un ruolo importante nel determinare le modalità con cui tali processi si manifestano in ciascun soggetto. La depressione, per esempio, è più frequente nel genere femminile.

Il modello esplicativo proposto ha importanti implicazioni cliniche. Lo stretto legame esistente tra relazione di coppia, depressione e rischio cardiaco suggerisce la necessità di tenere conto di tutti e tre i piani, relazionale, psicologico e somatico, quando si programmano interventi terapeutici o preventivi. La riabilitazione cardiaca può trarre notevoli benefici dalla considerazione del benessere psicologico del paziente e della qualità della relazione di coppia. La riduzione dei fattori di rischio cardiaco rappresentati dalla presenza di sintomi depressivi e da un cattivo funzionamento coniugale, favorisce il buon esito della riabilitazione.

L'eventualità di una terapia di coppia dovrebbe essere presa in considerazione quando si programmano interventi di prevenzione in soggetti a rischio o di cura in pazienti cardiaci. A tale riguardo, recenti ricerche condotte mediante la metodologia del trial clinico randomizzato dimostrano una maggiore efficacia della terapia di coppia, condotta sulla base del modello sistemico-relazionale, rispetto alla terapia cognitivo-comportamentale e alla sola terapia psicofarmacologica per il trattamento della depressione (Leff, 2000; Gupta et al. 2003; Jones e Asen, 2000; Barbato e D'Avanzo, 2008). La comprensione del contesto relazionale all'interno del quale si rappresenta la sintomatologia depressiva del paziente consente inoltre di comprendere meglio la relazione che in un percorso di cura si crea tra paziente-partner-servizio curante. All'interno del paradigma sistemico-relazionale, la malattia viene concepita come una prova che può danneggiare, ma anche migliorare la relazione (Cigoli e Mariotti, 2002). Un soggetto che può contare su una relazione di coppia caratterizzata da supporto, intimità e buona comunicazione innanzi tutto avrà meno probabilità di soffrire di un disturbo depressivo o di sviluppare una patologia cardiaca. Qualora si trovi ad affrontare un evento cardiaco, avrà comunque maggiori possibilità di sopravvivenza rispetto a un paziente con una relazione di coppia problematica e conflittuale. Una relazione coniugale funzionale, infatti, protegge dal rischio di recidive, riducendo la reattività cardiaca del soggetto, favorendo la *compliance* medica, l'impegno nella riabilitazione e l'assunzione di uno stile di vita salutare e contenendo, infine, l'insorgenza, la gravità e il mantenimento di sintomi depressivi nel paziente e nel partner.

Bibliografia

Bar On D (1987) Causal attributions and the rehabilitation of myocardial infarction victims. Journal of Social and Clinical Psychology 5:114-122
Barbato A, D'Avanzo B (2008) Efficacy of couple therapy as a treatment for depression: a meta-analysis. Psychiatr 79:121-132
Beach SR, Fincham FD et al (1998) Marital therapy in the treatment of depression: Toward a third generation of therapy and research. Clinical Psychology Review 18:635-661
Beck AT, Steer RA (1984) Internal consistencies of the original and revised Beck Depression Inventory. Journal of Clinical Psychology 40:1365-1367
Beck AT, Steer RA et al (1988) Psychometric properties of the Beck Depression Inventory: Twenty-five years of evaluation. Clinical Psychology Review 8:77-100
Beck AT, Ward CH et al (1961) An inventory for measuring depression. Archives of General Psychiatry 4:561-571
Bentler PM (1990) Comparative fit indexes in structural models. Psychological Bulletin 107:238-246
Bentler PM, Bonett DG (1980) Significance tests and goodness of fit in the analysis of covariance structure. Psychological Bulletin 88:588-606
Black N (1996) Why we need observational studies to evaluate the effectiveness of health care. BMJ 312:1215-1218
Brennan KA, Bosson JK (1998) Attachment-style differences in attitudes toward and reactions to feedback from romantic partners: An exploration of the relational bases of self-esteem. Personality and Social Psychology Bulletin 24:699-714
Broadwell SD, Light KC (1999) Family support and cardiovascular responses in married couples during conflict and other interactions. International Journal of Behavioral Medicine 6:40-63
Carney RM, Freedland KE, Eisen SA, Rich MW, Jaffe AS (1995) Major depression and medication adherence in elderly patients with coronary artery disease. Health Psychol 14:88-90
Cigoli V (1997) Intrecci familiari: realtà interiore e scenario relazionale. Cortina, Milano
Cigoli V, Mariotti M (2002) Il medico, la famiglia e la comunità. L'approccio biopsicosociale alla salute e alla malattia. Franco Angeli, Milano
Clulow C (2001) Adult attachment and couple psychotherapy: Brunner-Routledge, Hove
Coats AJ, Adamopoulos S, Radaelli A et al (1992) Controlled trial of physical training in chronic heart failure. Exercise performance, hemodynamics, ventilation, and autonomic function. Circulation 85:2119-2131
Cochrane WG (1977) Sampling Techniques. John Wiley and Sons, New York
Compare A, Germani E, Proietti R, Janeway D (2011) Clinical Psychology and Cardiovascular Disease: An Up-to-Date Clinical Practice Review for Assessment and Treatment of Anxiety and Depression. Clinical Practice and Epidemiology in Mental Health 7
Compare A, Gondoni LA, Molinari E (2006) Psychological Risk Factors for Cardiac Disease and Pathophysiological Mechanisms: An Overview. In: Molinari E, Compare A, Parati G (eds) Clinical psychology and heart disease. Springer, New York, pp 21-34
Compare A, Grossi E (2011) Stress e disturbi da somatizzazione. Evidence Based Practice in psicologia clinica. Springer, Milano. In press

Compare A, Manzoni GM, Molinari E (2006) Type A, Type D, Anger-Prone Behavior and Risk of Relapse in CHD Patients. In: Molinari E, Compare A, Parati G (eds) Clinical psychology and heart disease. Springer, New York, pp 187-216

Compare A, Manzoni GM, Molinari E, Möller A (2007) Personalità di tipo A e di tipo D, rabbia e rischio di recidiva cardiaca. In: Molinari E, Compare A, Parati G (eds) Mente e cuore. Clinica psicologica della malattia cardiaca. Springer, Milano, pp 135-162

Compare A, Manzoni GM, Molinari E, Moser D, Zipfel S, e Rutledge T (2007) Ansia e malattia cardiaca. In: Molinari E, Compare A, Parati G (eds) Mente e cuore. Clinica psicologica della malattia cardiaca. Springer, Milano, pp 109-134

Compare A, Molinari E, McCraty R, Tomasino D (2007) Interventi psicologici per la gestione dello stress. In: Molinari E, Compare A, Parati G (eds) Mente e cuore. Clinica psicologica della malattia cardiaca. Springer, Milano, pp 389-405

Compare A, Molinari E, Ruiz JM, Hamann HA, Coyne J (2007) Contesto interpersonale e qualità della relazione di coppia come fattore di protezione/rischio in pazienti con malattia cardiaca. In: Molinari E, Compare A, Parati G (eds) Mente e cuore. Clinica psicologica della malattia cardiaca. Springer, Milano, pp 181-206

Compare A, Proietti R, Germani E, Janeway D (2011a) Anxiety and depression: Risk factors for cardiovascular disease. In: Dornelas E (ed) Stress proof the heart. Behavioral approaches for cardiac patients. Springer, New York

Compare A, Proietti R, Grossi E, Del Forno D, Giallauria A, Vitell A et al (2011b) Vulnerable Personality and Takotsubo cardiomyopathy consequent to emotional stressful events: a clinical case report. Monaldi Arch Chest Dis 76

Compare A, Simioni M (2006) The Art of Listening to Cardiac Patient and his Family: the Meanings of Suffering Along Temporal Dimension. In: Molinari E, Compare A, Parati G (eds.) Clinical psychology and heart disease. Springer, New York, pp 349-368

Corbetta PG (1992), Metodi di analisi multivariata per le scienze sociali. Il Mulino, Bologna

Coyne JC, Rohrbaugh MJ, Shoham V et al (2001). Prognostic importance of marital quality for survival of congestive heart failure. American Journal of Cardiology 88:526-529

Coyne JC (2001) Depression and the response of others. In: Parrott W (ed) Emotions in social psychology: Essential readings. Psychology Press, Philadelphia, pp 231 238

Coyne JC, Thompson R, Palmer SC (2002) Marital quality, coping with conflict, marital complaints, and affection in couples with a depressed wife. Journal of Family Psychology 16:26-37

Fincham FD, Beach SR (1999) Conflict in marriage: Implications for working with couples. Annual Review of Psychology 50:47-77

Fincham FD, Beach SR (1999) Marriage in the new millennium: Is there a place for social cognition in marital research? Journal of Social and Personal Relationships 16:685-704

Florin I, Nostadt A, Reck C et al (1992) Expressed emotion in depressed patients and their partners Family Process 31:163-172

Fonagy P, Target M (1997) Attachment and reflective function: their role in self-organization. Dev Psychopathol 9:679-700

Freud S (1925) Inibizione, sintomo e angoscia (Vol 10). Bollati Boringhieri, Torino

Glassman AH, Rodriguez AI et al (1998) The use of antidepressant drugs in patients with heart disease. Journal of Clinical Psychiatry 59:16-21

Gottman JM, Levenson RW (1988) The social psychophysiology of marriage. In: Noller P, Fitzpatrick MA (eds) Perspectives on marital interaction. Monographs in social psychology of language. Multilingual Matters Ltd, Clevedon, pp 182-200

Gupta M, Coyne JC, Beach S (2003) Couples treatment for major depression: critique of the literature and suggestions for some different directions. Journal of Family Therapy 25:317-346

Herrmann C, Brand Driehorst S et al (1998) Diagnostic groups and depressed mood as predictors of 22-month mortality in medical inpatients. Psychosomatic Medicine 60:570-577

Hooley JM, Orley J, Teasdale JD (1986) Levels of expressed emotion and relapse in depressed patients. British Journal of Psychiatry 148:642-647

Jones E, Asen E (2000) Systemic Couple Therapy and Depression. Karnac, London

Jöreskog KG, Sörbom D (1989) LISREL 7. A guide to the program and application. Spss Publication, Chicago

Kaplan JR, Adams MR, Clarkson TB et al (1996) Psychosocial factors, sex differences, and atherosclerosis: lessons from animal models. Psychosom Med 58:596-611

Kaplan JR, Pettersson K, Manuck SB, Olsson G (1991) Role of sympathoadrenal medullary activation in the initiation and progression of atherosclerosis. Circulation 84:23-32

Kiecolt Glaser JK, Glaser R et al (1998) Marital stress: Immunologic, neuroendocrine, and autonomic correlates. In: McCann SM, Lipton JM (eds) Annals of the New York Academy of Sciences, Vol 840. New York Academy of Sciences, New York, pp 656-663

Kiecolt Glaser JK, Page GG et al (1998) Psychological influences on surgical recovery: Perspectives from psychoneuroimmunology. American Psychologist 53:1209-1218

Kral BG, Becker LC, Blumenthal RS et al (1997) Exaggerated reactivity to mental stress is associated with exercise-induced myocardial ischemia in an asymptomatic high-risk population. Circulation 96:4246-4253

Krantz DS, Helmers KF, Bairey CN et al (1991) Cardiovascular reactivity and mental stress-induced myocardial ischemia in patients with coronary artery disease. Psychosom Med 53:1-12

Laurenceau JP, Barrett LF et al (1998) Intimacy as an interpersonal process: The importance of self-disclosure, partner disclosure, and perceived partner responsiveness in interpersonal exchanges. Journal of Personality and Social Psychology 74:1238-1251

Leff J, Vearnals S, Brewin CR et al (2000) The London Depression Intervention Trial. Randomised controlled trial of antidepressants v. couple therapy in the treatment and maintenance of people with depression living with a partner: clinical outcome and costs. Br J Psychiatry 177:95-100

Lynch TR, Robins CJ, Morse JQ (2001) Couple functioning in depression: The roles of sociotropy and autonomy. Journal of Clinical Psychology 57:93-103

Malfatto G, Facchini M, Sala L et al (2000) Relationship between baseline sympatho-vagal balance and the autonomic response to cardiac rehabilitation after a first uncomplicated myocardial infarction. Ital Heart J 1:226-232

McKee M, Britton A, Black N et al (1999) Methods in health services research. Interpreting the evidence: choosing between randomised and non-randomised studies. BMJ 319:312-315

Mikulincer M, Florian V et al (2002) Attachment security in couple relationships: A systemic model and its implications for family dynamics. Family Process 41:405-434

Molinari E, Compare A, Parati G (2007) Mente e cuore. Clinica psicologica della malattia cardiaca. Springer, Milano

Molinari E, Compare A, Parati G (2006) Clinical psychology and heart disease. Springer, New York

O'Leary KD, Christian JL et al (1994) A closer look at the link between marital discord and depressive symptomatology. Journal of Social and Clinical Psychology 13:33-41

Penninx BW, Guralnik JM et al (1998) Depressive symptoms and physical decline in community-dwelling older persons. JAMA 279:1720-1726

Penninx BW, Guralnik JM et al (1998) Emotional vitality among disabled older women: The Women's Health and Aging Study. Journal of the American Geriatrics Society 46:807-815

Penninx BW, van Tilburg T et al (1998) Effects of social support and personal coping resources on depressive symptoms: Different for various chronic diseases? Health Psychology 17:551-558

Picardi A, Bitetti D et al (2000) La scala "Experiences in close relationships" (ECL), un nuovo strumento per la valutazione dell'attaccamento negli adulti: Traduzione, adattamento e validazione della versione italiana. / Development and validation of an Italian version of the questionnaire "Experiences in Close Relationships", a new self-report measure of adult attachment. Rivista di Psichiatria 35:114-120

Pietromonaco PR, Barrett LF (2000) Attachment theory as an organizing framework: A view from different levels of analysis. Review of General Psychology 4:107-110

Pietromonaco PR, Barrett LF (2000) The internal working models concept: What do we really know about the self in relation to others? Review of General Psychology 4:155-175

Pistole MC (1993) Attachment relationships: Self-disclosure and trust. Journal of Mental Health Counseling 15:94-106

Reis HT, Shaver P (1988) Intimacy as an interpersonal process. In: Duck S, Hay DF (eds) Handbook of personal relationships: Theory, research and interventions. John Wiley & Sons, Oxford, pp 367-389

Rosenbaum PR (1995) Observational Studies. Springer, New York

Rosenwinkel ET, Bloomfield DM, Arwady MA, Goldsmith RL (2001) Exercise and autonomic function in health and cardiovascular disease. Cardiol Clin 19:369-387

Ruiz JM, Hamann HA, Coyne J, Compare A (2006) In sickness and in health: Interpersonal risk and resilience in cardiovascular disease. In: Molinari E, Compare A, Parati G (eds.) Clinical psychology and heart disease. Springer, New York, pp 233-272

Scott Long J (1994) Confirmatory Factor Analysis: A Preface to LISREL. In: Lewis-Beck MS (ed) Factor Analysis and Related Techniques. Sage Publications/Toppan Publishing, Thousand Oaks, pp 247-329

Simonsick EM, Wallace RB et al (1995) Depressive symptomatology and hypertension-associated morbidity and mortality in older adults. Psychosomatic Medicine 57:427-435

Tietz NW (1997) Practice guideline for cardiac profiling. Am J Clin Pathol 108:696-699

Tucker LR, Lewis C (1973) The rialibility coefficient for maximum likelihood factor analysis. Psychometrika 38:1-10

Watkins LL, Grossman P (1999) Association of depressive symptoms with reduced baroreflex cardiac control in coronary artery disease. Am Heart J 37:453-457

Weissman MM, Leaf PJ et al (1988) The epidemiology of dysthymia in five communities: Rates, risks, comorbidity, and treatment. American Journal of Psychiatry 145:815-819

Whiffen VE, Aube JA (1999) Personality, interpersonal context and depression in couples. Journal of Social and Personal Relationships 16:369-383

Wittstein I, Proietti R, Compare A (2011) Psychiatric symptoms, personality profile and Takotsubo syndrome: Clinical considerations. In: Dornelas E (ed) Stress proof the heart. Behavioral approaches for cardiac patients. Springer, New York

Pratica clinica: la *Emotionally Focused Couple Therapy* con pazienti cardiopatici depressi

7.1 Introduzione

La pratica clinica psicologia con i pazienti cardiopatici che presentano una sintomatologia depressiva evidenzia in modo chiaro come sia necessario occuparsi, oltre che del vissuto psicologico sintomatico depressivo, anche della dimensione traumatica che lo sottende. La dimensione traumatica è correlata al pericolo di perdere la vita, che assume centralità nella comprensione emotiva dei significati caratteristici dei pazienti con patologia cardiaca e dei loro partners.

Il pericolo di perdere la vita è sperimentato oltre che dai pazienti anche dai loro partner e in ogni momento: dall'attesa in sala d'aspetto, a quando sono accanto al letto del partner-paziente "aggrappati a ogni singolo battito cardiaco" (Compare e Grossi, 2011).

Come è stato detto nei capitoli precedenti, la letteratura scientifica che ha studiato la componente psicologica nei pazienti cardiopatici ha principalmente posto la propria attenzione sull'individuo, trascurando la dimensione relazionale e, quindi, la relazione di coppia. Solo negli ultimi anni si sono affacciati sulla scena scientifica internazionale studi che si sono focalizzati sul primato della relazione di coppia nel processo di adattamento a questa esperienza traumatica e minacciosa per la vita che la malattia cardiaca rappresenta (Coyne e Smith, 1994). Come è stato più volte detto nei precedenti capitoli del volume, la relazione di coppia costituisce un elemento della causalità, un fattore chiave nel coping e un' importante risorsa per il decorso clinico della condizione sintomatica cardiaca e psicologica (Hallaraker, Arefjord et al. 2001): il partner è colui che contribuisce in maniera maggiormente rilevante e influente alla creazione di un contesto di sostegno durante la fase acuta della patologia cardiaca (Elizur e Hirsh, 1999).

Obiettivo del presente capitolo è quello di presentare i significati della dimensione emotiva traumatica della condizione psicologica del paziente cardiopatico e mostrare il ruolo del partner nel processo di cura psicologica del paziente. Rispetto alla pratica clinica psicoterapeutica con le coppie di pazienti cardiopatici depressi, verrà descritta la tecnica dell'*Emotionally Focused Therapy* (EFT) in quanto tecnica terapeutica *evidence-based* che, con questa tipologia di pazienti, ha mostrato elevati livelli di efficacia e di efficienza nelle ricerche scientifiche internazionali (Molinari, Compare e Parati, 2006, 2007; Compare, Gondoni e Molinari, 2006; Compare, Proietti et al. 2011a, 2011b; Compare, Germani et al. 2011).

7.2   Il paziente nascosto: il partner

Gli studi sul supporto sociale ai partner di pazienti cardiopatici evidenziano che non sono gli aspetti quantitativi, numero di relazioni, ma gli aspetti qualitativi, la soddisfazione derivante dal supporto fornito dai partner, a essere correlati a un riassestamento emotivo e all'utilizzo di servizi per la cura della salute (Hallaraker et al. 2001).

I partner dei pazienti con cardiopatia sono stati descritti come "i pazienti nascosti" (Fengler et al. 1995) e hanno un elevato rischio di esordio di una patologia psicologica in seguito all'episodio cardiaco acuto del loro partner (Coyne e Smith, 1991). I partner hanno mostrato elevati livelli di stress psicologico, tra i quali ansia e depressione, rispetto ai pazienti affetti da patologia cardiaca (Mayou, Foster, e Williamson, 1978; Mayou et al. 1978; Michela, 1987; Speedling, 1982). Inoltre, il 24-38% dei partner evidenziano persistenti sintomi di stress psicologico, come la depressione, a un anno di distanza dall'episodio cardiaco acuto che ha coinvolto il partner (Coyne et al. 1991; Shanfield, 1990; Thompson e Meddis, 1990).

Fondamentale per il benessere psicologico del partner è la qualità della relazione di coppia (Coyne et al. 1991; Kriegsman, Penninx e van Eijk, 1994; Coyne et al. 1991; Croog et al. 1978).

È stato riscontrato che la salute del paziente cardiopatico è direttamente associata all'abilità di coping posseduta dal partner e all'abilità di utilizzare in maniera efficace le risorse familiari e le reti di supporto sociale (Collins, White-Williams, e Jalowiec, 1996; McSweeney, Richards, Innerarity, Clark e Mitchell, 1995).

I fattori stressanti che hanno un impatto significativo sulla salute mentale del partner durante la fase acuta di ospedalizzazione per patologia cardiaca riguardano (Bramwell, 1986; Gillis, 1984; Thompson e Cordle, 1988):
- la sensazione di perdita di controllo su ciò che sta accadendo al loro partner e sul decorso ospedaliero;
- il sentirsi non informati dal personale dell'ospedale;
- la mancanza di informazioni riguardo la ripresa dell'attività sessuale;
- le opportunità limitate di esprimere il loro disagio emotivo legato alla paura di perdere il proprio partner;
- la sicurezza della relazione di coppia, la paura del cambiamento dei ruoli familiari;
- l'autobiasimo: l'avvertire che in qualche modo esso abbia avuto un ruolo nella malattia del proprio partner;
- vivere con la paura che il partner muoia.

7.3 L'influenza della malattia cardiaca sulla relazione di coppia

È stata riscontrata una relazione significativa tra il livello di sofferenza psicologica di ciascun partner e la capacità della coppia ad adattarsi e affrontare la malattia cardiaca. Quando il livello di sofferenza emotiva del paziente aumenta, la stessa cosa accade al partner. I livelli di sofferenza emotiva, sia nel partner che nel paziente, sono stati identificati come significativi: il 57% dei pazienti e il 40% dei partner incontrano i criteri diagnostici per un disturbo psicologico in seguito all'episodio cardiaco. I ricercatori hanno suggerito che questo dato è interpretabile come un' espressione dell'empatia (Coyne et al. 1994; Rohrbaugh et al. 2002). Allo stesso tempo, la sofferenza emotiva del partner può essere predetta da report retrospettivi riguardanti la qualità della relazione di coppia prima dell'evento cardiaco acuto (Coyne et al. 1994). Quest'informazione è cruciale per la comprensione della necessità di coinvolgere il partner nel processo di cura, specialmente considerando che bassi livelli di sofferenza psicologica nei partner sono risultati essere predittori di una più elevata autoefficacia nel paziente in seguito all'episodio cardiaco acuto (Coyne et al. 1994).

Data la forte correlazione esistente tra i livelli di sofferenza emotiva che i due partner manifestano nell'affrontare la patologia cardiaca, è inevitabile il fatto che la patologia cardiaca abbia un impatto sulla relazione di coppia. Si è notato che la patologia cardiaca aumenta la vicinanza emotiva tra i membri della coppia, ma, allo stesso tempo, i problemi della relazione esistenti prima dell'episodio cardiaco tendono a peggiorare dopo un episodio acuto (Orth-Gomer, Wamala et al. 2000; Wishnie, Hackett e Cassem, 1971).

La preoccupazione legata alla relazione, riferita dalle coppie che devono affrontare la malattia cardiaca, riguarda (McSweeney et al. 1995):
- la ripresa di un'attività sessuale dopo l'evento coronarico;
- il potenziale impatto della malattia cardiaca sulla soddisfazione legata alla relazione di coppia;
- le preoccupazioni riguardanti la salute del partner;
- il senso di colpa e il risentimento riguardo al modo in cui la malattia sta influenzando le loro vite (Compare, Manzoni e Molinari, 2006; Compare, Manzoni et al. 2007; Wittstein, Proietti e Compare, 2011; Compare, Proietti et al. 2011, 2011b).

Nell'imparare ad affrontare la malattia cardiaca, le coppie hanno bisogno di adattarsi a una ri-assegnazione dei ruoli, a una ri-distribuzione delle responsabilità, assumendosi dei compiti correlati alla gestione della malattia e controllare le emozioni conflittuali che originano da questi cambiamenti (Elizur et al. 1999).

7.4 L'influenza della relazione di coppia sulla malattia cardiaca

È stato riscontrato che i fattori psicosociali sono predittori dell'adattamento conseguente a un evento cardiaco acuto (Allen, Becker e Swank, 1990; Fontana e Kerns,

1989; Trelawny-Ross e Russell, 1987). Data la rilevanza della relazione di coppia nella vita del paziente, questa è un'importante area di studio dei processi che delineano il decorso della patologia.

Si riscontra che la relazione di coppia è importante nel predire il ricovero dovuto a un episodio cardiaco; infatti, i pazienti che ricevono visite più frequenti da parte dei loro partner, utilizzano meno farmaci e hanno ridotti tempi di ricovero (Kulic e Mahler, 1989).

Il sostegno emotivo fornito dal partner, la coesione relazionale e il tempo trascorso insieme esercitano un diretto contributo al processo di cura: infatti, questi fattori inducono a una diminuzione del rischio di morte e a un aumento delle funzionalità psicologiche durante la fase di recupero (Elizur et al. 1999; Ell e Haywood, 1984; Hanson, Isacsson, Janzon, e Lindell, 1989).

L'intimità relazionale favorisce una diminuzione delle preoccupazioni legate ai sintomi e alla morte (Fontana et al. 1989). È stato riscontrato che le coppie che sentono di potere affrontare discussioni aperte con il partner riguardo i loro sentimenti sperimentano un più basso livello di angina conseguente a un evento cardiaco acuto e un minore tasso di riospedalizzazione (Helgeson, 1991).

I problemi relazionali cronici aumentano il rischio di un ulteriore evento cardiaco nell' arco di 5 anni (Balog et al. 2003). I pazienti di sesso femminile che avevano una grave sofferenza emotiva dovuta alla relazione di coppia mostravano un rischio tre volte maggiore di insorgenza di un nuovo evento coronarico (Orth-Gomer et al. 2000). Inoltre, una scarsa comunicazione nella coppia è stata riscontrata predire la mortalità dopo un episodio acuto (Coyne et al. 1994). È stato evidenziato che il conflitto di coppia è un fattore responsabile dello sviluppo di un'eccessiva reattività cardiovascolare allo stress, a sua volta fattore di rischio per lo sviluppo dell'ipertensione e della malattia cardiaca (Kiecolt-Glaser et al. 2001; Ewart, Taylor, Kraemer e Agras, 1991; Carels, Sherwood e Blumenthal, 1998).

Relativamente al decorso della patologia, il sostegno attivo del partner favorisce l'aderenza terapeutica, la diminuzione dell'ansia e della depressione nel paziente e un miglioramento delle strategie di coping (McCurry e Thomas, 2002; Trevino, Young, Groff e Jono, 1990). Inoltre, per Ewart (1991) i conflitti relazionali contribuiscono a un aumento del tono simpatico.

7.5 L'evento cardiaco come evento traumatico: il paradigma teorico dell'attaccamento

La definizione di trauma nel Manuale Diagnostico e Statistico dei Disturbi Mentali (DSM IV-R) (American Psychiatric Association, 2000) richiede che una persona sia stata esposta a un evento traumatico in cui la persona stessa abbia sperimentato, sia stata testimone, o sia stata posta a confronto con uno o più eventi che coinvolgano l'attuale o la minacciata morte o un serio danneggiamento, e che la risposta della persona comprenda intensa paura, senso di impotenza o di orrore. Le risposte a un evento traumatico sono spesso sperimentate attraverso pensieri intrusivi riguardanti l'evento, un senso di rivivere l'esperienza, un intenso stress psicologico di fronte all'esposizione a fattori interni ed esterni che ricordano l'evento traumatico, una reattività fisiologica dovuta all'esposizione a fattori interni ed esterni che simboleggiano o somigliano a un aspetto dell'evento traumatico. Questa condizione può essere associata a un persistente evitamento dei fattori che possono portare alla memoria l'evento e, specialmente nel caso della malattia cardiaca, dall'evitare le sensazioni fisiche che possono ricordare l'evento cardiaco, a un ristretto grado di sentimenti, quali il provare a controllare le emozioni legate all'evento cardiaco e a un senso di prefigurazione del futuro (Ruiz, Hamann et al. 2006; Compare, Molinari et al. 2007). L'aumentata attivazione è spesso rappresentata da un' ipervigilanza e, nel caso della malattia cardiaca, ciò può essere collegato alla consapevolezza della vicinanza della morte da parte del paziente (*American Psychiatric Association*, 2000).

McCurry (2002), nel suo studio qualitativo, ha esaminato gli effetti della malattia cardiaca sui partner dei pazienti in attesa di trapianto di cuore. Le tematiche che continuamente sono emerse nelle sue interviste con le mogli includevano l'ipervigilanza, la difficoltà a gestire emozioni opprimenti, l'ansia e la focalizzazione emotiva sul partner. La possibilità di morire si presenta come una tematica sempre presente nell'esperienza di questi partner e i partner stessi riportano di essere sempre consapevoli e spaventati da questa realtà. Altri studi hanno scoperto che le coppie che devono affrontare gravi problemi fisici di salute indicano di avere difficoltà ad attuare strategie di coping a causa dell'incertezza e della imprevedibilità della salute dei loro partner (Buse, Dew e Davidson, 1996; Mishel e Murdaugh, 1987). La focalizzazione sul problema e la necessità di controllarlo può essere molto difficile da abbandonare e distruttiva per il funzionamento della coppia (McCurry et al. 2002). Queste descrizioni sono molto evocative per la nostra crescente comprensione dell'effetto del trauma e sostengono l'ipotesi di estendere la definizione di trauma anche agli eventi cardiaci che sono minacciosi per la vita, potenzialmente ricorrenti e spaventosi.

Il sentirsi sicuri con la persona amata aumenta la capacità di gestione emotiva delle esperienze traumatiche. Gli esseri umani sono sopravvissuti per millenni grazie al fatto di essere "esseri sociali", in grado di fornire alla loro persona amata un rifugio sicuro e un punto di riferimento da cui partire per esplorare e imparare a conoscere il mondo (Bowlby, 1969; Johnson, 2002). Un attaccamento sicuro favorisce lo sviluppo di capacità per resistere di fronte alla paura. L'isolamento e la mancanza di un attaccamento sicuro, associati alla vulnerabilità, esacerbano l'effetto dell'evento traumatico e ostacolano lo sviluppo di un senso di sé integrato. Il modello dell'attaccamento è stato anche descritto come una "teoria del trauma" (Atkinson, 1997) per denotare come l'isolamento e la separazione siano esperienze fortemente negative per gli esseri umani, specialmente nei momenti di maggiore vulnerabilità (Compare, Mason e Molinari, 2007).

Le relazioni interpersonali mediano l'impatto del trauma sia nel breve che nel lungo periodo e (Johnson e Whiffen, 2003; Lynskey e Fergusson, 1997; Runtz e Schallow, 1997) la presenza della cura attenua lo stress conseguente a un trauma. I pazienti cardiopatici con una soddisfacente relazione di coppia possono contare sul conforto e sul supporto emotivo dato dal partner, riuscendo così a dare significato e forma alle esperienze difficili (Pennebaker, 1985; Schore, 1994; Lynskey et al. 1997; Runtz e Schallow, 1997).

7.6 I vantaggi della psicoterapia di coppia con i pazienti cardiopatici

Volendo considerare la più importante relazione nella vita del paziente, i terapeuti possono aiutare a minimizzare i fattori di rischio nel corso del tempo che contribuiscono a una diminuzione della mortalità e morbilità e a un aumento dell'abilità della coppia a sostenersi l'un l'altro nel affrontare l'impatto con la CHD.

La terapia di coppia offre un valido sostegno nel far fronte ai cambiamenti correlati alla malattia, nell'affrontare il dolore delle perdite legate alla malattia cardiaca e nell'analizzare l'evento traumatico connesso all'evento acuto. Per le coppie con elevata disfunzionalità relazionale associare la terapia di coppia è un utile strumento per ridurre e modificare gli aspetti relazionali "tossici", quali la conflittualità e la ridotta coesione, fattori di rischio cardiaco.

La qualità della relazione ha un impatto sulla probabilità di ricorrenza della malattia. Rispetto ai meccanismi psicofisiologici, le relazioni di coppia agiscono come fattori protettivi di supporto (Kiecolt-Glaser e Newton, 2001) o come catalizzatori di rischio. La qualità della relazione di coppia si presenta come moderatore del legame tra depressione e rischio cardiaco, proteggendo o aumentandone la vulnerabilità (Elizur et al. 1999). L'essere parte di una stretta relazione che fornisce sostegno emotivo diminuisce significativamente l'insorgenza di nuovi episodi cardiaci. mentre i pazienti coinvolti in relazioni caratterizzate da una combinazione di bassa intimità e di elevato conflitto sperimentano un livello maggiore di depressione (Orth-Gomer, Wamala, et al. 2000; Waltz, 1986). Rispetto al rischio cardiaco, il conflitto di coppia è stato associato ad alti livelli di catecolamine e di corticotropine (Orth-Gomer, Wamala, Horsten e Schenck-Gustafsson, 2000), che aumentano il rischio cardiovascolare. Il conflitto di coppia è stato anche associato a un aumento della pressione sanguigna, che è un fattore di rischio per il CHD (Balog et al. 2003). Gli studi che hanno esaminato l'impatto della relazione di coppia sul funzionamento del sistema immunitario (Kiecolt-Glaser, 1998) hanno evidenziato che i livelli di cortisolo aumentavano durante il conflitto e diminuivano quando i partner stavano parlando degli aspetti positivi della loro relazione. Il dato era maggiormente marcato per le donne, le quali presentavano un rapido aumento di cortisolo e una lenta e ridotta diminuzione. Recenti e ulteriori hanno confermato questo processo evidenziando come le relazioni di coppia disfunzionali, che contribuiscono al mantenimento della sintomatologia depressiva nel paziente, determinano, sempre nel paziente, una diminuzione del funzionamento del sistema immunitario (Emery, 1982; Gottman e Katz, 1989; Kiecost-Glaser, 1993). Quindi, il legame tra relazione di coppia, depressione e rischio cardiaco è supportato da importanti evidenze scientifiche che ne evidenziano i fattori psicofisiologici alla base.

Schmaling e Sher (1997) enfatizzano come sia di estrema utilità includere i partner nella terapia con pazienti affetti da patologie cardiache croniche e acute. La psicoterapia di coppia in pazienti cardiopatici diminuisce l'ansia sia nei pazienti che nei loro partner (Johnston, Foulkes, Johnston, Pollard e Gudmundsdottir, 1999). In modo simile, è stato riscontrato che gli interventi psicosociali aggiunti ai programmi di riabilitazione riducono in modo significativo la mortalità e la ricorrenza di eventi cardiaci acuti del 40% (Linden, Stossel e Maurice, 1996). I pazienti con relazioni di coppia funzionali mostrano un maggiore grado di elasticità al cambiamento degli stili di vita verso una condizione connessa a una migliore salute (Elizur et al. 1999). I partner che evitano di manifestare i propri sentimenti e che sentono di dover proteggere il paziente dalle paure sono quelli che manifestano più elevati livelli di stress; al contrario, i partner che riportano più bassi livelli di ansia in seguito alla patologia cardiaca del partner sono maggiormente in grado di fare piani per il futuro e più capaci di far fronte ai cambiamenti correlati al ricovero dovuto all'evento cardiaco (Arefjord, Hallarakeri, Havik e Gunnar Maeland, 1998; Coyne et al. 1994; Helgeson, 1991).

La terapia di coppia favorisce la remissione del sintomo: la terapia di coppia favorisce l'aderenza alla terapia medica e la *compliance* alle prescrizioni (Baucom, Shoham, Mueser, Daiuto e Stickle, 1998). I partner giocano un ruolo importante nel sostenere i pazienti nei loro programmi riabilitativi (Rankin-Esquer et al. 2000). Inoltre, i partner favoriscono l'assunzione e il mantenimento di stili di vita salutari anche dopo la riabilitazione (Brownell, Heckerman, Westlake, Hayes e Monti, 1978; Israel e Saccone, 1979; Murphy et al. 1982).

La letteratura scientifica sull'argomento evidenzia la presenza di approcci empiricamente validati di terapia di coppia con pazienti affetti da patologia cardiaca. Tra le tecniche empiricamente validate vi sono:
- L'*Emotionally Focused Couple Therapy* (EFCT) (Kowal, Johnson e Lee, 2003). Verrà descritta nei paragrafi seguenti di questo capitolo.
- Modello di Rankin-Esquer e colleghi (2000): terapia di coppia cognitivo-comportamentale focalizzata sul miglioramento dell'abilità di coppia di affrontare lo stress e di dare origine a fonti di sostegno all'interno della relazione. Si declina in tre fasi nella terapia: 1) focalizzazione sull'elaborazione dell'esperienza dell'evento cardiaco, 2) esplorazione di come la relazione influenzi e sia influenzata dall'evento cardiaco, 3) miglioramento delle funzioni relazionali e di supporto emotivo della coppia.

7.7 Il modello dell'*Emotionally Focused Therapy* per coppie con pazienti cardiopatici

L'EFT è stata ampiamente sottoposta a validazione scientifica ed è stata ritenuta efficace nel trattamento di diversi sintomi tra cui la depressione (Dessaules, 1991; Johnson, 1998) e il disturbo post traumatico da stress (Johnson e Williams-Keeler, 1998; Johnson, 2002).

Il modello della EFT si basa sulla teoria dell'attaccamento. Nel modello teorico dell'attaccamento gli esseri umani sono istintivamente guidati a sviluppare e a mantenere forti legami affettivi con gli altri significativi (Bowlby, 1988). Nella relazione di coppia attaccamenti di tipo sicuro sono rappresentati da relazioni che sono basate sulla reciprocità e in cui entrambi i partner si sentono vicini, sicuri e accuditi (Johnson,

Makinen, e Millikin, 2001). Legami di tipo sicuro sono caratterizzati da apertura e responsabilità dei partner l'uno nei confronti dell'altro. Questi legami permettono ai membri della coppia di aiutarsi l'un l'altro nella regolazione della condizione emotiva che si origina nel contesto di vita legato a una malattia (Johnson e Whiffen, 2003). Le relazioni disfunzionali sono invece basate su un attaccamento insicuro. All'interno di questi legami di attaccamento di tipo insicuro i bisogni di conforto, sicurezza e vicinanza non ottengono risposta dal partner a causa delle risposte emozionali negative e a causa dei pattern di interazione che bloccano la connessione emotiva e il legame tra i partner. La terapia si focalizza principalmente sulla riorganizzazione dei pattern di risposta emozionale e sull'incrementare l'attaccamento sicuro tra i partner (Johnson, 1996; Johnson, 2002).

L'EFT è stata sviluppata agli inizi degli anni '80 come risposta a una mancanza di approcci non comportamentali testati e standardizzati nel campo della terapia di coppia. Inizialmente, il filone di studi si è focalizzato sul cambiamento cognitivo e comportamentale, mentre ha lasciato inesplorato il ruolo dell'emozione, sia nella teoria che nella pratica. L'*Emotionally Focused Couple Therapy* (EFCT) è stata empiricamente validata e attualmente è riconosciuto come il secondo trattamento di coppia con tale validazione (Baucom et al. 1998; Alexander, Holtzworth-Munroe e Jameson, 1994). Gli studi di validazione dell'EFT hanno utilizzato la *Dyadic Adjustment Scale* (DAS) (Spanier, 1976) come strumento di misurazione delle disfunzione di coppia. In una recente revisione internazionale sull'EFT è stato rilevato (Johnson e Greenberg, 1985a; Johnson e Greenberg, 1985b; Johnson e Talitman, 1997; Gordon Walker, Johnson, Manion e Cloutier, 1996) un significativo miglioramento nei punteggi ottenuti dalle coppie al DAS rispetto alle coppie di controllo e rispetto alle coppie precedentemente in trattamento; inoltre, nel 70-75% delle coppie trattate con l'EFT si aveva una completa remissione della disfunzionalità di coppia (Johnson, Hunsley, Greenberg e Schindler, 1999).

Il modello della EFCT integra prospettive inter e intrapersonali, nonchè orientamenti esperienziali e sistemici, (Knowles, Johnson e Lee, 2003).

Johnson (2002) ha ipotizzato che la disfunzione relazionale derivi dal fallimento della relazione d'attaccamento di coppia nel fornire una base sicura per uno o per entrambi i partner. Quando questa base sicura non è disponibile sopraggiunge un' intensificazione dei comportamenti di attaccamento quali l'eccessiva dipendenza, l'evitamento o l'isolamento. Questa mancanza di comprensione continua a generare sempre più insicurezza fino al momento in cui il carico emotivo non può più essere sostenuto e dà luogo a una totale mancanza di sintonia emotiva. La sintonia nelle relazioni adulte si esprime nell'essere emotivamente sensibili nei confronti del partner e delle emozioni che prova e manifesta. Dato che le risposte che caratterizzano un attaccamento di tipo insicuro diventano estreme e impermeabili, esse possono rendere i partner quasi incapaci di comprensione emotiva, base di un legame sicuro. L'evitamento rende difficile apportare modifiche allo stile di attaccamento fino al momento in cui, infine, entrambi i partner si isolano. Comprendere il modo in cui la coppia può giocare un ruolo nello sviluppo e nel mantenimento della sintomatologia depressiva ha reso necessario ai clinici integrare la consapevolezza dei processi legati all'attaccamento nel processo terapeutico di coppia (Johnson e Whiffen, 2003).

Assunto di base dell'EFT è che ciò che inibisce la comunicazione e la capacità di risolvere i conflitti di coppia sia il fallimento della coppia nell'esprimere le emozioni e i bisogni sottostanti. Questi pattern interattivi possono essere cambiati nello svelare i bisogni emotivi nascosti, i bisogni di attaccamento e l'identificazione dei cicli interattivi negativi (Johnson, 1998b). In questo modo non solo viene facilitata l'espressione dei bisogni, ma può anche esserci la creazione di nuove risposte da parte del partner (Johnson, 1996b; Johnson e Whiffen, 1999).

Il processo di cambiamento, dunque, richiede uno spostamento da un ciclo interattivo disfunzionale del tipo biasimo/difesa verso un legame sicuro di attaccamento, caratterizzato da una più profonda sensibilità emotiva reciproca.

Un principio basilare dell'EFT per coppie con pazienti cardiopatici è la nozione che aiutare le coppie nella creazione o nel mantenimento di un legame di attaccamento di tipo sicuro sarà d'aiuto al paziente cardiopatico e al suo partner nell'affrontare l'esperienza traumatica all'interno di un contesto relazionale. Ciò favorirà la riduzione della sintomatologia depressiva e la disfunzionalità relazionale di coppia. L'EFT per pazienti cardiopatici facilita l'elaborazione del trauma emotivo associato all'evento cardiaco.

7.8 La tecnica EFT per le coppie nel trattamento di traumi emotivi correlati a patologia cardiaca

L'obiettivo della terapia è quello di aiutare i clienti ad aumentare la permeabilità e la complessità dei modelli di attaccamento attraverso un processo di revisione di questi, sia dal punto di vista cognitivo che affettivo. Un legame più sicuro con il partner crea un rifugio sicuro che aiuta il partner traumatizzato a regolare il dolore, la rabbia e la paura in un modo utile per se stesso e per la relazione. Questo rifugio sicuro fornito dal partner aiuta la coppia ad affrontare il carico emozionale conseguente al ri-sperimentare, in un modo più costruttivo, alcuni sintomi attraverso incubi, pensieri intrusivi e flashback. Ricordi delle passate relazioni di attaccamento che danno luogo, non in modo deterministico, a una dinamica relazionale nel presente, possono essere riconosciute dai partners durante la terapia. Gli stili di attaccamento, appresi nelle passate relazioni, possono essere modificati: rivolgersi a un partner per avere conforto emotivo, sostituisce altre strategie di regolazione affettiva quali l'automutilazione o la dissociazione. Se dominare la paura è il naturale e innato antidoto nei primati (Foa, Hearst-Ikeda e Perry, 1995), l'obiettivo basilare del trattamento di un trauma è il conforto che deriva dal contatto relazionale. La disponibilità di un partner, inoltre, riduce il bisogno di irrigidimento, di dissociazione e permette di affrontare la paura. I partner diventano alleati contro le incursioni emotive e cognitive del trauma, anziché parti dell'evento traumatico e vittime secondarie di esso.

Dato che l'empatia si contrappone alla vergogna, la creazione di empatia tra i partner permette alla coppia di affrontare in maniera positiva determinate questioni, quali l'elevato bisogno di controllo, di vicinanza e di contatto. Le relazioni di attaccamento sono regolatori fisiologici ed emozionali che organizzano la vita emotiva e, come tali, un attaccamento di tipo sicuro con il partner permette alla coppia di affrontare la sofferenza e di elaborare le perdite associate alla patologia cardiaca, trasformandola in perdita periferica anziché centrale (Johnson, 2003).

Attraverso l'EFT, il terapeuta aiuta le coppie nella creazione di esperienze emotive correttive in cui la verità, il conforto e il sostegno vengono esperite e solidificate. Quando la base sicura è stata sviluppata e consolidata nella coppia, la sicurezza che ne deriva facilita la continua rielaborazione, l'integrazione delle esperienze traumatiche e aumenta l'abilità di coping di entrambi i partner. Gli stati affettivi possono essere dunque utilizzati in modo costruttivo rispetto all'ambiente presente, anziché rappresentare segnali di allarme che innescano un'iperattivazione o irrigidimento. L'aspetto potenziale di questo trattamento sta nel valorizzare come risorse e alleati, nel processo terapeutico, i partner, piuttosto che lasciarli in disparte o escluderli. Nel corso della terapia le risposte conflittuali e di fuga vengono contenute e il paziente con patologia cardiaca e il suo partner diventano capaci di fidarsi e di ricevere conforto reciprocamente.

Il processo di cambiamento nell'EFT si articola in 9 fasi raggruppabili in tre (vedi Tabella 7.1). L'EFT è un approccio semi-strutturato e a breve durata. La sua efficacia è stata dimostrata dal punto di vista clinico (Baucom et al. 1998) e gli effetti del trattamento sono stati ritenuti stabili ed elevati (Johnson, Hunsley, Greenberg e Schindler, 1999). La prima fase, quella della De-escalation, comprende quattro steps. Il primo ri-

Tabella 7.1 Il processo di cambiamento nella *Emotionally Focused Therapy* (EFT)

Fasi	Steps	Focus
De-escalation	Valutazione	Questioni centrali e conflitti considerati dalla prospettiva dell'attaccamento
	Identificazione	Cicli problematici interattivi che mantengono lo stress e un attaccamento di tipo insicuro
	Emozioni	Accedere a emozioni sconosciute e sottolineare i pattern interattivi
	Re-inquadramento	Problematiche considerate in termini di ciclo, emozioni sottostanti e legame di attaccamento
Cambiamento	Identificazione dei pattern interattivi	Riconoscimento dei bisogni e degli aspetti rinnegati del sè e la loro integrazione nella relazione
	Approfondimento Ampliamento dell'esperienza Creazione di nuove relazioni	Una nuova costruzione dell'esperienza nella relazione e nelle reazioni
	Facilitazione	Espressione di specifici bisogni e desideri che creano una connessione emotiva
Consolidamento/ Integrazione	Nuove Soluzioni	Vengono facilitate le vecchie questioni relazionali problematiche
	Consolidamento	Nuove posizioni e cicli legati al comportamento di attaccamento

guarda una valutazione delle questioni e dei conflitti di base attraverso la prospettiva dell'attaccamento. In questa fase si sviluppa l'alleanza terapeutica e ha inizio il processo di rivelazione. Nel secondo step viene identificato il ciclo interattivo che mantiene l'insicurezza dell'attaccamento e la disfunzione relazionale di coppia. Il terzo step comprende l'analisi delle emozioni sottostanti ai pattern interattivi. Il quarto step è quello in cui i problemi vengono inquadrati in termini di ciclo, emozioni sottostanti e bisogni di attaccamento. La seconda fase è quella del Cambiamento delle Posizioni Interattive. Lo step 5 promuove un'identificazione dei bisogni e degli aspetti del Sé che sono stati tenuti nascosti nelle relazioni interattive. Lo step 6 riguarda la promozione dell'accettazione della nuova modalità di costruzione della propria esperienza nella relazione che il partner ha acquisito. Lo step 7 riguarda l'evento chiave di cambiamento nel facilitare le espressioni di specifici bisogni e desideri e nel creare un coinvolgimento emotivo. Nella terza fase, quella del Consolidamento/Integrazione, lo step 8 permette di sviluppare nuove soluzioni per risolvere vecchie questioni problematiche legate alla relazione e lo step 9 riguarda il consolidamento di nuove posizioni e di nuove modalità relazionali basata su un attaccamento sicuro (Johnson, 1996).

7.9 Dalla teoria alla pratica: descrizione del processo terapeutico del caso clinico di Marco e Luisa

Presentazione del caso:	A Luisa e a suo marito Marco era stato consigliato, da una psicologa che aveva avuto in cura Luisa per il trattamento della depressione, di sottoporsi a una terapia di coppia. La psicologa aveva notato che Luisa, che di recente era stata a casa per diverse settimane dall'ufficio perché non si sentiva in grado di far fronte a una situazione particolarmente snervante sul lavoro, era molto preoccupata ed emotivamente provata per la propria relazione di coppia. Marco era un uomo di 57 anni, paffuto e gioviale. I suoi occhi si arricciavano quando sorrideva e le sue guance erano molto rosse. Era emigrato dal sud quando aveva 20 anni e aveva lavorato per molti anni nel campo della manutenzione dei computer. Era stato lasciato a casa dal suo lavoro a causa di un ridimensionamento quattro anni prima e al momento stava lavorando come assicuratore.
Prima seduta	
Introduzione	Nella prima sessione la coppia descrisse numerosi fattori connessi al contesto emotivo individuale e di coppia. A far precipitare la depressione di Luisa era stata la situazione presente nel suo ufficio che coinvolgeva colleghi svogliati e disonesti e un capo che non le forniva alcun sostegno. Oltre ai sintomi di depressione, Luisa manifestava anche numerosi disturbi fisici aspecifici tra i quali problemi di stomaco, dolore al collo e mal di schiena. La madre di Luisa, una donna difficile e ostile, era malata terminale di cancro e la loro figlia più giovane stava pensando di lasciare il marito.
Pattern interattivo	Marco, che esprimeva una considerevole preoccupazione riguardo alla depressione di Luisa, elaborò una teoria secondo la quale la depressione era dovuta alla situazione che Luisa doveva vivere con la madre, sostenendo che sua suocera era sempre stata crudele con sua moglie. Marco inoltre

	aggiunse che lui aveva dato molti consigli a Luisa riguardo la sua situazione lavorativa. Luisa ribatté dicendo che anche Marco aveva avuto qualche problema, incluso un attacco di cuore tre anni prima, undici mesi dopo aver perso il lavoro. A questo evento era seguito, l'anno successivo, un quadruplo intervento chirurgico di bypass. Marco evitò di parlare delle sue esperienze cardiache, dicendo che ora andava tutto bene, ma riconobbe lo stress correlato a problemi finanziari e un profondo rammarico legato al fatto che la moglie fosse costretta a continuare a lavorare ancora per diversi anni. In seduta, Marco disse che si sarebbe sottoposto volentieri a delle sedute di coppia, se queste avessero aiutato sua moglie. Alla domanda inerente al poterne percepire qualche beneficio anche per se stesso, rispose "Se mia moglie è più felice, anch'io sarò più felice".
Valutazione psicodiagnostica di coppia	Luisa totalizzò un punteggio di 64 al *Dyadic Adjustment Scale* (DAS; Spanier, 1976). Questo punteggio sta ad indicare un significativo stress emotivo di coppia, dal momento che un punteggio di 70 rappresenta il *cut-off* e è tipico delle coppie divorziate (Spanier, 1976). Il punteggio di Marco, 98, non indicativo di alcun livello di stress, suggerì che egli non era in grado di riconoscere i propri sentimenti, oppure che non riusciva a mettersi in relazione con la condizione emotiva della moglie.
Il tema della relazione di coppia	*Luisa* Marco mi esclude e io non ho nessuno con cui parlare. Egli è fantastico con mia madre, mi aiuta davvero tanto a gestirla, ha così tanta pazienza e io apprezzo tutto ciò. Ma lui non mi ascolta. Lui non ne vuole sapere. *Marco* Questo non è giusto. Io ti ho aiutato molto con Stella al lavoro. Io sono stato di grande aiuto. *Luisa* Marco, quando io sono nervosa al lavoro tu mi fai prediche riguardo a cosa fare e a cosa non fare. Tu non ascolti mai come io mi sento, che cosa provo. *Marco* Io ci tengo a sapere come ti senti e che cosa provi. Lo scorso venerdì ti ho portato a casa dei fiori. *Luisa* Si, mi hai comperato dei fiori. Mi hai anche comperato diamanti che non potevamo permetterci. Tu l'hai fatto per farmi tacere, così eri libero di guardare la televisione. Marco, non è questo ciò che voglio, io voglio che il mio partner sia parte della mia vita, non che mi allontani.
Considerazioni cliniche: il pattern relazionale di coppia	L'immagine dell'attuale pattern relazionale di coppia cominciò a emergere in termini di persecuzione e di critiche contro difese, un ciclo di attacco e poi di allontanamento, con Luisa che comincia a logorarsi o a arrendersi nel suo tentativo di avvicinarsi a Marco. Apparentemente Marco aveva sempre avuto la tendenza ad allontanarsi quando era arrabbiato, ma il suo isolamento era di solito temporaneo. Dal momento in cui ha avuto l'attacco di cuore, tuttavia, le cose sono peggiorate ed egli è diventato impaziente e irritabile. Luisa, che desiderava fare piccole cose insieme al marito, come portare fuori il cane insieme o stare seduti in giardino la sera, si ritrovò invece a essere abbastanza diffidente nei suoi confronti e cominciò a evitarlo. Nel contesto delle difficoltà da lei sperimentate sul lavoro risentì del fatto che non poteva ottener conforto da lui. Lei sospettava che egli fosse molto preoccupato riguardo la sua salute cardiaca, allo stesso modo in cui lo era lei, ma egli la allontanava quando lei cominciava ad affrontare l'argomento.

Alleanza terapeutica	Complessivamente l'alleanza terapeutica si sviluppò bene e facilmente nel corso della prima sessione. Luisa sembrava sentirsi chiaramente presa in considerazione e pareva fidarsi del fatto che io capivo che lei si sentiva sola nella sua relazione. Marco tendeva a sorridere o a fare piccoli scherzi quando emergevano argomenti dolorosi, pareva essere rilassato e sembrava ritenere le sessioni non troppo difficoltose. Nell'EFT l'alleanza è un importante strumento, i pazienti si sentono al sicuro, capiti e sostenuti, così da assumere rischi più grandi e condividere esperienze più intime rispetto a come si comporterebbero se non si sentissero sostenuti o si ritenessero giudicati. In definitiva, la tecnica terapeutica prova a creare un "rifugio sicuro" nella sessione di terapia dove i pazienti possono assumersi determinati rischi.
Seconda seduta	
Introduzione	Nella seconda sessione Luisa disse al marito: "Tu puoi essere davvero gentile e carino con le altre persone, ma quando è il mio turno, sei brusco e cattivo. Mia madre è meschina con me e al lavoro Stella è meschina con me. Non voglio che ci sia meschinità anche nel mio matrimonio. Questo mi fa sentire come se fossi inutile, un niente, non considerata da nessuno e tutto ciò mi fa male. Tu mi comperi dei fiori, è vero, ma la stessa sera mi tratti male. Così i tuoi fiori per me non significano niente".
Ciclo relazionale alla base del mantenimento del sintomo depressivo	Fu chiesto a Marco se egli avesse capito che cosa sua moglie intendesse quando si riferiva a lui con il termine 'cattivo'. Egli diventò rosso, rise e abbassò la testa. *Terapeuta* Allora Marco, aiutami a capire il termine "cattivo". Che cos'è che accade dentro di te, o tra di voi, che ti porta a essere "cattivo"? *Marco* (Sorride timidamente al terapeuta). *Terapeuta* (Riflette il linguaggio del corpo). Marco – il tuo sorriso è rivolto verso di me, ma i tuoi occhi sono colmi di tristezza. *Marco* (Guarda il pavimento, deglutisce, ricambia la sguardo del terapeuta con le lacrime agli occhi). *Terapeuta* Tu sembri triste, Marco. *Marco* Non avevo intenzione di ferirla...di essere crudele. È solo che io non so che cosa ho fatto per farla arrabbiare. Io, io sento che la sto perdendo. Lei è stressata ora, a causa del suo lavoro e di sua madre. Io non voglio fare niente per ostacolarla. *Luisa* Dunque se tu sei così preoccupato per me, perché devi essere così crudele? *Marco* (Immediatamente, fino a quel momento fisso a guardare il terapeuta, si gira verso la moglie e le dice con asprezza e a voce alta): Che cosa vuoi da me?
Considerazioni cliniche	Nel modello EFT esiste un'interazione di questo tipo, estremamente importante: la coppia mette in atto il ciclo che mantiene la sintomatologia depressiva. Questo aspetto è stato riportato a Luisa ed a Marco, dicendo loro che questa era un'utile opportunità per appianare insieme i conflitti che avevano luogo a casa.
Il tema della relazione di coppia	*Terapeuta* Allora, io credo di aver visto qui un 'tentativo di morso'. È questo il genere di cose che tu descrivi come "crudeli", Luisa? *Luisa* Sì. Quando lui mi parla in quel modo, io mi sento semplicemente in modo terribile.

Terapeuta	(Empaticamente). Lo scatto d'ira ti sembra cattivo nei tuoi confronti e tu ti senti arrabbiata?
Luisa	(Abbassa lo sguardo sulle sue mani). Ciò accade quanto sento che a lui non importa niente di me...come a nessun altro...al lavoro...a mia madre...anche a Marco...(lei sembra molto addolorata).
Terapeuta	Ti sembra dunque che Marco non ti ami. (Seguendo il pattern negativo, o il ciclo all'interno della coppia). Deve essere molto doloroso per te quando provi questo sentimento. Che cosa fai in quel momento, Luisa?
Luisa	In quei momenti io me ne vado e sto semplicemente da sola. Qualche volta piango, ma altre volte sono davvero arrabbiata. La scorsa estate l'ho persino colpito. Gli ho dato un pugno sul petto. Lui se ne è andato, così io l'ho colpito anche sulla schiena. Ma io non voglio essere violenta...può immaginare di colpire un paziente cardiopatico? Così quello che faccio ora è salire in camera mia oppure uscire a fare una passeggiata con Pierrot, il mio cane.
Terapeuta	Giusto! Così ora tu gli stai lontana e provi a calmarti da sola. (Luisa annuisce col capo). (Il terapeuta si rivolge a Marco). Sembra che questi siano tempi abbastanza duri per entrambi. Marco, ho notato che prima, prima di quello scatto d'ira, tu sembravi sentirti un po' emotivo, mentre ora...sembri sentirti un pochino...(Pausa).
Marco	Sì, sì, ero un po' triste. Lei non ha bisogno di ascoltare che è troppo difficile, che è troppo per lei.
Terapeuta	Allora Marco, cerco di capirti, è come se quando ti senti triste, tu le rispondessi male per porre in un certo qual modo una distanza, per tenerla lontano, in quanto potrebbe essere troppo da sopportare per lei?
Marco	(Ride maliziosamente). Tentare di morderla! Di morsicarla! Come un coccodrillo! Io sono cattivo! Sono un cattivo ragazzo!
Terapeuta	(Si sporge in avanti, in modo empatico e lieve, per rispondere alla tristezza espressa). Sì, Marco, ma mi chiedo se ci sia un posto triste e che ti provoca abbastanza dolore dentro di te.
Marco	(Sembrando a disagio). Qualche volta sono triste, sì, un pochino.
Terapeuta	Qualche volta ti senti triste dentro, Marco è vero? E forse tu tieni un coccodrillo sulla porta? In modo che quando Luisa arriva ed è troppo vicina alla tua tristezza, il coccodrillo arriva a "morderla". È esatto tutto ciò?
Marco	(Guarda in basso. Il suo viso è rosso. Annuisce col capo). Giusto. Non riesco a farci niente.
Terapeuta	Tu non riesci a farci niente?
Marco	(Annuisce col capo).
Terapeuta	Tu non riesci a non ostacolarla?
Marco	(Scrolla la testa). La mia barca! La mia barca! Non posso permettere a nessuno di farmi affondare.

7.9.1 Cosa ha fatto il terapeuta in questa prima tranche di sedute?

Nel corso di prima tranche di sedute, Marco è stato incoraggiato a parlare alla moglie dei suoi sentimenti di vergogna e di inadeguatezza legati al fatto di aver perduto il lavoro e anche al suo stato di salute e alla sua incapacità di accumulare risparmi adeguati per la loro pensione. "Io sento che ti sto deludendo, ho gettato via tutto" disse Marco. La sua reazione al proprio senso di fallimento era quella di mantenere le distanze ed era attento a tutti quei segnali provenienti dalla moglie che potevano significare che lei fosse insoddisfatta di lui. Quando la moglie lo rimproverava per il fatto di mangiare cibi sbagliati o per non fare adeguata attività fisica, egli fraintendeva la preoccupazione che lei nutriva per lui e la scambiava per disprezzo. Dopo aver ascoltato il marito, Luisa cominciò a comprendere l'evitamento del marito come risposta alla percezione di delusione provata dal marito, anziché in termini di disinteresse verso la moglie. Alla fine di questa prima tranche emerse il ciclo relazionale alla base della sintomatologia depressiva. La relazione di coppia è stata inquadrata come la vittima di questo ciclo. La coppia apparve assai sollevata e si riconobbe nel reframing dato.

7.9.2 Evoluzione nelle sedute successive: la condivisione emotiva e apertura alle relazioni nella famiglia d'origine

Man mano che la coppia si sentiva sempre più sicura all'interno delle sedute, Marco ha continuato a condividere sempre più la sua esperienza ed è riuscito a parlare alla moglie dei suoi sentimenti di inadeguatezza, che hanno avuto origine quando era piccolo e si trovava ancora al sud. Egli era un bambino esuberante e spesso disobbediente. Sua madre di frequente lo chiudeva in un ripostiglio per far sì che egli non facesse dispetti e in diverse occasioni lo ha anche legato al letto. Questi avvenimenti lo portarono a essere arrabbiato e diffidente nei confronti di se stesso; quando perse il lavoro e poi sviluppò problemi cardiaci, questi furono una conferma del suo fallimento personale. Nel momento in cui egli condivise questo pensiero all'interno della sessione, Luisa allungò la mano per toccarlo, lo confortò ed egli riconobbe che era bello sentire che lei lo amava ancora. Luisa disse: "Specialmente adesso che ti sei assunto il rischio di condividere cose così intime con me, mi fai sentire vicina e speciale".

Anche Luisa condivise i propri sentimenti di vergogna e di inadeguatezza. Essendo la figlia più grande di una larga famiglia cattolica, lei era stata ritirata da scuola perché doveva guadagnare soldi per la famiglia. Suo padre, un alcolista, non aveva un lavoro. Sua madre era severa ed esigente e Luisa si sentiva inutile. Lei disse a Marco: "La donna che sono oggi non ti avrebbe sposato. Io ho bisogno di più di quello che tu mi dai ora, ma non di soldi, di fiori, o di diamanti. Quello di cui io ho bisogno sei tu. Tu sei ciò di cui io ho avuto bisogno e ora io non posso andare avanti con te, se continui a portare una maschera e non condividi la tua vita con me". Marco si piegò verso la moglie, le prese entrambe le mani e disse: " Per me, amore mio, tu non hai prezzo".

L'evento traumatico: la malattia cardiaca	Dal momento che ora la coppia era in grado di condividere la propria esperienza su un nuovo e più intimo livello, i partner furono incoraggiati a discutere riguardo l'attacco di cuore di Marco, l'intervento chirurgico e le conseguenze di questo. L'attacco cardiaco era avvenuto al mattino, mentre Marco stava bevendo il caffè e fumando una sigaretta prima di correre al lavoro. Luisa descrisse come egli diventò pallido, senza fiato ed estremamente agitato. Lui le disse che aveva fatto una terribile indigestione e le chiese di chiamare il suo primo cliente e di dirgli che sarebbe arrivato tardi all'appuntamento. Lei era angosciata perché non sapeva se chiamare il Pronto Soccorso oppure no. Lei pensava che Marco si sarebbe arrabbiato, ma era terrorizzata che potesse trattarsi di un attacco di cuore. Quando alla fine telefonò, non riuscì neanche a parlare con l'operatore, perché era troppo agitata.
Condivisione emotiva del vissuto traumatico della malattia cardiaca	*Luisa* (In lacrime). E l'anno dopo, quando ti portarono in sala operatoria per l'intervento chirurgico, io ho visto il piccolo bambino spaventato che c'è in te ed era come se mi stessi dicendo addio. *Marco* Credevo di stare per morire. *Luisa* E adesso quando guido fin in fondo alla strada e la tua auto non è lì...(Prende un fazzoletto e piange sommessamente). *Terapeuta* Tu vivi con la paura di perderlo? *Luisa* Questa paura mi tormenta ogni giorno. Continuo a rivederlo nell'ambulanza quel giorno. Seduto sulla barella, pallido, con la maschera dell'ossigeno...le porte che si chiudono...che ti portano via...ero così sola...così spaventata. Ho così paura di perderti. *Marco* (Sta piangendo apertamente). E tutte le volte che io ho pensato che tu avresti voluto che io fossi morto! Credevo tu lo volessi! *Luisa* (Guarda il marito terrificata). Oh, Marco. Come puoi dire questo? Ma certo che io non voglio che tu muoia. Io ho bisogno di te. *Marco* Ma tu sei stata così arrabbiata con me. Mi hai anche picchiato la scorsa estate. Per tutto il tempo dopo l'intervento chirurgico tu sei stata concentrata sulla mia situazione. Criticando ciò che mangiavo, sgridandomi, eri arrabbiata con me. *Luisa* Certo che ero arrabbiata con te. Tu mangiavi il cibo del fast food per pranzo, per l'amor di Dio. Non ti preoccupi della tua salute. Vai in pasticceria a comprarti dolci. Sei stato irresponsabile nei confronti della tua salute. *Terapeuta* Questo deve essere difficile per te, Luisa, difficile da capire? *Luisa* Io sento di non essere una ragione abbastanza importante per lui per farlo stare vivo, per farlo stare con me. *Marco* E io pensavo che tu avresti preferito che io fossi morto. Tu sei stata così triste, e così infelice con me...tu avresti avuto la mia assicurazione sulla vita...io pensavo che avrei potuto anche mangiare quello che volevo e lasciare che accadesse... *Terapeuta* Ti devi essere sentito abbastanza disperato, Marco. *Marco* (Asciugandosi gli occhi con calma, non risponde per un po'). È stato molto difficile. Difficile...no...è stato spaventoso. Io ho incubi riguardo a tutto ciò. Mi sveglio sudato e il mio

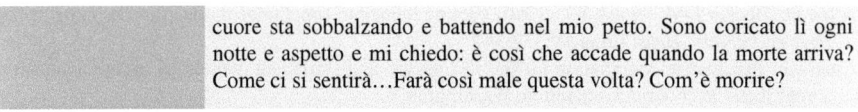
cuore sta sobbalzando e battendo nel mio petto. Sono coricato lì ogni notte e aspetto e mi chiedo: è così che accade quando la morte arriva? Come ci si sentirà...Farà così male questa volta? Com'è morire?

7.9.3 Conclusione della terapia

La terapia di coppia si concluse in quattordici sedute e, al termine, il sintomo depressivo di Luisa andò in completa remissione. Alla fine della terza fase del trattamento, quella del Consolidamento/Integrazione, Marco e Luisa trovarono nuove soluzioni per affrontare non solo le questioni personali legate all'identità e al bisogno di auto-protezione, ma anche la battaglia messa in atto da Marco per cambiare i comportamenti correlati alla salute in seguito all'evento cardiaco. Luisa imparò a gestire la "giusta distanza" e fu d'accordo nel non controllare il marito rispetto all'assunzione dei farmaci o alla compliance terapeutica e Marco si assunse la responsabilità di cambiare la propria dieta. Quando fu chiesto loro cosa avrebbero fatto se si fosse ripresentato il vecchio ciclo, Marco disse: "Ricordati che dietro il coccodrillo c'è un piccolo bambino che ha solo bisogno di essere amato" e Luisa rispose: "E tu fai sì che il coccodrillo si ricordi che quando morde la piccola bambina viene ferita dai suoi denti".

7.9.4 Commento clinico e conclusioni

La terapia di coppia sta attraversando una rivoluzione ed è sempre più usata per trattare questioni "individuali" legate a problemi mentali o di salute fisica (Kowal, Johnson e Lee, 2003; Johnson, 2003). In questo caso esemplificativo, l'attacco di cuore esacerbava l'esistente e problematico stile di coping di Marco, consistente nell'isolarsi per far fronte da solo alla propria condizione di sofferenza emotiva. Inoltre questo stile di coping allontanava la moglie da lui proprio nel momento in cui egli aveva più bisogno di lei e dava origine a un senso di disperazione che sfociava in comportamenti negativi per la salute. La terapia di coppia ha aiutato a fornire una base sicura ed essi sono stati messi in grado di condividere il proprio dolore e la propria paura. Attraverso questa posizione, i membri della coppia sono stati in grado, di fronte all'evenienza, di fornirsi l'un l'altro uno "spazio mentale" in cui condividere le loro paure e dal quale attingere risorse per affrontare quelle attuali connesse ai problemi cardiaci di Marco. L'Emotionally Focused Therapy per coppie appare essere una delle tecniche elettive per il trattamento delle dinamiche disfunzionali di coppia alla base della sintomatologia depressiva in pazienti cardiopatici.

Bibliografia

Alexander JF, Holtzworth-Munroe A. Jameson P (1994) The process and outcome of marital and family therapy: Research review and evaluation. In: Bergin AE, Bergin CS (eds) Handbook of psychotherapy and behaviour change. Wiley, New York, pp 595-612

Allen JA, Becker DM, Swank RT (1990) Factors related to functional status after coronary artery bypass surgery. Heart Lung 19:337-343

American Psychiatric Association (2000) Diagnostic and statistical manual of mental disorders. American Psychiatric Association, Washington

Arefjord K, Hallarakeri E, Havik OE, Gunnar Maeland J (1998) Myocardial infarction-Emotional consequences for the wife. Psychology and Health 13:135-146

Atkinson L (1997) Attachment and psychopathology: from laboratory to clinic. In: Atkinson L, Zucker JK (eds.) Attachment and psychopathology. Guilford Press, New York, pp 3-16

Balog P, Janszky I, Leineweber C, Blom M, Wamala S, Orth-Gomer K (2003) Depressive symptoms in relation to marital and work stress in women with and without coronary heart disease. The Stockhom Female Coronary Risk Study. Journal of Psychosomatic Research 54:113-119

Baucom D, Shoham V, Mueser KT, Daiuto AD, Stickle TR (1998) Empirically supported couple and family interventions for marital distress and adult mental health problems. Journal of Consulting and Clinical Psychology 66:53-88

Bedsworth JA, Molen MT (1982) Psychological stress in spouses of patients with myocardial infartcion. Heart and Lung 11:450-456

Bowlby J (1969) Attachment and loss. Basic Books, New York

Bowlby J (1988) A secure base: Parent-child attachment and healthy human development. Basic Books, New York

Bramwell L (1986) Wives' experiences in the support role after husbands' first myocardial infarction. Heart and Lung 15:578-584

Brownell KD, Heckerman CL, Westlake RJ, Hayes SC, Monti PM (1978) The effect of couples training and partner cooperativeness in the behavioral treatment of obesity. Behavior Research and Therapy 16:323-333

Buse S, Dew M, Davidson S. (1996) Impact of cardiac transplanation on the spouse's life. Heart and Lung 19:641-648

Carels RA, Sherwood A, Blumenthal JA (1998) Psychosocial influences on blood pressure during daily life. International Journal of Psychophysiology 9:117-129

Carney RM, Freedland KE, Rich MW, Jaffe JS (1995) Depression as a risk factor for cardiac events in established coronary heart disease. Annals of Behavioral Medicine 17:142-149

Cohen J (1992) A Power Primer. Psychological Bulletin 112:155-159

Collins EG, White-Williams C, Jalowiec A (1996). Spouse stressors while awaiting heart transplantation. Heart and Lung 25:4-13

Compare A, Germani E, Proietti R, Janeway D (2011) Clinical Psychology and Cardiovascular Disease: An Up-to-Date Clinical Practice Review for Assessment and Treatment of Anxiety and Depression. Clinical Practice and Epidemiology in Mental Health 7

Compare A, Gondoni LA, Molinari E (2006) Psychological Risk Factors for Cardiac Disease and Pathophysiological Mechanisms: An Overview. In: Molinari E, Compare A, Parati G (eds) Clinical psychology and heart disease. Springer, New York, pp 21-34

Compare A, Grossi E (2011) Stress e disturbi da somatizzazione. Evidence Based Practice in psicologia clinica. Springer, Milano. In press

Compare A, Manzoni GM, Molinari E (2006) Type A, Type D, Anger-Prone Behavior and Risk of Relapse in CHD Patients. In: Molinari E, Compare A, Parati G (eds) Clinical psychology and heart disease. Springer, New York, pp 187-216

Compare A, Manzoni GM, Molinari E, Möller A (2007) Personalità di tipo A e di tipo D, rabbia e rischio di recidiva cardiaca. In: Molinari E, Compare A, Parati G (eds) Mente e cuore. Clinica psicologica della malattia cardiaca. Springer, Milano, pp 135-162

Compare A, Manzoni GM, Molinari E, Moser D, Zipfel S, e Rutledge T (2007) Ansia e malattia cardiaca. In: Molinari E, Compare A, Parati G (eds) Mente e cuore. Clinica psicologica della malattia cardiaca. Springer, Milano, pp 109-134

Compare A, Mason B, Molinari E (2007) Il vissuto di malattia: contesto, relazioni, significati. In: Molinari E, Compare A, Parati G (eds) Mente e cuore. Clinica psicologica della malattia cardiaca. Springer, Milano, pp 275-290

Compare A, Molinari E, McCraty R, Tomasino D (2007) Interventi psicologici per la gestione dello stress. In: Molinari E, Compare A, Parati G (eds) Mente e cuore. Clinica psicologica della malattia cardiaca. Springer, Milano, pp 389-405

Compare A, Molinari E, Ruiz JM, Hamann HA, Coyne J (2007) Contesto interpersonale e qualità della relazione di coppia come fattore di protezione/rischio in pazienti con malattia cardiaca. In: Molinari E, Compare A, Parati G (eds) Mente e cuore. Clinica psicologica della malattia cardiaca. Springer, Milano, pp 181-206

Compare A, Proietti R, Germani E, Janeway D (2011a) Anxiety and depression: Risk factors for cardiovascular disease. In: Dornelas E (ed) Stress proof the heart. Behavioral approaches for cardiac patients. Springer, New York

Compare A, Proietti R, Grossi E, Del Forno D, Giallauria A, Vitell A et al (2011b) Vulnerable Personality and Takotsubo cardiomyopathy consequent to emotional stressful events: a clinical case report. Monaldi Arch Chest Dis 76

Coyne JC, Smith DA (1991) Couples coping with a myocardial infarction: A contextual perspective on wives' distress. Journal of Personality and Social Psychology 61:404-412

Coyne JC, Smith DA (1994) Couples coping with a myocardial infarction: Contextual perspective on patient self-efficacy. Journal of Family Psychology 8:43-54

Croog SH, Fitzgeral EF (1978) Subjective stress and serious illness of a spouse: Wives of heart patients. Journal of Health and Social Behavior 19:166-178

Elizur Y, Hirsh E (1999) Psychosocial adjustment and mental health two month after coronary artery bypass surgery: A multisystemic analysis of patients' resources. Journal of Behavioral Medicine 22:157-177

Ell KO, Haywood LJ (1984) Social support and recovery from myocardial infarction: A panel study. Journal of Social Service Research 4:1-9

Ewart CK, Taylor CB, Kraemer HC, Agras WS (1991) High blood pressure and marital discord. Not being nasty matters more than being nice. Health Psychology 10:155-163

Fengler AP, Balady G, Froelicher V, Hartley LH, Haskell WL, Pollack ML (1995) Wives of elderly disabled men: The hidden patient. The Gerontologist 19:175-183

Foa EB, Hearst-Ikeda D, Perry KJ (1995) Evaluation of a brief behavioral program for the prevention of chronic PTSD in recent assault victims. Journal of Consulting and Clinical Psychology 63:948-955

Fontana AF, Kerns RD (1989) Support, stress, and recovery from coronary heart disease. Health Psychology 8:175-193

Gillis CL (1984) Reducing family stress during and after coronary artery bypass surpery. Nursing Clinics of North America 19:103-111

Gordon Walker J, Johnson SM, Manion L, Cloutier P (1996) Emotionally focused marital interventions for couples with chronically ill children. Journal of Consulting and Clinical Psychology 64:1029-1036

Gordon Walker J, Manion I (ahead of publication) Emotionally focused therapy for the parents of chronically ill children: A two year follow-up study

Hallaraker E, Arefjord K, Havik OE, Gunnar Maeland J (2001). Social support and emotional adjustment during and after a severe life event: A study of wives of myocardial infarction patients. Psychology and Health 16:343-355

Hanson BS, Isacsson S, Janzon L, Lindell S (1989) Social network and social support influence mortality in elderly men. American Journal of Epidemiology 130:100-111

Helgeson VS (1991) The effects of masculinity and social support on recovery from myocardial infarction. Psychosomatic Medicine 53:621-633

Herrenkohl E, Herrenkohl R, Egolf B (1994) Resilient early school-age children from maltreating homes: Outcomes in late adolescence. American Journal of Orthopsychiatry 64(2):301-309

Israel A, Saccone A (1979) Follow-up of the effects of choice of mediator and target on reinforcement on weight loss. Behavior Therapy 10:260-265

Johnson S (1996a) The practice of emotionally focused marital therapy: Creating connection. Taylor and Francis, New York

Johnson SM (1996b) The practice of emotionally focused marital therapy: Creating connection. Brunner/Mazel, New York

Johnson SM (1998a) Emotionally focused couples therapy: Straight to the heart. In: Donovan J (ed) Short term couples therapy. Guilford, New York

Johnson SM (1998b) Listening to the music: Emotion as a natural part of systems. Journal of Systemic Therapies: Special Edition on the Use of Emotion in Couples and Family Therapy 17:1-17

Johnson SM (2002) An antidote to posttraumatic stress disorder: The creation of secure attachment in couples therapy. In: Atkinson L (ed) Attachment: Risk, psychopathology and intervention. Cambridge University Press, Cambridge

Johnson SM (2003) The revolution in couple therapy: A practitioner-scientist perspective. Journal of Marital and Family Therapy 29:365-384

Johnson SM, Greenberg LS (1985a) Emotionally focused couples therapy: an outcome study. Journal of Marital and Family Therapy 11:313-317

Johnson SM, Greenberg LS (1985b). The differential effects of experiential and problem solving interventions in resolving marital conflict. Journal of Consulting and Clinical Psychology 53:175-184

Johnson SM, Hunsley J, Greenberg LS, Schindler D (1999) The effects of emotionally focused marital therapy: A meta-analysis. Clinical Psychology-Science and Practice 6:67-79

Johnson SM, Talitman E (1997) Predictors of success in emotionally focused marital therapy. Journal of Marital and Family Therapy 23:135-152

Johnson SM, Whiffen VE (1999) Made to measure: Adapting emotionally focused couple therapy to partners attachment styles. Clinical Psychology-Science & Practice 6:366-381

Johnson SM, Whiffen VE (2003) Attachment Processes in Couples and Families. Guilford, New York

Johnson SM, Makinen J, Millikin J (2001) Attachment injuries in couple relationships: A new perspective on impasses in couples therapy. Journal of Marital and Family Therapy 27:145-155

Johnson SM, Williams-Keeler L (1998) Creating Healing Relationships for Couples Dealing with Trauma: The Use of Emotionally Focused Marital Therapy. Journal of Marital and Family Therapy 24:25-40

Johnston M, Foulkes JM, Johnston DW, Pollard B, Gudmundsdottir H (1999) Impact on patients and partners of inpatient and extended cardiac counseling and rehabilitation: A controlled trial. Psychosomatic Medicine 61:225-233

Kiecolt-Glaser JK, NewtonTL (2001) Marriage and health: his and hers. Psychological Bulletin 127:472-503

Koenig JG (1998) Depression in hospitalized older patients with congestive heart failure. General Hospital Psychiatry 20:29-43

Kriegsman DM, Penninx BW, van Eijk JT (1994) Chronic disease in the elderly and its impact on the family. Family Systems Medicine 12:249-267

Kulic JA, Mahler JL (1989) Social support and recovery from surgery. Health Psychology 8:221-238

Kowal J, Johnson S, Lee A (2003) Chronic illness in couples: a case for EFT. Journal of Marital and Family Therapy 29:299-310

Linden W, Stossel C, Maurice J (1996) Psychosocial interventions for patients with coronary artery disease: A meta-analysis. Archives of Internal Medicine 156:745-752

Lynskey M, Fergusson DM (1997) Factors protecting against the development of adjustment difficulties in young adults exposed to childhood sexual abuse. Child Abuse and Neglect 21:1177-1190

Maeland JG, Havik OE (1989) After the myocardial infarction. Scandinavian Journal of Rehabilitation Medicine, Supplement 22:1-87

Mayou R, Foster A, Williamson R (1978) The psychological and social effects of myocardial infarcts on wives. British Medical Journal 1:699-701

McCurry A, Thomas S (2002). Spouses' experiences in heart transplantation. Western Journal of Nursing Research 24:180-194

McSweeney JC, Richards R, Innerarity SA, Clark AP, Mitchell MB (1995) What about me? Spouses quality of life after heart transplantation. Journal of Transplant Coordination 5:59-64

Michela JL (1987) Interpersonal and individual impacts of a husband's heart attack. In: Baum A, Singer J (eds) Handbook of psychology and health. Erlbaum, Hillsdale, pp 255-300

Mishel M, Murdaugh C (1987) Family adjustment to heart transplantation: Redesigning the dream. Nursing Research 36:332-338

Moeller T, Bachmann G, Moeller J (1993) The combined effects of physical, sexual, and emotional abuse during childhood: Long-term health consequences for women. Child Abuse and Neglect, 17:623-640

Molinari E, Compare A, Parati G (2006) Clinical psychology and heart disease. Springer, New York

Molinari E, Compare A, Parati G (2007) Mente e cuore. Clinica psicologica della malattia cardiaca. Springer, Milano

Murphy JK, Williamson DA, Buxton AE, Moody SC, Absher N, Warner M (1982) The long-term effects of spouse involvement upon weight loss and maintenance. Behavior Therapy 13:681-693

Orth-Gomer K, Wamala SP, Horsten M, Schenck-Gustafsson K (2000) Marital stress worsens prognosis in women with coronary heart disease: The Stockholm Female Coronary Risk Study. The Journal of the American Medical Association 284: 3008-3014

Papadopoulos C, Larrimore PC, Shelley SI (1980) Sexual concern and needs of the postcoronary patient's wife. Archives of Internal Medicine 140:38-41

Pennebaker JW (1985) Traumatic experience and psychosomatic disease: Exploring the psychology of behavioural inhibition, obsession and confiding. Canadian Psychology 26:82-95

Pratt LA, Ford DE, Crum RM, Armenian HK, Gallo JJ, Eaton WW (1996) Depression, psychotropic medication, and risk of myocardial infarction. Prospective data from the Baltimore ECA follow-up. Circulation 94:3123-3129

Rankin-Esquer LA, Deeter A, Barr Taylor C (2000) Coronary heart disease and couples. In: Schmaling KB, Goldman Sher T (eds), The Psychology of Couples and Illness. American Psychological Association, Washington

Rohrbaugh MJ, Cranford JA, Shoham V, Nicklas JM, Sonnega JS, Coyne JC (2002) Couples coping with congestive heart failure role and gender differences in psychological distress. Journal of Family Psychology 16:3-13

Ruiz JM, Hamann HA, Coyne J, Compare A (2006) In sickness and in health: Interpersonal risk and resilience in cardiovascular disease. In: Molinari E, Compare A, Parati G (eds.) Clinical psychology and heart disease. Springer, New York, pp 233-272

Runtz M, Schallow J (1997) Social support and coping strategies as mediators of adult adjustment following childhood maltreatment. Child Abuse and Neglect 21:211-226

Schmaling KB, Goldman Sher T (1997) Physical health and relationships. In: Halford WK, Morkman HJ (eds) Clinical Handbook of Marriage and Couples Interventions. Wiley & Sons, New York, pp 323-345

Schore AN (1994) Affect regulation and the organization of self. Erlbaum, Hillsdale

Schott T, Badura B (1988) Wives of heart attack patients: The stress of caring. In: Anderson R, Bury M (eds) Living with Chronic Illness. Unwin Hyman, London, pp 117-136

Shanfield SB (1990) Myocardial infarction and patients' wives. Psychosomatics 31:138-145

Skelton M, Dominian J (1973) Psychological stress in wives of patients with myocardial infarction. British Medical Journal 2:101-103

Spanier G (1976) Measuring dyadic adjustment. Journal of Marriage and the Family 38:15-28

Speedling EF (1982) Heart attack: The family response at home and in the hospital. Tavistock, New York

Thompson DR, Cordle CJ (1988) Support of wives of myocardial infarction patients. Journal of Advanced Nursing 13:223-228

Thompson DR, Meddis R (1990) Wives' responses to counseling early after myocardial infarction. Journal of Psychosomatic Research 34:249-258

Trelawny-Ross C, Russell O (1987) Social and psychological responses to myocardial infarction: Multiple determinants of outcome at six months. Journal of Psychosomatic Research 31:125-130

Trevino DB, Young EH, Groff J, Jono RT (1990) The association between marital adjustment and

compliance with antihypertension regimens. Journal of the American Board of Family Practice 3:17-25
Tronick EZ (1989) Emotions and emotional communication in infants. American Psychologist 44:112-119
Waltz M (1986) Marital context and post-infarction quality of life: Is it social support or something more? Social Science and Medicine 22:791-805
Wishnie HA, Hackett TP, Cassem NH (1971) Psychological hazards of convalescence following myocardial infarction. Journal of the American Medical Association: 215:1292-1296
Wittstein I, Proietti R, Compare A (2011) Psychiatric symptoms, personality profile and Takotsubo syndrome: Clinical considerations. In: Dornelas E (ed) Stress proof the heart. Behavioral approaches for cardiac patients. Springer, New York

Parte III
Analisi della letteratura

Il nuovo ambito di ricerche, rappresentato dallo studio delle variabili relazionali in psicocardiologia, richiede di approfondire nel dettaglio le ricerche condotte fino a ora. Questa sezione vuole essere d'aiuto al clinico-ricercatore che intende pianificare uno studio nell'ambito della psicocardiologia relazionale. Nella seguente sezione del volume, quindi, verranno presentati in modo dettagliato sia gli studi citati nei capitoli sia le ricerche "in divenire", chiamate *dissertation papers*, non ancora pubblicate. Per ogni ricerca verrà descritto il campione, le variabili relazionali, gli aspetti cardiaci e le variabili psicologiche studiate.
Qui di seguito l'elenco dei *dissertation papers* citati nella presente sezione:
- Broadwell SD (1999) The impact of marital interaction on cardiovascular response. University of North Carolina, Chapel Hill
- Culp LN (1998) The role of attachment style, gender role socialization, and perceived partner acceptance in silencing the self and depression for women.
- Hoffman DL (1999) Couples' coping and adherence to prescribed lifestyle behaviors following a husband's myocardial infarction
- Itzkowitz NI (2001) Social interaction in coronary artery disease
- Jones AC (2002) Partner support, relationship quality, and compliance with phase II cardiac rehabilitation: Self-efficacy as a mediator
- Keller JR (1998) The relationships among depression, marital satisfaction, and cardiac recovery in the days and months post-hospitalization for myocardial infarction and unstable angina.
- Laurenceau JP (2000) The interpersonal process model of intimacy in marriage: A daily-diary approach
- Partridge PA (2001) The influence of cognitive vulnerability, perceived criticism, and dyadic adjustment on symptoms of depression among individuals living with a spouse or partner
- Racioppo MW (1999) Fighting spirit and the marital context of managing congestive heart failure (coping, gender differences)
- Sandberg JG (1998) A qualitative study of depression and marital process in mature marriages

La presente sezione è articolata nelle seguenti tabelle:
- Tabella 1: relazioni interpersonali e reattività cardiaca (CVR) in soggetti sani. L'elenco specifica ulteriormente: relazioni provocatorie-ostili-conflittuali vs affiliative-supportive; relazioni caratterizzate da controllo/dominio interpersonale vs cooperazione/sottomissione; qualità delle relazioni interpersonali;
- Tabella 2: relazioni interpersonali e disturbo cardiaco;
- Tabella 3: relazione di coppia e CVR (coppie non cliniche);
- Tabella 4: relazione di coppia e disturbo cardiaco;
- Tabella 5: funzionamento coniugale in coppie con un partner depresso;
- Tabella 6: elementi della relazione di coppia fattori di rischio/protezione per la depressione.

Tabella 1 Relazioni interpersonali e reattività cardiaca (CVR) in soggetti sani *(continua)*

AUTORI	CAMPIONE	VARIABILI DELLA RELAZIONE	ASPETTI CARDIACI	ALTRE VARIABILI
\multicolumn{5}{l}{Relazioni provocatorie-ostili-conflittuali vs affiliative-supportive}				
Lavoie et al. (2001)	42 donne (età: 18-35 anni)	Interazioni sociali fonte di stress: essere oggetto di atteggiamento provocatorio	HR, CO	Emozioni negative: rabbia, irritazione, depressione, colpa
Gallo et al. (2000)	87 donne (età media: 21 anni)	Interazioni sociali provocatorie o supportive	CVR: BP, HR	Valutazione del comportamento interpersonale dello sperimentatore: assi ostilità/affiliazione e controllo/sottomissione del modello circomplesso (*Interpersonal Adjective Scales: IAS-R,* Wiggins et al. 1988) Tratto di personalità: ostilità (*Aggression Questionnaire: AQ,* Buss e Perry, 1992) Supporto sociale percepito (*Interpersonal Support Evaluation List: ISEL,* Cohen e Hoberman, 1983) Emozioni negative: rabbia, ansia (item con risposte tipo Likert)
Davis et al. (2000)	84 soggetti (maschi e femmine, età: 18-30 anni)	Interazioni sociali fonte di stress: conflitto di opinioni	CVR: BP, HR, TPR, CO	Tratto di personalità: ostilità (*Cook-Medley Hostility Scale,* Cook e Medley, 1954) Emozioni negative: rabbia, ansia (*item con risposte tipo Likert*) Percezione delle richieste del compito: controllo interpersonale, fatica (*item con risposte tipo Likert*)
Piferi e Lawler (2000)	90 donne (età: 17-41 anni)	Interazioni sociali fonte di stress: conflitto di opinioni con feedback negativo	CVR: BP, HR	Tratto di personalità: ostilità (*Cook-Medley Hostility Scale,* Cook e Medley, 1954)

CO, esito cardiaco (*Cardiac Output*); *CVR,* reattività cardiovascolare (*Cardiovascular Reactivity*); *BP,* pressione sanguigna (*Blood Pressue*); *DBP,* pressione sanguigna diastolica (*Dyastolic Blood*

METODO	RISULTATI
Correlazionale. Valutazione dell'effetto di diversi tipi di provocazione (indirizzata a sé o a un'amica mentre si svolge un compito matematico) sulle risposte emotive e fisiologiche	Le donne provocate o che assistono alla provocazione provano ugualmente rabbia e irritazione; le donne che assistono alla provocazione provano più sentimenti di depressione e colpa, mentre quelle direttamente provocate hanno un incremento maggiore della CVR
Correlazionale. Assegnazione casuale dei soggetti ad una situazione sperimentale di tipo provocatorio, supportivo o neutro, tramite la manipolazione delle istruzioni fornite dallo sperimentatore a mezzo audioregistrazione. Compito, uguale per tutti, di presentazione in pubblico della propria opinione relativa a 4 argomenti di attualità. Rilevazione della CVR di base, prima, durante e dopo il compito. Somministrazione di un questionario *self-report* al termine del compito. Analisi correlazionale e regressione statistica (variabile dipendente: CVR)	Il contesto sociale provocatorio determina un incremento della CVR nei soggetti e questo effetto è mediato dalla valutazione dello sperimentatore come dominante-controllante e/o dalla percezione della mancanza di supporto sociale; la situazione provocatoria determina un peggioramento dello stato emotivo (più rabbia e più ansia), che però non è correlato con la CVR; la situazione supportava determina un decremento della CVR (SBP e HR) e questo effetto è mediato dalla percezione di supporto sociale; l'ostilità dei soggetti determina un incremento di SBP in modo indipendente dalle caratteristiche del contesto sociale e dalle altre variabili
Correlazionale. Compito di discussione videoregistrata (6 min.) su un argomento controverso di attualità (pena capitale) in cui il collaboratore dello sperimentatore mantiene una posizione opposta a quella del soggetto, ma non apertamente provocatoria. Valutazione dell'effetto del conflitto di opinioni e del tratto ostilità su CVR prima, durante e dopo il compito, e su percezioni e stato emotivo al termine del compito	I soggetti ostili hanno un incremento maggiore di DBP e TPR prima e durante la discussione rispetto ai soggetti non ostili, che invece hanno un incremento maggiore in SBP, HR e CO; tutti i soggetti hanno rabbia e ansia moderate in risposta alla discussione; tutti i soggetti hanno percezioni simili riguardo al compito, ma nei soggetti ostili la percezione della necessità di esercitare un controllo interpersonale sull'interlocutore è associata a maggiore TPR; uomini e donne hanno pattern di risposte simili
Correlazionale. Compito di discussione con un soggetto avente un'opinione discordante dalla propria: in una discussione	Le donne non ostili hanno un incremento maggiore della CVR (SBP e HR) così come le donne nella condizione di *feedback* positivo

(*cont.* →)

Pressure); *HR*, battito cardiaco (*Heart Rate*); *SBP*, Pressione sanguigna sistolica (*Systolic Blood Pressure*); *TPR*, resistenza periferica totale (*Total Peripheral Resistance*)

Tabella 1 Relazioni interpersonali e reattività cardiaca (CVR) in soggetti sani *(continua)*

AUTORI	CAMPIONE	VARIABILI DELLA RELAZIONE	ASPETTI CARDIACI	ALTRE VARIABILI
		per la propria prestazione		Strategie di coping: coinvolgimento/ allontanamento dalla discussione (*Stress Coping Questionnaire*, Janke et al. 1985)
Sargent et al. (1999)	24 soggetti (maschi e femmine)	Interazioni sociali fonte di stress: conflitto di opinioni	CVR: BP, HR	Rabbia: emozione (*scala Likert creata ad hoc*) + stile di regolazione (*Anger in/Anger out*)
Gallo (1998)	87 soggetti (femmine)	Interazioni sociali provocatorie o supportive	CVR: BP, HR	Tratto di personalità: ostilità Supporto sociale percepito
Suarez et al. (1998)	45 soggetti (maschi e femmine, età: 18-24 anni)	Interazioni sociali provocatorie	CVR: BP, HR	Tratto di personalità: ostilità (*Cook-Medley Hostility Scale*, Cook e Medley, 1954) Emozioni negative: rabbia, ansia, agitazione, depressione, tristezza, frustrazione, irritazione, nervosismo, tensione, turbamento (*item con risposte tipo Likert*)
Miller et al. (1998)	69 soggetti (maschi)	Interazioni sociali provocatorie	CVR: BP, CO	Tratto di personalità: ostilità (*Buss-Durkee Hostility Inventory*, Buss e Durkee, 1957)

METODO	RISULTATI
il soggetto riceve un *feedback* positivo sull'efficacia dell'espressione della propria opinione, mentre nella seconda discussione ottiene un *feedback* negativo. Rilevazione della CVR durante il compito e valutazione della correlazione con tratto ostilità e strategie di coping	(SBP e DBP); la minore reattività delle donne ostili è dovuta all'utilizzo di strategie di allontanamento e non coinvolgimento nella discussione, mentre le donne non ostili sono più coinvolte, soprattutto se incoraggiate da un *feedback* positivo
Correlazionale. Ciascun soggetto identifica 3 argomenti su cui ha un opinione forte e ne discute con un altro soggetto (collaboratore dello sperimentatore) che ha opinioni opposte. Manipolazione sperimentale dello stile di regolazione della rabbia: nel corso della discussione, i soggetti devono modificare il proprio stile vocale in modo da usare solo espressioni neutre/di accordo (repressione della rabbia: Anger in), di disaccordo con voce alta (espressione della rabbia: Anger out) oppure di disaccordo con voce bassa e lentamente (incongruenza). Rilevazione della CVR di base e durante le 3 condizioni sperimentali e dei livelli di rabbia dopo ciascuna fase	Aumento dell'emozione di rabbia nella condizione *Anger out*; aumento di SBP nella condizione *Anger out* e di HR nella condizione di espressione di disaccordo con voce calma (incongruenza); nessuna correlazione tra DBP e manipolazione dello stile di espressione della rabbia
Correlazionale. Compito di discussione in pubblico della propria opinione su un argomento di attualità. Il soggetto è assegnato casualmente ad una di 3 condizioni sperimentali: contesto sociale supportivo, neutro o provocatorio. Rilevazione della CVR prima, durante e dopo il compito. Valutazione dell'effetto del tratto ostilità e del supporto sociale percepito sulla CVR nelle 3 situazioni	Il contesto sociale provocatorio determina un incremento della CVR prima (HR) e durante (BP e HR) il compito, incremento maggiore di quello registrato nella condizione neutra e supportiva; tale effetto è mediato dalla percezione di supporto sociale; correlazione positiva tra il tratto ostilità e la SBP prima, durante e dopo il compito
Correlazionale. Assegnazione casuale dei soggetti alla situazione sperimentale con o senza provocazione: lo sperimentatore attacca o no verbalmente il soggetto mentre svolge un compito di risoluzione di anagrammi. Valutazione dell'influenza del tratto ostilità e dell'atteggiamento provocatorio dello sperimentatore su CVR e reazioni emotive	I soggetti ostili e che svolgono il compito nella situazione stressante-provocatoria hanno una maggiore CVR; tale iperreattività cardiovascolare è correlata positivamente con l'esperienza di emozioni negative (rabbia, frustrazione, agitazione, turbamento, tensione, ansia)
Correlazionale. Assegnazione casuale dei soggetti ad una di 3 situazioni sperimentali: provocatoria (lo sperimentatore attacca verbalmente	I soggetti ostili e che svolgono il compito nella situazione stressante-provocatoria hanno una maggiore CVR; i soggetti ostili hanno, rispetto ai soggetti non ostili, un maggiore

(*cont.* →)

Tabella 1 Relazioni interpersonali e reattività cardiaca (CVR) in soggetti sani *(continua)*

AUTORI	CAMPIONE	VARIABILI DELLA RELAZIONE	ASPETTI CARDIACI	ALTRE VARIABILI
				Consumo di sale (comportamento dei soggetti di fronte a una minestra insipida, con un barattolo di sale a disposizione)
Faber e Burns (1996)	63 soggetti (maschi e femmine)	Interazioni sociali provocatorie	CVR: BP	Aggressività (*Tematic Apperception Test: TAT*, Murray, 1943, codifica dei racconti audioregistrati) Rabbia: espressione verbale dell'emozione (*Tematic Apperception Test: TAT*, Murray, 1943, codifica dei racconti audioregistrati) + stile di regolazione *Anger in / Anger out* (*Anger Expression Inventory*, Spielberger et al. 1985)
Suchday (1996)	Soggetti sani	Interazioni sociali fonte di stress: conflitto di opinioni	CVR: BP, HR	Stile di regolazione della rabbia: *Anger in / Anger out* (*Anger Expression Inventory*, Spielberger et al. 1985) Comportamento verbale: frequenza di espressioni negative Emozioni negative: rabbia, ansia Strategie di coping
Gerin et al. (1992)	40 soggetti (femmine)	Interazioni sociali provocatorie o supportive	CVR: BP, HR	
Engebretson et al. (1989)	78 soggetti (maschi, età: 17-28 anni)	Interazioni sociali provocatorie o supportive	CVR: BP, HR	Stile di regolazione della rabbia: *Anger in/ Anger out* (*Anger Expression Inventory*, Spielberger et al. 1985)

METODO	RISULTATI
il soggetto mentre svolge un compito matematico), non provocatoria, di controllo (nessun compito). Valutazione dell'influenza del tratto ostilità e dell'atteggiamento provocatorio dello sperimentatore su CVR e consumo di sale del soggetto	consumo di sale in tutte le situazioni sperimentali: lo stress non induce un consumo maggiore di sale
Correlazionale. Somministrazione del TAT ai soggetti in 2 fasi: provocatoria, non provocatoria. Valutazione dell'effetto sulla CVR	Nella fase provocatoria i soggetti con stile *Anger out* hanno un incremento maggiore in SBP e hanno manifestazioni verbali di rabbia più numerose; nella fase successiva non provocatoria l'incremento della SBP tende a persistere, ma solo se i soggetti sono maschi
Correlazionale. Role play: ciascun soggetto partecipa a 2 situazioni sperimentali caratterizzate da scambi verbali conflittuali con un interlocutore con la consegna, in una, di esprimere la rabbia e, nell'altra, di reprimerla. Valutazione dell'effetto delle variabili sulla CVR	In generale, esprimere la rabbia, piuttosto che reprimerla, è associato ad espressioni verbali negative più frequenti, più emozioni negative e iperreattività cardiovascolare; reprimere la rabbia è associato ad uno stile di coping repressivo, razionale e orientato al problem solving; i soggetti con stile Anger out hanno una maggiore DBP, ma solo quando la consegna è di esprimere la rabbia
Correlazionale. Compito di discussione in gruppo di un argomento controverso di attualità (aborto): il soggetto viene attaccato verbalmente da due collaboratori mentre un altro collaboratore difende l'opinione del soggetto (situazione sperimentale supportiva) o non interviene nella discussione (situazione sperimentale non supportiva). Rilevazione della CVR	Durante la discussione, i soggetti che non ricevono supporto hanno un incremento della CVR significativamente superiore a quello dei soggetti che, pur attaccati verbalmente, ricevono supporto da un interlocutore
Correlazionale. Primo compito (5 min.): il soggetto deve tracciare un percorso con una lancetta di metallo seguendo le istruzioni di un collaboratore dello sperimentatore, istruito a comportarsi in modo amichevole (situazione supportava) od ostile (situazione provocatoria). Secondo	I soggetti che vengono provocati hanno una maggiore CVR; i soggetti con stile di regolazione della rabbia Anger out hanno una maggiore SBP, ma solo nella condizione provocatoria; gli effetti dello stile di espressione della rabbia sulla CVR in risposta alla provocazione dipendono dalla misura

(cont. →)

Tabella 1 Relazioni interpersonali e reattività cardiaca (CVR) in soggetti sani *(continua)*

AUTORI	CAMPIONE	VARIABILI DELLA RELAZIONE	ASPETTI CARDIACI	ALTRE VARIABILI
Delamater et al. (1989)	60 soggetti	Interazioni sociali ostili	CVR: BP, HR	Personalità tipo A o tipo B (*Jenkins Activity Survey: JAS*)
Smith et al. (1985)	56 soggetti	Interazioni sociali provocatorie	CVR: BP	Personalità tipo A o tipo B (*Framingham Tipe A Scale*) Risposte cognitivo-comportamentali: tono positivo o negativo
Relazioni caratterizzate da controllo/dominio interpersonale vs cooperazione/sottomissione				
Newton e Bane (2001)	64 soggetti (maschi e femmine)	Interazioni sociali fonte di stress: controllo interpersonale (espressione comportamentale + reazioni di fronte al comportamento controllante dell'altro)	CVR: BP, HR	Comportamento ostile
Smith et al. (2000)	72 soggetti (maschi, età media: 24 anni)	Interazioni sociali fonte di stress: controllo interpersonale (motivazione)	CVR: BP, HR, TPR, CO	Vigilanza Emozioni negative: rabbia, ansia, allarme (*scala del Positive and Negative Affect Scales,* Watson e Clark, 1992) Valutazione delle caratteristiche interpersonali dell'interlocutore (*Interpersonal Adjective Scales-Revised: IAS-R,* Wiggins et al. 1988)

METODO	RISULTATI
compito (10 min.): il soggetto deve esprimere, per iscritto, una valutazione positiva o negativa della persona con cui ha collaborato nel primo compito. Rilevazione della CVR di base, prima, durante e dopo i compiti	in cui al soggetto è permesso di comportarsi in modo coerente con il proprio stile: stile *Anger out* + valutazione negativa oppure stile *Anger in* + valutazione positiva determinano una riduzione della SBP nel secondo compito
Correlazionale. Role play: il soggetto deve rappresentare modi tipici della personalità tipo A o B di rispondere a interazioni sociali che elicitano un comportamento di tipo A (ostile). Valutazione dell'effetto del tipo di personalità del soggetto e dell'espressione di un comportamento ostile sulla CVR	I soggetti con personalità tipo A o che interagiscono in modo ostile hanno una maggiore CVR (SBP e HR); la CVR è maggiormente influenzata dall'espressione di un comportamento ostile piuttosto che dal tipo di personalità
Correlazionale. Valutazione delle risposte cognitivo-comportamentali e cardiovascolari a situazioni interpersonali provocatorie di soggetti con personalità a rischio (tipo A) o meno (tipo B) di disturbo cardiaco	I soggetti con personalità tipo A rispondono a situazioni interpersonali provocatorie con un maggiore incremento di SBP e un funzionamento cognitivo caratterizzato da reazioni maggiormente negative rispetto a soggetti con personalità tipo B
Osservazionale. Compito di discussione videoregistrata tra 2 soggetti di sesso opposto. Osservatori esperti codificano i comportamenti controllanti e i comportamenti ostili. Rilevazione della reattività cardiovascolare all'espressione di un comportamento dominante proprio o dell'interlocutore	Incremento di SBP in donne che interagiscono con uomini che hanno un comportamento dominante e di HR in uomini che interagiscono con donne che hanno un comportamento ostile; per le donne, correlazione positiva tra HR e messa in atto di un comportamento dominante
Correlazionale. Compito di discussione su un argomento controverso, con la consegna di mantenere una posizione opposta a quella dell'interlocutore (collaboratore dello sperimentatore, che esprime la propria opinione tramite un video). Manipolazione sperimentale della motivazione al controllo interpersonale (compenso certo o subordinato al giudizio di efficacia della performance) e della vigilanza (il soggetto, prima della discussione, vede un video in cui un soggetto parla dell'argomento di discussione o di un argomento irrilevante). Rilevazione della CVR di base e nelle fasi di osservazione del video, preparazione e discussione	Sia la vigilanza che il controllo interpersonale determinano un incremento della CVR, ma tramite processi fisiologici diversi: durante la fase di osservazione, la vigilanza attivata dalla rilevanza del target determina un incremento di BP, TPR e CO; la motivazione al controllo interpersonale determina un incremento della CVR durante le fasi di osservazione (HR, CO), di preparazione (SBP) e di discussione (SBP, DBP, HR, CO); la manipolazione della vigilanza e della motivazione al controllo interpersonale non hanno effetti sullo stato emotivo e sulle valutazioni interpersonali (c'è solo un incremento di allarme nei soggetti nella condizione di vigilanza)

(*cont.* →)

Tabella 1 Relazioni interpersonali e reattività cardiaca (CVR) in soggetti sani *(continua)*

AUTORI	CAMPIONE	VARIABILI DELLA RELAZIONE	ASPETTI CARDIACI	ALTRE VARIABILI
Newton et al. (1999)	68 soggetti (maschi e femmine)	Interazioni sociali fonte di stress: controllo interpersonale (stile interpersonale)	CVR: BP, HR	
Smith et al. (1996)	96 soggetti (maschi e femmine)	Interazioni sociali fonte di stress: controllo interpersonale (motivazione + espressione comportamentale)	CVR: BP, HR	Valutazione delle caratteristiche interpersonali del ruolo sociale: dominante-ostile o cooperativo-affiliativo (*Interpersonal Adjective Scales-Revised: IAS-R*, Wiggins et al. 1988)
Palm e Oehman (1992)	40 soggetti (maschi, età: 20-30 anni)	Interazioni sociali fonte di stress: controllo interpersonale (ruolo sociale)	CVR: BP, HR	Personalità tipo A o tipo B
Smith et al. (1990)	104 soggetti	Interazioni sociali fonte di stress: controllo interpersonale (motivazione)	CVR: BP, HR	
Smith et al. (1989)	Studio 1: 148 soggetti (maschi) Studio 2: 79 soggetti (maschi e femmine)	Interazioni sociali fonte di stress: controllo interpersonale (motivazione)	CVR: BP, HR	

METODO	RISULTATI
Correlazionale. Rilevazione della CVR prima e durante interazioni diadiche con un soggetto di sesso opposto. Valutazione dell'effetto mediatore dello stile interpersonale dominante	Correlazione positiva tra stile interpersonale dominante e SBP negli uomini, ma non nelle donne; in tutti i soggetti, la DBP è correlata con il proprio stile interpersonale dominante e con quello dell'interlocutore
Correlazionale. Compito di simulazione di un'intervista sul lavoro: il soggetto deve interpretare delle risposte fornite dallo sperimentatore in modo da sembrare credibile. Manipolazione sperimentale della motivazione all'esercizio del controllo interpersonale (compenso sicuro oppure subordinato al giudizio di credibilità della propria performance) e della messa in atto di un comportamento dominante (il soggetto deve simulare un ruolo lavorativo che richiede dominio-ostilità oppure cooperazione-affiliazione). Rilevazione della CVR di base, prima e durante il compito	La motivazione a influenzare gli altri e la messa in atto di un comportamento controllante influenzano in modo indipendente la CVR, ma con differenze di genere: per i maschi, sia la motivazione a influenzare gli altri sia l'espressione di un comportamento controllante, determinano un incremento della SBP; per le femmine, sebbene la motivazione all'influenza determini un incremento nella CVR, l'espressione di un comportamento cooperativo determina l'incremento più grande nella BP; i soggetti valutano il ruolo sociale assunto nel compito in modo coerente alle caratteristiche effettive del ruolo
Correlazionale. Compito di comunicazione conflittuale (Communication Conflict Task, Bakar, 1980) in cui il soggetto assume il ruolo di leader o di subordinato. Rilevazione degli effetti del tipo di personalità e del ruolo dominante/sottomesso sulla CVR durante la discussione	I soggetti nel ruolo di leader hanno un incremento maggiore in SBP e HR durante la discussione conflittuale; nessun effetto del tipo di personalità sulla CVR, tranne un incremento di DBP nelle coppie in cui entrambi i soggetti hanno una personalità tipo A
Correlazionale. Compito di discussione con un altro soggetto. Manipolazione sperimentale della motivazione all'influenza sociale: compenso certo o dipendente dall'abilità del soggetto di influenzare l'interlocutore. Manipolazione sperimentale della difficoltà del compito (bassa, media, alta). Rilevazione della CVR	La motivazione all'influenza sociale determina un incremento di BP e HR sia prima che durante il compito; l'incremento maggiore si ha con un compito di media difficoltà
Correlazionale. Studio 1: compito di discussione con un altro soggetto sperimentale (controllo). Manipolazione sperimentale della motivazione all'influenza sociale: se il soggetto riesce a persuadere l'interlocutore avrà maggiori possibilità di vincere a una lotteria. Rilevazione della CVR Studio 2: compito di presentazione di un discorso in difesa di un soggetto accusato di furto. Manipolazione sperimentale della motivazione all'influenza sociale (compenso certo o subordinato	Maggiore CVR se il soggetto è motivato a influenzare l'interlocutore o chi dovrà giudicare la credibilità della sua performance; tale iperreattività si ha non solo durante il compito, ma anche nella fase di preparazione; quanto più grande è l'incentivo a essere persuasivi tanto più alta è la BP; nessun effetto della grandezza dell'incentivo su HR; nessun effetto della manipolazione sperimentale della motivazione all'influenza sociale per le femmine

(cont. →)

Tabella 1 Relazioni interpersonali e reattività cardiaca (CVR) in soggetti sani *(continua)*

AUTORI	CAMPIONE	VARIABILI DELLA RELAZIONE	ASPETTI CARDIACI	ALTRE VARIABILI
Qualità delle relazioni interpersonali				
Uno et al. (2002)	88 soggetti (età media: 21 anni)	Qualità della relazione amicale: positiva o ambivalente	CVR: BP, HR, TPR, CO	Supporto sociale: presente/assente, strumentale/emotivo
Holt-Lunstad (2001)	108 soggetti	Qualità della relazione amicale: positiva o ambivalente	CVR: BP, HR	Supporto sociale di tipo emotivo
Wellens (1987)	32 soggetti (maschi)	Qualità dell'interazione: sentimenti positivi /negativi nei confronti dell'interlocutore Comunicazione non verbale: contatto visivo	CVR: HR	

Tabella 2 Relazioni interpersonali e disturbo cardiaco

AUTORI	CAMPIONE	VARIABILI DELLA RELAZIONE	ASPETTI CARDIACI	ALTRE VARIABILI
Milgraum (2001)	196 pazienti (maschi e femmine) con CHD o ischemia o rientrano nelle categorie a rischio di disturbo cardiaco	Stile interpersonale: atteggiamento controllante-dominante (misura osservazionale del comportamento durante l'intervista: frequenza di interruzioni dell'intervistatore da parte dell'intervistato)		Ostilità (*Cook-Medley Hostility Scale*, Cook e Medley, 1954 + misura osservazionale del comportamento durante l'intervista: *Hostile Behavior Index*, Haney et al. 1996) Rabbia (*State-Trait Anger Expression Inventory, STAXI*)

CHD, disturbo cardiaco (*Coronary Heart Disease*); *BP*, pressione sanguigna (*Blood Pressure*); *HR*, battito cardiaco (*Heart Rate*).

METODO	RISULTATI
al grado di credibilità della propria performance + compenso di modesta o rilevante entità). Rilevazione della CVR	
Correlazionale. I soggetti svolgono un compito stressante durante il quale ricevono o no supporto da un amico. Valutazione dell'effetto del supporto sociale ricevuto sulla CVR in condizioni di stress con la qualità della relazione amicale come fattore di mediazione	Le donne che interagiscono con un amico verso cui provano sentimenti ambivalenti hanno un incremento maggiore di DBP e TPR; hanno inoltre un maggiore incremento di CO s e ricevono supporto emotivo dall'amico con cui si ha una relazione ambivalente
Correlazionale. Compito di conversazione con un amico di eventi positivi o negativi-stressanti. Valutazione dell'effetto della qualità della relazione amicale sulla CVR del soggetto di fronte a eventi stressanti	I soggetti non beneficiano del supporto ricevuto nel contesto di una relazione ambivalente: i soggetti rispondono a situazioni stressanti con un incremento maggiore di SBP rispetto a soggetti che interagiscono con un amico verso cui provano sentimenti positivi
Correlazionale. Il soggetto viene intervistato su argomenti intimi da un altro soggetto verso cui prova sentimenti positivi o negativi, e evitando il contatto visivo o mantenendo lo sguardo fisso sul soggetto sperimentale	Incremento di HR dopo il contatto visivo con un interlocutore verso cui si provano sentimenti negativi; decremento di HR dopo il contatto visivo con un interlocutore verso cui si provano sentimenti positivi

METODO	RISULTATI
Longitudinale. Somministrazione di interviste strutturate + utilizzo di misure osservazionali per la valutazione (regressione statistica) dell'influenza delle variabili psicologiche sull'evoluzione del disturbo cardiaco e sulla probabilità della sua insorgenza a distanza di 5 anni	Rabbia/ostilità e stile interpersonale controllante-dominante sono predittori indipendenti di CHD; differenze di genere: l'espressione della rabbia e l'ostilità sono correlate positivamente con l'insorgenza di CHD e ischemia nel corso di 5 anni

(*cont.* →)

Tabella 2 Relazioni interpersonali e disturbo cardiaco *(continua)*

AUTORI	CAMPIONE	VARIABILI DELLA RELAZIONE	ASPETTI CARDIACI	ALTRE VARIABILI
Itkowitz (2001)	49 pazienti che soffrono di angina pectoris	Percezione delle relazioni interpersonali: atteggiamento degli altri significativi nei propri confronti: sollecitudine, supporto, atteggiamento negativo	Gravità del disturbo	Stress psicologico: sintomi depressivi (*Beck Depression Inventory: BDI*, Beck et al. 1961) Livello di disabilità funzionale
Vespa (2000)	60 pazienti (maschi e femmine, età: 35-75 anni) che hanno subito un IMI	Stile interpersonale: empatia, atteggiamento controllante-dominante, propensione all'aiuto, atteggiamento critico, conflittualità (*test ASCI: Analisi Strutturale del Comportamento Interpersonale*, Scilligo e Benjamin, 1983)		Stile intrapsichico: autostima, autocritica, autocontrollo, realismo (test ASCI: Analisi Strutturale del Comportamento Interpersonale, Scilligo e Benjamin, 1983)
Schröder et al. (1996)	174 pazienti (maschi e femmine, età: 48-77 anni) che affrontano un intervento al cuore	Strategie di coping interpersonale: ricerca di supporto e di integrazione sociale (*Trier Scales of Coping with Disease: TSK*, Klauer e Filipp, 1993)		Strategie di coping personale: ruminazione, negazione, fuga nella religione, ricerca di informazioni (*Trier Scales of Coping with Disease: TSK*, Klauer e Filipp, 1993) Risorse sociali: supporto sociale percepito (*Social Support Scale*, Donald e Ware, 1984) Risorse personali: senso di efficacia (*Generalized Self-Efficacy Scale*, Schwarzer e Jerusalem, 1995) Benessere mentale: stato emotivo (*Profile of Mood States: POMS*, Mc Nair et al. 1971) Livelli di attività mentale e fisica (*domande ad hoc*) Preoccupazioni (*domande ad hoc*)

METODO	RISULTATI
Correlazionale. Somministrazione di un questionario. Valutazione (regressione statistica) dell'influenza delle relazioni interpersonali percepite sulle altre variabili, fisiche e psicologiche	I pazienti che percepiscono relazioni interpersonali con gli altri significativi, caratterizzate da supporto e sollecitudine, hanno meno stress psicologico, uno stato funzionale migliore e disturbo cardiaco meno grave
Correlazionale. Somministrazione dello strumento 1 mese dopo IMI. Analisi fattoriale	I pazienti hanno uno stile definito "controllo negativo" caratterizzato, a livello intrapsichico, da eccessiva autocritica, scarso ascolto dei propri reali bisogni, vergogna, senso di colpa, inadeguatezza, e, a livello interpersonale, da contatto emotivo ed empatia scarsi, atteggiamento ipercritico, rifiutante, conflittuale
Analisi delle correlazioni tra le risorse personali e sociali del paziente, misurate prima dell'intervento, e le strategie di coping e il recupero del paziente (benessere mentale, livelli di attività e preoccupazioni), misurati 1 settimana dopo	Le risorse personali e sociali del paziente influenzano indirettamente il suo recupero psico-fisico dopo l'intervento, attraverso lo sviluppo di strategie di coping, che sono quindi fattori di mediazione; le strategie di coping interpersonale sono correlate sia a risorse personali che a risorse sociali e facilitano il recupero del paziente

(*cont.* →)

Tabella 2 Relazioni interpersonali e disturbo cardiaco *(continua)*

AUTORI	CAMPIONE	VARIABILI DELLA RELAZIONE	ASPETTI CARDIACI	ALTRE VARIABILI
Baker et al. (1994)	37 pazienti (maschi e femmine, età media: 48 anni) con ipertensione	Percezione delle relazioni interpersonali, in particolare della relazione con la persona più importante della propria vita: sollecitudine, iperprotezione, criticismo (*Influential Relationships Questionnaire: IRQ,* Bsker et al. *1984*)	CVR: BP	Sintomi psichiatrici: ansia, depressione, disturbi dell'adattamento
Rubin e Day (1993)	38 donne con prolasso della valvola mitrale gruppo sperimentale) + 38 donne sane (gruppo di controllo)	Stile interpersonale (*Foundamental Interpersonal Orientation-Behavior: FIRO-B*)		Autonomia (*Worthington Autonomy Scale,* Worthington, 1988)
Delamater et al. (1989)	30 pazienti con ipertensione (gruppo sperimentale) + 30 soggetti sani (gruppo di controllo)	Stile interpersonale: comportamento verbale (frequenza di asserzioni a carattere positivo e negativo durante una conversazione)	CVR: BP, HR	
Bobrov e Zalessky (1989)	36 pazienti con aritmia cardiaca (gruppo sperimentale) + 20 soggetti sani (gruppo di controllo)	Percezione delle relazioni interpersonali (*Personality Questionnaire, Lichko, 1977*)		Profilo di personalità (*Personality Questionnaire,* Lichko, 1977)

METODO	RISULTATI
Longitudinale. Confronto tra soggetti ipertesi con e senza sintomi psichiatrici relativamente alla percezione delle relazioni interpersonali e alla CVR, nel corso di 6 mesi	I pazienti ipertesi che hanno anche sintomi psichiatrici valutano le proprie relazioni interpersonali come più stressanti (gli altri significativi sono visti come meno solleciti, più critici e iperprotettivi) e non mostrano alcun miglioramento dell'ipertensione nel tempo, diversamente dai pazienti senza sintomi psichiatrici
Correlazionale. Confronto tra gruppo sperimentale e gruppo di controllo	Nessuna differenza riscontrata tra donne con prolasso della valvola mitrale e donne sane rispetto a stili interpersonali o autonomia
Osservazionale. Compito di interazioni interpersonali tipo role play o naturalistiche che richiedono asserzioni positive e negative. Confronto tra gruppo sperimentale e di controllo	I soggetti con e senza ipertensione hanno comportamenti interpersonali simili, ma gli ipertesi accentuano di più la connotazione positiva o negativa delle asserzioni e rispondono alle situazioni che richiedono asserzioni negative con un incremento maggiore della CVR rispetto al gruppo di controllo
Correlazionale. Confronto tra gruppo sperimentale e gruppo di controllo	I soggetti con aritmia cardiaca non presentano, rispetto al gruppo di controllo, un profilo di personalità specifico, ma hanno relazioni interpersonali connotate da maggiore ansia, a livello sia psichico che somatico

Tabella 3 Relazione di coppia e reattività cardiaca (coppie non cliniche)

AUTORI	CAMPIONE	VARIABILI DELLA RELAZIONE	ASPETTI CARDIACI	ALTRE VARIABILI
Denton et al. (2001)	60 coppie sposate	Pattern di comunicazione coniugale: tendenza ad iniziare/evitare discussioni su problemi della relazione	CVR: BP, HR	
Broadwell e Light (1999a)	45 coppie sposate (età: 24-50 anni)	Interazioni coniugali fonte di stress: conflittualità Adattamento di coppia: soddisfazione coniugale (*Dyadic Adjustment Scale: DAS*, Spanier, 1976)	CVR: BP, VRI	Supporto familiare percepito (*scala del Brief Social Support Questionnaire*)
Broadwell (1999)	45 coppie sposate (età: 24-50 anni)	Interazioni coniugali fonte di stress: conflittualità Adattamento di coppia: soddisfazione coniugale (*Dyadic Adjustment Scale: DAS*, Spanier, 1976)	CVR: BP, VRI	Supporto familiare percepito (*scala del Brief Social Support Questionnaire*) Tratto di personalità: ostilità
Broadwell e Light (1999b)	45 coppie	Interazioni coniugali fonte di stress: conflittualità	CVR: BP, VRI	Tratto di personalità: ostilità (*Cook-Medley Hostility Scale*, Cook e Medley, 1954)
Smith e Gallo (1999)	60 coppie sposate (età media: 25 anni)	Interazioni coniugali fonte di stress: esercizio del controllo sul partner/	CVR: BP, HR	Tratto di personalità: ostilità (*Aggression Questionnaire: AQ*, Buss e Perry, 1992)

CVR, reattività cardiovascolare (*Cardiovascular Reactivity*); *BP*, pressione sanguigna (*Blood Pressure*); *DBP*, pressione sanguigna diastolica (*Dyastolic Blood Pressure*); *HR*, battito cardiaco (*Heart*

METODO	RISULTATI
Osservazionale. Analisi della videoregistrazione di interviste semistrutturate per identificare i pattern di comunicazione tipici della coppia. Rilevazione della CVR in diverse situazioni sperimentali: risoluzione di un test di matematica, osservazione di un video riguardante una discussione di coppia, risposte a un'intervista congiunta	Il pattern di comunicazione evitante è associato a un incremento della SBP durante l'intervista congiunta; l'incremento più consistente della SBP si registra nei maschi, in interazioni di coppia in cui il marito tende a iniziare e la moglie a evitare la discussione
Correlazionale. Compito di interazione di coppia diviso in 3 fasi corrispondenti a 3 livelli di stress: lettura (situazione di controllo), conversazione su argomenti quotidiani, discussione conflittuale. Rilevazione della CVR prima e durante le 3 situazioni sperimentali. Analisi delle correlazioni tra supporto familiare e CVR nei diversi tipi di interazione	Sia per gli uomini che per le donne la situazione conflittuale determina l'incremento maggiore della CVR; alto livello di supporto familiare percepito è associato, in tutte le situazioni sperimentali, a benefici coniugali (più adattamento e soddisfazione) e fisiologici (meno VRI) sia per i maschi che per le femmine, anche se i mariti hanno benefici maggiori (riduzione anche della BP); il supporto percepito dal coniuge influenza la propria VRI, riducendola, sia nei maschi che nelle femmine; il supporto percepito dal marito influenza la BP della moglie, ma non viceversa
Correlazionale. Compito di interazione di coppia diviso in 3 fasi corrispondenti a 3 livelli di stress: lettura (situazione di controllo), conversazione su argomenti quotidiani, discussione conflittuale. Rilevazione della CVR prima e durante le 3 situazioni sperimentali. Analisi correlazionale e regressione statistica (variabile dipendente: CVR)	Conferma dei risultati di Broadwell e Light (1999a). Inoltre, sia il supporto familiare che l'ostilità sono predittori della CVR determinandone, rispettivamente, la riduzione e l'incremento; nei maschi non ostili c'è ugualmente un incremento della SBP durante la discussione di coppia se interagiscono con mogli ostili; invece, solo se i livelli di ostilità di entrambi i partner sono elevati, nelle donne c'è un incremento di BP e VRI e, nei maschi, di VRI
Correlazionale. Compito di interazione di coppia diviso in 3 fasi corrispondenti a 3 livelli di stress: lettura ad alta voce, conversazione su argomenti quotidiani, discussione conflittuale. Rilevazione della CVR di base e nelle 3 situazioni sperimentali. Analisi correlazionale e regressione statistica (variabile dipendente: CVR)	Il tratto ostilità predice la CVR, ma in modo differente per maschi e femmine: nella fase di discussione conflittuale, se entrambi i membri della coppia hanno livelli elevati di ostilità, c'è un incremento di VRI in uomini e donne e di SBP nelle donne; negli uomini, qualunque sia il proprio livello di ostilità, c'è un incremento di SBP solo se interagiscono con mogli ostili
Correlazionale. Compito di discussione di coppia (8 min.) su un argomento di attualità con manipolazione sperimentale della motivazione all'esercizio del controllo	Differenze di genere nella reattività fisiologica a differenti fonti di stress coniugale: maschi: correlazione positiva tra il tratto ostilità e SBP, ma solo se motivati ad esercitare un controllo

(cont. →)

Rate); *SBP*, pressione sanguigna sistolica (*Systolic Blood Pressure*); *VRI*, resistenza vascolare (*Vascular Resistance*).

Tabella 3 Relazione di coppia e reattività cardiaca (coppie non cliniche) *(continua)*

AUTORI	CAMPIONE	VARIABILI DELLA RELAZIONE	ASPETTI CARDIACI	ALTRE VARIABILI
		sottomissione ostilità/affiliazione		Attribuzioni: valutazione del comportamento interpersonale del proprio partner durante l'interazione di coppia (*Interpersonal Adjective Scales: IAS-R*, Wiggins et al. 1988)
Smith et al. (1998)	60 coppie sposate (età media: 25 anni)	Interazioni coniugali fonte di stress: esercizio del controllo sul partner/ sottomissione (Agency: A) ostilità/affiliazione (Communion: C)	CVR: BP, HR	Attribuzioni: valutazione del comportamento interpersonale del proprio partner durante l'interazione di coppia (*Interpersonal Adjective Scales: IAS-R*, Wiggins et al. 1988)
Brown e Smith (1992)	45 coppie sposate (età: 20-40 anni)	Interazioni coniugali fonte di stress: esercizio del controllo sul partner	CVR: BP	Rabbia Stile interpersonale: ostilità, assertività, freddezza
Smith e Brown (1991)	45 coppie sposate	Interazioni coniugali fonte di stress: esercizio del controllo sul partner	CVR: BP, HR	Tratto di personalità: ostilità, cinismo (*Cook-Medley Hostility Scale,* Cook e Medley, 1954)

METODO	RISULTATI
sul partner (aspettativa o no che la propria prestazione sarà valutata) o dell'asse ostilità/affiliazione (disaccordo/accordo tra coniugi) in modo da costituire 4 gruppi sperimentali. Analisi delle correlazioni tra variabili relazionali, psicologiche e fisiologiche	sul partner; femmine: la CVR non è correlata con il tratto ostilità proprio, ma con quello del marito, che è correlato positivamente con la CVR (HR) della moglie nella condizione di disaccordo. Stesse differenze di genere anche considerando la variabile psicologica della valutazione del comportamento interpersonale del partner durante l'interazione di coppia
Correlazionale. Compito di discussione di coppia (8 min.) su un argomento di attualità con manipolazione sperimentale della motivazione all'esercizio del controllo sul partner (aspettativa o no di valutazione da parte degli sperimentatori della propria competenza linguistica) o dell'asse ostilità /affiliazione (disaccordo/accordo tra coniugi) in modo da costituire 4 gruppi sperimentali. Analisi delle correlazioni tra variabili relazionali, psicologiche e fisiologiche	Differenze di genere nella CVR e nella valutazione del comportamento del proprio partner durante l'interazione di coppia: le mogli rispondono al disaccordo con il coniuge con un incremento della CVR e una valutazione del marito come meno cordiale, ma non sono influenzate dall'aspettativa di essere valutate; i mariti, al contrario, rispondono alla situazione in cui sono motivati all'esercizio del controllo sul partner con un incremento della CVR e una valutazione della moglie come più dominante, ma non sono influenzati dal disaccordo
Correlazionale. Compito di discussione di coppia (8 min.) con manipolazione sperimentale della motivazione all'esercizio del controllo sul partner (gli sperimentatori forniscono o no un incentivo ad influenzare-persuadere-dominare il proprio partner). Analisi delle correlazioni tra le variabili	Rispetto a chi semplicemente discute un problema con il partner, i soggetti, maschi e femmine, che cercano di influenzare il coniuge hanno uno stile interpersonale più ostile, assertivo e freddo, che è accompagnato, solo nei mariti, da rabbia e da un incremento in SBP, sia prima sia durante il compito
Correlazionale. Compito di discussione di coppia (8 min.) con manipolazione sperimentale della motivazione all'esercizio del controllo sul e (gli sperimentatori forniscono o no un incentivo a influenzare-persuadere-dominare il proprio partner). Analisi delle correlazioni tra le variabili	Maschi: correlazione positiva tra il tratto ostilità e HR (in entrambe le situazioni sperimentali) e SBP (solo se motivati ad influenzare la moglie); femmine: la CVR non è correlata con la propria ostilità, ma con quella del marito (correlazione positiva con la SBP della moglie)

Tabella 4 Relazione di coppia e disturbo cardiaco

AUTORI	CAMPIONE	VARIABILI DELLA RELAZIONE	ASPETTI CARDIACI	ALTRE VARIABILI
Laederach-Hoffman et al. (2002)	23 coppie in cui un partner ha affrontato un trapianto di cuore	Funzionamento coniugale (*FB-Z, Cierpka e Frevert, 1994*): emotività comunicazione performance di ruolo		
Rohrbaugh et al. (2002)	181 coppie sposate in cui un partner soffre di CHF	Qualità della relazione coniugale: 1. soddisfazione coniugale (*scala del Michigan Family Heart Questionnaire: MFHQ*, Coyne et al. 1990); 2. routine coniugali (*Family Time and Routine Scale*, McCubbin et al. 1987; *Family Routines Inventory*, Jensen et al. 1983); 3. cambiamenti nella relazione di coppia (*item unico con risposta tipo Likert*)	Gravità del disturbo cardiaco (esame delle cartelle cliniche)	1. Stress psicologico: sintomi ansiosi e depressivi (*HSCL-25*, Heshenbacher et al. 1978); 2. stabilità emotiva/neuroticismo del coniuge (*scala del Big Five*, Goldberg, 1992); 3. stile di coping del coniuge (*Ways of Coping Questionnaire*, Lazarus e Folkman, 1984)
Jones (2002)	Coppie in cui un partner sta affrontando la riabilitazione dopo un evento cardiaco	Supporto fornito dal partner al paziente: soddisfazione coniugale, atteggiamento ostile/iperprotettivo, fiducia nella *compliance* medica del paziente, atteggiamento verso gli esercizi di riabilitazione		Senso di efficacia personale del paziente Esito positivo/negativo della riabilitazione
Coyne et al. (2001)	189 coppie sposate in cui un partner soffre di CHF	Qualità della relazione coniugale: 1. soddisfazione coniugale (*scala del Michigan Family Heart Questionnaire: MFHQ*, Coyne et al. 1990) 2. routine coniugali (*item tratti da Family*	Gravità del disturbo cardiaco (esame delle cartelle cliniche)	

BP, pressione sanguigna (*Blood Pressure*); *CHD*, disturbo cardiaco (*Coronary Heart Disease*); *CHF*, scompenso cardiaco cronico (*Congestive Heart Failure*); *DBP*, pressione sanguigna diastolica

METODO	RISULTATI
Longitudinale. Somministrazione dello strumento a paziente e coniuge prima e 1 anno dopo il trapianto. Confronto con coppie in cui un partner ha subito un trapianto diverso (fegato o reni)	Deterioramento della qualità del funzionamento coniugale in tutte le coppie dopo il trapianto, ma le coppie che hanno affrontato il trapianto di cuore hanno un funzionamento migliore
Correlazionale. Somministrazione di interviste strutturate a casa della coppia in 2 fasi: congiunta (c) e separata (a, b, 1) + invio per posta di questionari *self-report* (1, 2, 3). Analisi correlazionale	Differenze di ruolo: i pazienti hanno più stress psicologico dei coniugi (differenza più marcata se il paziente è donna); differenze di genere (solo per i coniugi): le mogli di pazienti maschi hanno più stress psicologico rispetto ai mariti di pazienti femmine; la gravità del disturbo cardiaco e la qualità della relazione di coppia sono fattori che mediano, rispettivamente, le differenze di ruolo e di genere
Correlazionale. Analisi delle associazioni tra le variabili	Alta soddisfazione coniugale, bassa ostilità e atteggiamento positivo verso la riabilitazione sono correlati con grande fiducia del partner nella compliance del paziente, che a sua volta è correlata con il senso di efficacia personale del paziente; nessuna correlazione tra le variabili e l'esito della riabilitazione
Interviste a casa della coppia (fase congiunta: richiesta di identificare un'area della relazione coniugale fonte di disaccordo tra i partner; fase individuale: questionario self-report con risposte tipo Likert: variabili a, b, c) + misure osservazionali (compito: 10 min. di discussione di coppia videoregistrata sul tema fonte di disaccordo; osservatori esterni esperti valutano la variabile d). Regressione statistica	La qualità della relazione coniugale e la gravità del disturbo cardiaco predicono la sopravvivenza del paziente in modo indipendente (ma con effetto cumulativo: i pazienti più a rischio di vita sono quelli con CHF grave e qualità della relazione coniugale scarsa); le coppie in cui il paziente è donna hanno una qualità della relazione coniugale migliore rispetto alle coppie in cui il paziente è maschio; il valore prognostico della qualità

(*cont.* →)

(*Dyastolic Blood Pressure*); *IMI*, infarto del miocardio (*Myocardial Infarction*); *SBP*, pressione sanguigna sistolica (*Systolic Blood Pressure*).

Tabella 4 Relazione di coppia e disturbo cardiaco *(continua)*

AUTORI	CAMPIONE	VARIABILI DELLA RELAZIONE	ASPETTI CARDIACI	ALTRE VARIABILI
		Time and Routine Scale, McCubbin et al. *1987 e Family Routines Inventory,* Jensen et al. 1983) 3. discussioni di coppia costruttive (*scala del MFHQ*) 4. scambio di emozioni positive/negative (*Living In Family Environments coding system: LIFE,* Hops et al. 1995)		
Orth-Gomer et al. (2000)	187 donne che soffrono di IMI o angina pectoris	Stress coniugale (*Stockholm Marital Stress Scale*)	Ricorrenza degli eventi cardiaci	Stress lavorativo (rapporto richieste/senso di controllo)
Falger et al. (2000)	170 coppie in cui un partner ha affrontato un IMI o un'operazione al cuore	Qualità della relazione coniugale		Depressione (*Beck Depression Inventory: BDI,* Beck et al. 1961) Qualità della vita
Baker et al. (2000)	103 pazienti (maschi e femmine) con ipertensione	Adattamento coniugale (*Dyadic Adjustment Scale: DAS,* Spanier, 1976)	Misure fisiologiche: BP	
Stewart et al. (2000)	14 coppie sposate in cui un partner ha subito un IMI	Strategie di coping interpersonale Supporto reciproco tra coniugi		Stress psicologico
Graham (2000)	120 pazienti cardiaci in riabilitazione	Supporto fornito dal partner al paziente: sollecitudine/criticismo (*Multidimensional Pain Inventory; Inventory of Socially Supportive Behaviors*) Soddisfazione coniugale (*Marital Adjustment Test: MAT,* Locke e Wallace, 1959)		Adattamento al disturbo (*Psychosocial Adjustment to Illness Scale,* Derogatis e Lopez, 1983) Depressione (*Beck Depression Inventory: BDI,* Beck et al. 1961) Ansia (STAI-S) Senso di efficacia personale

METODO	RISULTATI
(variabile dipendente: sopravvivenza del paziente nei 4 anni successivi alle misurazioni)	della relazione coniugale è più forte se il paziente è donna
Longitudinale. Valutazione dell'impatto di diversi tipi di stress psicosociale sulla ricorrenza di eventi cardiaci nei 5 anni successivi al primo evento	Le donne con una relazione coniugale stressante hanno un rischio 3 volte maggiore di incorrere in nuovi eventi cardiaci; lo stress lavorativo non ha valore prognostico
Longitudinale. Somministrazione degli strumenti a paziente e coniuge 1, 3 e 12 mesi dopo la dimissione del paziente dall'ospedale. Regressione statistica (variabile dipendente: qualità della relazione coniugale)	Correlazione negativa tra depressione qualità di vita; depressione e qualità di vita sono predittori indipendenti di una cattiva qualità della relazione coniugale
Longitudinale. Analisi delle correlazioni tra adattamento coniugale e misure fisiologiche nel corso di 3 anni	Correlazione negativa tra adattamento coniugale, in particolare la scala del contatto tra coniugi, e BP
Studio qualitativo: analisi del contenuto di interviste e confronto tra le risposte dei partner della coppia	Somiglianza tra le risposte dei coniugi: elevato stress psicologico, coping orientato alla protezione del partner, percezione di supporto reciproco insufficiente e di tentativi falliti di aiuto tra partner
Longitudinale. Somministrazione degli strumenti al paziente all'inizio e al termine del programma di riabilitazione. Analisi dell'influenza dell'atteggiamento del partner sull'adattamento del paziente	L'adattamento del paziente migliora se il partner ha un atteggiamento di sollecitudine, mentre il miglioramento è inferiore se il partner è critico; fattori di mediazione sono la depressione e la soddisfazione coniugale; nessuna correlazione tra le variabili e il senso di efficacia personale

(cont. →)

Tabella 4 Relazione di coppia e disturbo cardiaco *(continua)*

AUTORI	CAMPIONE	VARIABILI DELLA RELAZIONE	ASPETTI CARDIACI	ALTRE VARIABILI
Laeke (2000)	56 pazienti (maschi) con diagnosi di CHD	Sistemi di credenze interpersonali: percezione della discrepanza tra le aspettative e le richieste del partner e le proprie capacità di far fronte al disturbo Supporto fornito dal partner al paziente		Adattamento al disturbo: depressione, ostilità, ottimismo, senso di efficacia personale, qualità di vita, compliance medica, stato di salute fisica
Bunzel et al. (1999)	26 coppie sposate in cui un partner ha affrontato un trapianto di cuore	Funzionamento coniugale (*Family Assessment Measure: FAM III*)		
Baker et al. (1999)	205 pazienti (maschi e femmine) con ipertensione	Adattamento coniugale: coesione (*scala del Dyadic Adjustment Scale: DAS*, Spanier, 1976)	Misure fisiologiche: BP	
Baker (1999)	74 pazienti (maschi e femmine) con ipertensione	Adattamento coniugale (Dyadic Adjustment Scale: DAS, Spanier, 1976)	Misure fisiologiche: BP	
Racioppo (1999)	88 coppie in cui un partner soffre di CHF	Qualità della relazione coniugale	Gravità del disturbo cardiaco (esame delle cartelle cliniche)	Salute fisica Funzionamento psicologico Coping del paziente: "*Fighting Spirit*: FS" (*scala creata ad hoc*)
Pistrang et al. (1999)	1 coppia in cui il marito ha subito un IMI	Comunicazione: aiuto reciproco		
Hoffman (1999)	156 coppie in cui il marito ha subito un IMI	Strategie di coping focalizzate sulla relazione: atteggiamento protettivo/ coinvolgimento attivo Atteggiamento iperprotettivo		Depressione Rabbia: stile di espressione e controllo *Compliance* medica

METODO	RISULTATI
Longitudinale. Somministrazione di questionari *self-report* al paziente a distanza di 3 mesi. Regressione statistica (variabile dipendente: adattamento al disturbo)	La percezione da parte del paziente di non riuscire a soddisfare le aspettative del partner predice un peggiore adattamento al disturbo (depressione, senso di efficacia personale, qualità di vita, *compliance*, salute fisica); il supporto fornito dal partner non ha valore predittivo; il senso di efficacia personale non è un fattore di mediazione
Longitudinale. Somministrazione dello strumento a paziente e coniuge prima del trapianto, 1 anno dopo e 5 anni dopo. Confronto tra le misure dei coniugi e tra le misure rilevate nei vari momenti	Deterioramento progressivo della relazione di coppia; differenze di ruolo: i pazienti percepiscono una comunicazione più conflittuale, i coniugi riportano anche un peggioramento del coinvolgimento emotivo, delle *performance* di ruolo e del sistema di norme e valori
Correlazionale. Analisi dell'associazione tra coesione coniugale e misure fisiologiche	Correlazione negativa
Longitudinale. Analisi dell'impatto dell'adattamento coniugale sulla BP nel corso di 3 anni	La soddisfazione coniugale influenza il corso dell'ipertensione: chi è poco soddisfatto ha una DBP più alta, mentre chi è molto soddisfatto ha una DBP più bassa, in entrambi i casi quando il contatto tra i coniugi è elevato
Correlazionale. Somministrazione a casa della coppia di questionari e interviste audioregistrate a paziente e coniuge.	FS è correlato positivamente con le altre variabili; differenze di genere per i pazienti: per le donne è una modalità di coping orientata a coinvolgere il partner, per gli uomini consiste nell'efficacia personale a gestire la malattia
Osservazionale. Compito semistrutturato di discussione di coppia: 2 conversazioni in cui i coniugi a turno assumono il ruolo di chi chiede o fornisce aiuto. Analisi di caso singolo: valutazione dell'interazione (dati quantitativi e qualitativi) fatta dalla coppia stessa e da osservatori esterni	La coppia valuta la conversazione più positivamente rispetto agli osservatori esterni, per i quali invece predomina scarsità di empatia, esplorazione dei sentimenti e funzioni di aiuto
Correlazionale. Somministrazione di questionari *self-report* a paziente e coniuge 6 anni dopoI MI. Analisi correlazionale e regressione statistica (variabile dipendente: *compliance* medica del paziente)	La *compliance* medica del paziente è correlata positivamente con l'utilizzo di coinvolgimento attivo e criticismo e negativamente con l'atteggiamento protettivo; la modalità di gestione della rabbia da parte del paziente è il predittore più forte della sua *compliance* medica

(*cont.* →)

Tabella 4 Relazione di coppia e disturbo cardiaco *(continua)*

AUTORI	CAMPIONE	VARIABILI DELLA RELAZIONE	ASPETTI CARDIACI	ALTRE VARIABILI
		Criticismo Comportamento di aiuto		
Konstam et al. (1998)	36 coppie in cui un partner affronta un trapianto di cuore	Adattamento coniugale: coesione, soddisfazione coniugale, consenso, manifestazioni affettuose (*Dyadic Adjustment Scale: DAS*, Spanier, 1976)		Qualità di vita del paziente (*Sickness Impact Profile: SIP*, Bergner et al. 1976)
Keller (1998)	53 pazienti (maschi) che soffrono di IMI o angina pectoris	Soddisfazione coniugale (*scala del Myocardial Infarction Risk Factor Inventory: MIRFI*, Keller, 1998)	Recupero cardiaco (*Myocardial Infarction Recovery Index – Short Form*, Keller, 1998)	Depressione (*scala del MIRFI*)
Cranford et al. (1998)	201 coppie in cui un partner soffre di CHF	Soddisfazione coniugale	Gravità del disturbo cardiaco	Stress psicologico
Coyne et al. (1998)	201 pazienti (maschi e femmine) che soffrono di CHF	Supporto fornito dal partner al paziente	Gravità del disturbo cardiaco	Supporto sociale
Duhamel (1997)	3 coppie sposate in cui un partner soffre di CHF	Funzionamento coniugale: impatto del disturbo sulla relazione di coppia (interviste)		
Elizur e Hirsh (1997)	51 pazienti (maschi e femmine) che affrontano un intervento al cuore	Qualità della relazione coniugale: supporto, soddisfazione, flessibilità		Supporto sociale Senso di efficacia personale Adattamento psicosociale Salute mentale

METODO	RISULTATI
Longitudinale. Somministrazione di questionari *self-report* (DAS ad entrambi i partner, SIP solo al paziente) 1 e 4 mesi prima del trapianto e 1 e 4 mesi dopo. Confronto tra le misure dei coniugi e regressione statistica (variabile dipendente: qualità di vita del paziente)	Rispetto alla media della popolazione generale, le coppie del campione hanno un adattamento peggiore; i punteggi del partner sono inferiori a quelli del paziente, in particolare prima del trapianto e nelle scale della soddisfazione e del consenso; la soddisfazione coniugale predice positivamente la qualità di vita del paziente
Longitudinale. Somministrazione di questionari *self-report* durante il ricovero ospedaliero e tra 5 e 8 mesi dopo la dimissione.	Rispetto alla media della popolazione generale, i pazienti cardiaci hanno punteggi 6 volte maggiori di depressione; depressione e insoddisfazione coniugale sono correlate negativamente con il recupero del paziente dopo l'evento cardiaco
Correlazionale. Valutazione dei fattori predittori dello stress psicologico in funzione delle differenze di genere e di ruolo (paziente/coniuge)	Alti livelli di stress psicologico nei pazienti (maschi e femmine) e nei coniugi (solo se femmine); predittori dello stress psicologico sono, per i pazienti maschi, gravità del CHF, stress psicologico della moglie e insoddisfazione coniugale e, per le pazienti, solo l'insoddisfazione coniugale; nessuna variabile medica o psicosociale predice lo stress psicologico dei mariti delle pazienti, mentre lo stress psicologico delle mogli dei pazienti è predetto dallo stress di questi ultimi e dalla propria insoddisfazione coniugale
Valutazione del ruolo predittivo delle variabili mediche e psicosociali sulla sopravvivenza dei pazienti	La gravità del CHF e il supporto sono predittori indipendenti della sopravvivenza dei pazienti: per i maschi, la fonte principale di supporto che predice una maggiore sopravvivenza è la coppia, mentre per le femmine è avere un confidente nella rete sociale di supporto
Studio qualitativo: analisi del contenuto delle interviste	Tre temi principali: ricerca di equilibrio tra atteggiamento protettivo e iperprotettivo, esigenza di riaggiustamento della relazione di coppia, adozione di nuove strategie di coping
Longitudinale. Somministrazione degli strumenti 1 settimana prima e 2 mesi dopo l'intervento. Valutazione dell'influenza di risorse personali, coniugali e sociali su adattamento psicosociale e salute mentale dei pazienti	Solo le risorse coniugali predicono l'adattamento psicosociale e la salute mentale del paziente 2 mesi dopo l'intervento

(cont. →)

Tabella 4 Relazione di coppia e disturbo cardiaco *(continua)*

AUTORI	CAMPIONE	VARIABILI DELLA RELAZIONE	ASPETTI CARDIACI	ALTRE VARIABILI
Suls et al. (1997)	43 coppie sposate in cui il marito ha subito un IMI	Strategie di coping interpersonale: atteggiamento protettivo		Stress psicologico (*Hopkins Symptom Checklist: HSCL*, Derogatis et al. 1974)
Thompson et al. (1995)	61 coppie sposate in cui un partner soffre di IMI o angina pectoris	1. Atteggiamento iperprotettivo (*Overprotection Scale for Adults: OPSA*, Thompson e Sobolew-Shubin, 1993) 2. Orientamento alla reciprocità (*Exchange Orientation Scale: EOS*, Murnstein et al. 1987) 3. Propensione all'aiuto (*Communal Orientation Scale: COS*, Clarck et al. 1987) 4. Equilibrio dare-avere (*scala creata ad hoc*) 5. Centralità dei bisogni propri/ del partner (*scala creata ad hoc*)		1. Depressione (*Center for Epidemiologic Studies – Depression: CES-D*, Radloff, 1977) 2. Compliance medica del paziente (*un item creato ad hoc*) 3. Risentimento del coniuge (*scala creata ad hoc*)
Yates (1995)	73 pazienti cardiaci	Supporto fornito dal partner al paziente: pratico emotivo soddisfazione del paziente per il supporto ricevuto		Supporto fornito dal personale medico Recupero fisico e psicologico del paziente
Hilbert (1994)	66 coppie sposate in cui un partner ha subito un IMI	Funzionamento coniugale: soddisfazione (*Family APGAR*, Smilkstein, 1985)		Stato emotivo (*Affects Balance Scale*, Derogatis, 1975)
Brecht et al. (1994)	198 pazienti che affrontano un IMI o un'operazione al cuore	Qualità della relazione coniugale (*Dyadic Adjustment Scale: DAS*, Spanier, 1976)		Disforia (*Multiple Affect Adjective Checklist: MAACL*, Zuckerman e Lubin, 1965)

METODO	RISULTATI
Somministrazione degli strumenti a paziente e coniuge 1 e 6 mesi dopo la dimissione dall'ospedale. Analisi correlazionale e regressione statistica (variabile dipendente: stress psicologico)	Correlazione positiva, sia per il paziente che per il coniuge, tra il proprio atteggiamento protettivo nei confronti del partner e il proprio stress psicologico, sia nello stesso momento che a distanza di tempo
Correlazionale. Somministrazione di interviste (risposte tipo Likert) a casa della coppia a paziente (a, d, e, 1) e coniuge (b, c, d, e, 2, 3) 18 mesi dopo l'evento cardiaco. Analisi correlazionale e regressione statistica (variabile dipendente: risentimento del coniuge)	Il coniuge sano (caregiver) prova risentimento se ha un elevato orientamento alla reciprocità, ma non all'aiuto, percepisce poco equilibrio dare-avere nella relazione di coppia e un'insufficiente compliance medica del paziente; la centralità dei bisogni propri/altrui non ha valore predittivo; atteggiamento iperprotettivo e depressione del paziente sono correlati positivamente con il risentimento del caregiver
Longitudinale. Somministrazione di questionari *self-report* ai pazienti 2 mesi e 1 anno dopo l'evento cardiaco per valutare l'impatto di diverse fonti di supporto su recupero fisico e psicologico del paziente a breve e lungo termine	Il supporto pratico fornito dal partner è associato al miglioramento del funzionamento psicologico del paziente a breve termine, mentre il supporto emotivo e la soddisfazione per il supporto ricevuto dal partner sono associati al miglioramento del funzionamento psicologico del paziente a breve e lungo termine; la soddisfazione per il supporto ricevuto dal personale medico è associata al miglioramento del funzionamento fisico del paziente
Correlazionale. Somministrazione di questionari *self-report* a paziente e coniuge.	Rispetto alla media della popolazione generale, le coppie del campione hanno più stress emotivo; le misure rilevate nel paziente correlano con quelle del proprio partner, ma in quest'ultimo la correlazione tra soddisfazione coniugale ed emozioni positive è più forte
Somministrazione di questionari *self-report* 2 volte a distanza di 3 mesi per verificare la stabilità dei risultati. Analisi correlazionale e regressione statistica	La qualità della relazione coniugale influenza in modo indiretto, tramite il suo impatto sulla disforia del paziente, l'adattamento psicologico a questo al disturbo

(*cont.* →)

Tabella 4 Relazione di coppia e disturbo cardiaco *(continua)*

AUTORI	CAMPIONE	VARIABILI DELLA RELAZIONE	ASPETTI CARDIACI	ALTRE VARIABILI
				Adattamento psicologico al disturbo (*Psychosocial Adjustment to Illness Scale,* Derogatis e Lopez, 1983)
Coyne e Smith (1994)	56 coppie sposate in cui il marito ha subito un IMI	Strategie di coping focalizzate sulla relazione: atteggiamento protettivo/ coinvolgimento attivo Qualità della relazione coniugale (precedente al IMI) Atteggiamento iperprotettivo della moglie Dipendenza del paziente dalla moglie		Senso di efficacia personale di paziente e coniuge Benessere psicologico di paziente e coniuge: stress, soddisfazione per la propria vita Impatto dell'IMI sulla moglie: carico psicologico
Helgeson (1993)	56 coppie sposate in cui il marito soffre di IMI o angina pectoris	Agency (A), Communion (C), Unmitigated Agency (UA), Unmitigated Communion (UC) (*Extended Personal Attributes Questionnaire: EPAQ, Spence et al. 1979; scala creata ad hoc per la misurazione di UC*) Interazioni negative (*un item con risposta tipo Likert, adattato dal UCLA Social Support Inventory, Dunkel-Schetter et al. 1986*) Atteggiamento iperprotettivo della moglie (*un item con risposta tipo Likert creato ad hoc*) Comportamento della moglie di allontanamento dal paziente (*un item con risposta tipo Likert creato ad hoc*)		Adattamento psicologico al disturbo: stress psicologico, ansia e depressione (*Multiple Affect Adjective Checklist: MAACL,* Zuckerman e Lubin, 1965), soddisfazione per la propria vita (scala creata ad hoc), funzionamento psicologico (*Psychosocial Adjustment to Illness Scale,* Derogatis e Lopez, 1983) Cambiamenti nello stile di vita: comportamenti salutari (scala creata ad hoc), carico domestico (*Who Does What Scale,* Cowan et al. 1983)

METODO	RISULTATI
(variabile dipendente: adattamento psicologico al disturbo)	
Correlazionale. Strumento (*Michigan Family Heart Questionnaire: MFHQ*, Coyne et al. 1990, *questionario self-report con risposte tipo Likert*) inviato per posta a paziente e coniuge 6 mesi dopo I MI. Analisi correlazionale e regressione statistica (variabili dipendenti: stress psicologico e senso di efficacia personale del paziente)	Variabili del paziente predittori indipendenti del proprio senso di efficacia personale: coinvolgimento attivo (correlazione positiva) e atteggiamento protettivo (correlazione negativa); variabili della moglie predittori indipendenti del senso di efficacia personale del paziente: senso di efficacia personale e atteggiamento protettivo (correlazioni positive), atteggiamento iperprotettivo e carico psicologico (correlazioni negative); il senso di efficacia personale del paziente è correlato positivamente con il benessere psicologico proprio e della moglie, con la propria dipendenza dalla moglie, con la qualità della relazione coniugale e con il senso di efficacia personale della moglie
Longitudinale. Somministrazione di interviste a paziente e coniuge 2 volte: T1. poco prima della dimissione dall'ospedale, T2. a casa, 3 mesi dopo la dimissione. A,C,UA e UC sono misurate solo in T1. Valutazione dell'influenza delle variabili relazionali sull'adattamento psicologico del paziente	Per le mogli, UA e UC sono predittori di un peggiore adattamento, in particolare se il paziente ha UA e la moglie UC; la C predice un migliore adattamento del partner, sia per i pazienti che per le mogli; per i pazienti, A predice un migliore adattamento, mentre UA e UC influenzano il loro adattamento solo tramite l'impatto negativo che hanno sullo stile di vita, sulle interazioni e sull'atteggiamento della moglie (UA porta la moglie ad allontanarsi dal paziente, UC a un atteggiamento iperprotettivo)

(*cont.* →)

Tabella 4 Relazione di coppia e disturbo cardiaco *(continua)*

AUTORI	CAMPIONE	VARIABILI DELLA RELAZIONE	ASPETTI CARDIACI	ALTRE VARIABILI
Bunzel et al. (1992)	2 coppie in cui un partner affronta un trapianto di cuore	Funzionamento coniugale (*Family Assessment Measure: FAM III*)		Negazione del disturbo
Fiske et al. (1991)	56 coppie sposate in cui il marito ha subito un IMI	Atteggiamento iperprotettivo della moglie Frequenza di discussioni costruttive sull'IMI Intimità e vicinanza		Stress psicologico Impatto del MI sulla moglie: carico psicologico Ostilità e criticismo della moglie Senso di efficacia personale del paziente
Hafner e Miller (1991)	50 coppie sposate in cui un partner soffre di ipertensione	Soddisfazione coniugale (*Marital Attitudes Evaluation Scale: MATE*, Schutz, 1967)		Ostilità/autocritica (*Hostility and Direction of Hostility Questionnaire: HDHQ*, Caine et al. 1967) Sintomi psichiatrici: ansia e depressione (*Crown-Crisp Experimental Index: CCEI*, Crown e Crisp, 1979) Assertività: comportamento e disagio (*Assertion Inventory*, Gambrill e Richey, 1975)
Coyne e Smith (1991)	56 coppie sposate in cui il marito ha subito un IMI	Strategie di coping focalizzate sulla relazione: atteggiamento protettivo/ coinvolgimento attivo Qualità della relazione coniugale (precedente all' IMI)		Stress psicologico Impatto dell'IMI sulla moglie: carico psicologico
Patterson (1989)	10 coppie sposate in cui il marito ha affrontato un'operazione al cuore	Adattamento coniugale al disturbo: sistemi di credenze della coppia su cause e conseguenze del disturbo, responsabilità rispettive, cambiamenti nello stile di vita		

METODO	RISULTATI
Somministrazione degli strumenti a paziente e coniuge prima e 1 anno dopo il trapianto. Confronto tra le misure rilevate nei 2 momenti	La negazione del disturbo manifestata prima del trapianto è mantenuta anche dopo; le coppie con tendenza alla negazione del disturbo valutano la propria relazione come immutata dopo il trapianto, mentre le coppie che non negano la malattia riportano un peggioramento della relazione
Correlazionale. Strumento (*Michigan Family Heart Questionnaire: MFHQ*, Coyne et al. 1990, *questionario self-report con risposte tipo Likert*) inviato per posta a paziente e coniuge 6 mesi dopo IMI. Analisi correlazionale e regressione statistica (variabile dipendente: senso di efficacia personale del paziente)	Atteggiamento iperprotettivo e ostilità sono costrutti indipendenti: il primo predice positivamente la vicinanza tra i coniugi, il secondo predice positivamente lo stress psicologico e negativamente il senso di efficacia personale del paziente, la vicinanza tra i coniugi e la frequenza di discussioni costruttive
Correlazionale. Somministrazione di questionari self-report. Confronto tra gruppo sperimentale e di controllo	I pazienti del gruppo sperimentale hanno punteggi più alti di ostilità e sintomi psichiatrici; i livelli di soddisfazione dei due coniugi sono correlati solo se il paziente è maschio; se il paziente è donna, la sua soddisfazione coniugale è correlata positivamente con l'autocritica e i sintomi psichiatrici del marito; differenze di genere per i pazienti: i maschi sono più ostili; differenze di genere per i coniugi: i maschi sono più assertivi, le femmine più insoddisfatte
Correlazionale. Strumento (*Michigan Family Heart Questionnaire: MFHQ*, Coyne et al. 1990, *questionario self-report con risposte tipo Likert*) inviato per posta a paziente e coniuge 6 mesi dopo IMI. Analisi correlazionale e regressione statistica (variabile dipendente: stress psicologico della moglie)	Predittori indipendenti dello stress psicologico della moglie: qualità della relazione coniugale, atteggiamento protettivo nei confronti del paziente e del paziente nei confronti della moglie, stress psicologico del paziente, carico psicologico
Verifica del modello FAAR (*Family Adjustment and Adaptation Response*, McCubbin e Patterson, 1983) tramite interviste congiunte semistrutturate videoregistrate 6 mesi dopo l'operazione. Analisi qualitativa del contenuto	Maggiore oggettività della moglie nel riconoscere le cause del disturbo; 2 pattern interattivi di adattamento predominanti: 1. ipercoinvolgimento della moglie con scarsa assunzione di responsabilità da parte del marito, 2. progressiva convergenza delle posizioni dei coniugi: costruzione di significati condivisi

(*cont.* →)

Tabella 4 Relazione di coppia e disturbo cardiaco *(continua)*

AUTORI	CAMPIONE	VARIABILI DELLA RELAZIONE	ASPETTI CARDIACI	ALTRE VARIABILI
Waltz et al. (1988)	400 coppie sposate in cui il marito ha subito un IMI	Qualità della relazione coniugale: conflitto (*scala creata ad hoc*) intimità (*scala creata ad hoc*)		Stato di salute fisica (*scala creata ad hoc*) Stress psicologico (*Hopkins Symptom Checklist: HSCL*, Derogatis et al. 1974) Personalità tipo A (*Jenkins Activity Survey: JAS*) Valutazione cognitiva del disturbo (*scala creata ad hoc*)
Bar-On e Dreman (1987)	69 coppie sposate in cui il marito ha subito un IMI	Supporto coniugale: accordo tra i coniugi sulle attribuzioni causali relative al disturbo: causa interna/esterna, controllabile/incontrollabile, negazione/riconoscimento (*Q-sort creata ad hoc*)		Riabilitazione del paziente a breve (1 mese) e a lungo termine (4-6 mesi) (*interviste*)
Radley e Green (1986)	42 coppie sposate in cui il marito è in attesa di un'operazione al cuore	Funzionamento coniugale: adattamento al disturbo, cambiamenti nello stile di vita e nei ruoli coniugali (interviste)		

METODO	RISULTATI
Longitudinale. Somministrazione di questionari *self-report* (risposte tipo Likert) inviati per posta in 5 momenti: 2 settimane, 6 mesi, 12 mesi, 4 anni e 5 anni dopo IMI; la moglie completa solo le scale relative alla qualità della relazione coniugale e alla valutazione cognitiva. Valutazione dell'influenza di variabili personali e relazionali sullo stress psicologico del paziente	Fattori fisici (stato di salute), sociali (qualità della relazione coniugale) e disposizionali (personalità tipo A) predicono (correlazioni negative per i primi due e positiva per il terzo) ansia e depressione del paziente; fattori di mediazione sono le valutazioni cognitive relative al disturbo; la conflittualità coniugale è correlata (positivamente) con l'ansia, mentre l'intimità (negativamente) con la depressione
Longitudinale. Somministrazione della Q-sort a paziente e coniuge 2-3 settimane dopo IMI e delle interviste a paziente e medico a 1 e 4-6 mesi dopo IMI.	A breve termine, punteggi più alti nelle misure della riabilitazione corrispondono ad accordo tra coniugi nella negazione del disturbo (alta in entrambi) e/o nelle attribuzioni causali (indipendentemente dal contenuto); a lungo termine, punteggi più alti nelle misure della riabilitazione corrispondono ad accordo tra coniugi nella negazione (assente) e nelle attribuzioni causali (causa controllabile) oppure a disaccordo tra coniugi (solo il marito tende a negare il disturbo e/o attribuisce il disturbo a cause incontrollabili)
Studio qualitativo: interviste a paziente e coniuge e analisi del contenuto	4 pattern interattivi predominanti: tensione all'interno della coppia in cui il marito, lasciato il lavoro, si isola, mentre la moglie assume la maggior parte delle responsabilità; tensione all'interno della coppia in cui il marito, lasciato il lavoro, assume parte delle responsabilità domestiche, ma non è oggetto di attenzione e preoccupazione da parte della moglie; coppie con buon livello di adattamento in cui entrambi i partner sono coinvolti in cambiamenti nello stile di vita, coppie con poca tendenza al cambiamento

Tabella 5 Funzionamento coniugale in coppie con un partner depresso

AUTORI	CAMPIONE	VARIABILI DELLA RELAZIONE	ALTRE VARIABILI
Coyne et al. (2002)	72 coppie sposate in cui la moglie soffre di depressione maggiore + 42 coppie di controllo	Soddisfazione coniugale (*Dyadic Adjustment Scale: DAS*, Spanier, 1976) Modalità di coping del conflitto coniugale (*Conflict Inventory*, Kahn et al. 1985) Manifestazione di affetto: comunicazione verbale, contatto fisico (*Kupfer-Detre Scale: KDS*, Kupfer e Detre, 1974) Problemi coniugali (KDS) Rimpianti relativi alla decisione di sposarsi (*1 item*)	Stress psicologico (*Hopkins Symptom Checklist: HSCL-25*, Hesbacher et al. 1978) Esperienze negative durante la propria infanzia (*KDS*)
Whisman et al. (2002)	Coppie sposate in cui la moglie soffre di depressione maggiore + coppie di controllo	Soddisfazione coniugale Conflittualità coniugale	Emozioni negative
Whiffen et al. (2001)	Coppie sposate in cui la moglie soffre di depressione maggiore (*DSM III-R, APA, 1987*) + coppie di controllo	Attaccamento	Frequenza degli episodi depressivi nell'arco di 6 mesi
Johnson e Jacob (2000)	90 coppie sposate con un partner con depressione maggiore (*Schedule for Affective Disorders and Schizophrenia: SADS*, Spitzer et al. 1978) + 50 coppie di controllo	Soddisfazione coniugale (*Dyadic Adjustment Scale: DAS*, Spanier, 1976) Comunicazione verbale e non verbale: comunicazioni positive (approvazione, accordo, sorriso), negative (critica, disaccordo), problem solving (*Marital Interaction Coding System: MICS*, Weiss e Summers, 1983)	Sintomi depressivi (*Beck Depression Inventory*, Beck et al. 1961) Ricorrenza di episodi depressivi (*Schedule for Affective Disorders and Schizophrenia: SADS*, Spitzer et al. 1978)

METODO	RISULTATI
Correlazionale. Somministrazione di questionari *self-report* a ciascun membro della coppia separatamente. Confronto tra gruppo sperimentale e di controllo e tra i coniugi in ciascun gruppo	Le coppie in cui la moglie soffre di depressione riportano, rispetto alle coppie del gruppo di controllo, più stress psicologico, meno soddisfazione coniugale, più strategie di coping distruttivo per far fronte al conflitto di coppia, più problemi coniugali, meno manifestazioni di affetto; all'interno delle coppie, mogli e mariti hanno punteggi simili, ma i mariti di mogli depresse hanno meno stress psicologico, più manifestazioni di affetto e coping più costruttivo rispetto alle proprie mogli, mentre queste ultime hanno più rimpianti e un'infanzia più difficile
Osservazionale. Compito di interazione cui la coppia deve affrontare e cercare di risolvere una situazione conflittuale. Analisi delle correlazioni tra conflittualità coniugale, soddisfazione coniugale e depressione	A seguito di interazioni coniugali conflittuali, l'insoddisfazione coniugale è associata in generale a un incremento dell'affetto depressivo; nelle donne depresse, rispetto alle donne del gruppo di controllo, tale incremento è più spiccato, mentre non c'è differenza nella reattività emotiva all'interazione conflittuale tra i mariti del gruppo sperimentale e di controllo
Longitudinale (6 mesi). Somministrazione di strumenti *self-report* a ciascun membro della coppia. Confronto tra gruppo sperimentale e di controllo e tra i coniugi in ciascun gruppo	L'attaccamento di tipo insicuro è più frequente tra le donne depresse che tra le donne del gruppo di controllo; i mariti delle pazienti non differiscono in maniera significativa dai mariti del gruppo di controllo, anche se è più frequente l'attaccamento insicuro tra i mariti di donne con depressione cronica; l'attaccamento insicuro del marito predice il mantenimento dei sintomi depressivi delle proprie partner nel tempo
Osservazionale: compito videoregistrato di discussione di coppia (15 min.) in cui i coniugi devono cercare di risolvere un problema coniugale fonte di conflitto precedentemente identificato (*Areas of Change Questionnaire: ACQ*, Weiss, 1980). Osservatori esterni indipendenti codificano le sequenze interattive della coppia	Solo le coppie in cui il marito è depresso hanno pattern interattivi particolari: comunicazioni positive da parte del marito sono seguite, nelle mogli, da un decremento delle comunicazioni positive e da un incremento di quelle negative; la soddisfazione coniugale è minore nelle coppie con un partner depresso, ma non è correlata ai pattern interattivi di coppia; la frequenza degli episodi depressivi è correlata a sequenze interattive in cui sia le comunicazioni positive che quelle negative del paziente sono seguite da comunicazioni negative del coniuge

(*cont.* →)

Tabella 5 Funzionamento coniugale in coppie con un partner depresso *(continua)*

AUTORI	CAMPIONE	VARIABILI DELLA RELAZIONE	ALTRE VARIABILI
Marchand e Hock (2000)	40 coppie sposate appartenenti alla popolazione generale	Soddisfazione coniugale (*Marital Comparison Level Inventory: MCLI*, Sabatelli, 1984) Strategie di risoluzione del conflitto coniugale: evitamento, attacco, compromesso (*Conflict-Resolution Behavior Questionnaire: CRBQ*, Rubenstein e Feldman, 1993)	Sintomi depressivi (*Center for Epidemiological Studies Depression Scale: CES-D*, Radloff, 1977)
Lim e Kwon (1998)	11 coppie sposate con un partner con depressione (*Center for Epidemiological Studies – Depression Scale: CES-D*, Radloff, 1977) + 52 coppie di controllo	Soddisfazione coniugale Comunicazione di coppia: comportamenti positivi e negativi rivolti al partner	Autostima
Hirschfeld (1997)	39 coppie in cui la moglie soffre di depressione (Beck Depression Inventory: *BDI*, Beck et al. 1961) + 39 coppie di controllo	Comunicazione verbale (frequenza dell'uso di pronomi io/me, tu, noi) e non verbale (pause, interruzioni del partner mentre sta parlando) Soddisfazione coniugale (*Marital Adjustment Test: MAT*, Locke e Wallace, 1959)	
Johnson e Jacob (1997)	91 coppie sposate in cui un partner soffre di depressione maggiore (*Schedule for Affective Disorders and Schizophrenia: SADS*, Spitzer et al. 1978) + 50 coppie di controllo	Soddisfazione coniugale (*Dyadic Adjustment Scale: DAS*, Spanier, 1976) Comunicazione verbale e non verbale: comunicazioni positive (approvazione, accordo, sorriso), negative (critica, disaccordo), problem solving (*Marital Interaction Coding System: MICS*, Weiss e Summers, 1983)	Sintomi depressivi (*Beck Depression Inventory*, Beck et al. 1961; scala del *MMPI*, Hathaway e Mc Kinley, 1983)

METODO	RISULTATI
Correlazionale. Somministrazione di strumenti *self-report* (risposte tipo Likert) a ciascun partner individualmente. Analisi correlazionale e regressione statistica (variabile dipendente: strategie di risoluzione del conflitto coniugale)	La sintomatologia depressiva all'interno della coppia e la soddisfazione coniugale sono correlati negativamente tra loro e sono importanti predittori delle strategie di risoluzione del conflitto coniugale, ma in modo differente per maschi e femmine: la strategia di attacco è predetta, nei mariti, dall'insoddisfazione coniugale, e, nelle mogli, sia dall'insoddisfazione coniugale sia dalla propria sintomatologia depressiva; la strategia di evitamento è predetta, nei mariti, sia dall'insoddisfazione coniugale che dai propri sintomi depressivi, e, nelle mogli, solo dalla propria sintomatologia depressiva; l'utilizzo da parte delle mogli di strategie di esitamento e/o di attacco sono correlate positivamente con la sintomatologia depressiva e/o l'insoddisfazione coniugale dei propri mariti
Osservazionale: discussione videoregistrata di coppia (30-45 min.) su problemi coniugali. Confronto tra gruppo sperimentale e di gruppo di controllo	La comunicazione di coppie in cui un partner è depresso è caratterizzata, rispetto alla comunicazione delle coppie di controllo, da più comportamenti negativi; differenze di genere: nelle femmine, i sintomi depressivi sono correlati direttamente con i comportamenti comunicativi negativi, mentre nei maschi tale relazione è mediata dall'autostima; le coppie con un partner depresso sono meno soddisfatte delle coppie di controllo
Osservazionale. Compito di discussione di coppia su 3 eventi di vita in comune: positivo, negativo, fonte di conflitto). Analisi conversazionale tramite computer	Nelle coppie depresse e insoddisfatte c'è un maggiore coinvolgimento dei coniugi nella discussione rispetto alle coppie insoddisfatte, ma non depresse; nelle donne depresse e insoddisfatte c'è una maggiore focalizzazione sul sé (uso frequente del pronome "Io/me"), cui corrisponde nel marito una maggiore focalizzazione sulla moglie ("tu"); nelle coppie soddisfatte e non depresse i coniugi usano più espressioni che si riferiscono al "noi"
Osservazionale: compito videoregistrato di discussione di coppia (10-15 min.) in cui i coniugi devono cercare di risolvere un problema coniugale fonte di conflitto precedentemente identificato (Areas of Change Questionnaire: ACQ, Weiss, 1980). Due osservatori esterni indipendenti codificano le interazioni di coppia. Valutazione dell'effetto della depressione sull'interazione coniugale e della soddisfazione coniugale come fattore di mediazione	Le coppie con un partner depresso hanno, rispetto alle coppie di controllo, interazioni coniugali più disturbate: meno comunicazioni positive e più comunicazioni negative; differenze di genere: nonostante i sintomi depressivi siano più gravi nei mariti depressi che non nelle mogli depresse, le coppie in cui il partner depresso è la moglie hanno comunicazioni più disturbate; sia nel gruppo sperimentale che in quello di controllo, le mogli, rispetto ai mariti, tendono ad avere una comunicazione più carica di affetti

(cont. →)

Tabella 5 Funzionamento coniugale in coppie con un partner depresso *(continua)*

AUTORI	CAMPIONE	VARIABILI DELLA RELAZIONE	ALTRE VARIABILI
Hale et al. (1997)	25 coppie in cui un partner soffre di depressione maggiore	Comunicazione: coinvolgimento (sollecitudine, incoraggiamento, ascolto)	Evoluzione della sintomatologia depressiva nell'arco di 6 mesi
Weiss (1996)	35 coppie in cui un partner soffre di depressione	Comunicazione verbale negativa: critica, rifiuto, rimprovero	Emozioni negative: disgusto, rabbia, avversione (*Emotion Checklist*)
Bauserman et al. (1995)	27 coppie in cui un partner soffre di depressione + 30 coppie di controllo	Soddisfazione coniugale Attribuzioni interpersonali: attribuzioni causali e di responsabilità relative al comportamento del partner depresso	
Epps et al. (1995)	14 coppie in cui un partner soffre di depressione + 14 coppie di controllo	Soddisfazione coniugale Percezioni interpersonali: valutazione delle caratteristiche del partner e delle proprie caratteristiche dal punto di vista del partner: assi ostilità-affiliazione e dominio-sottomissione	
Sher e Baucom (1993)	10 coppie in cui la moglie soffre di depressione (*Beck Depression Inventory: BDI,* Beck et al. 1961) + 20 coppie di controllo	Soddisfazione coniugale (*Dyadic Adjustment Scale: DAS,* Spanier, 1976) Comunicazione: chiarezza, comprensione delle intenzioni e del messaggio del partner, reciprocità Percezioni del compito	

METODO	RISULTATI
Osservazionale. Compito videoregistrato di interazione di coppia. Confronto tra le caratteristiche della comunicazione del paziente con il partner e del paziente con un estraneo	Le interazioni di coppia sono caratterizzate, rispetto alle interazioni paziente-estraneo, da minor coinvolgimento: sia il paziente che il partner parlano di meno, hanno meno parole che esprimono sollecitudine e incoraggiamento; tali comunicazioni disfunzionali tendono a mantenersi se la depressione non migliora entro 6 mesi, mentre non c'è relazione tra remissione della sintomatologia depressiva e qualità della comunicazione nelle interazioni paziente-estraneo
Osservazionale. Compito videoregistrato di discussione di coppia. Analisi della comunicazione tramite misure oggettive (analisi del trascritto) e soggettive (valutazioni fatte dai soggetti). Verifica del modello interattivo della depressione (Coyne, 1976): le comunicazioni negative del soggetto depresso inducono una risposta emotiva negativa nel partner, che contribuisce così al mantenimento della depressione	Conferma del modello di Coyne: le comunicazioni negative dei soggetti depressi sono correlate con le emozioni negative del partner, mentre le comunicazioni negative del partner sono correlate con i sintomi depressivi del paziente
Correlazionale. Confronto tra gruppo sperimentale e di controllo. Analisi delle correlazioni tra soddisfazione coniugale, attribuzioni interpersonali e depressione	Le coppie depresse sono meno soddisfatte rispetto alle coppie del gruppo di controllo; attribuzioni coniugali negative nei confronti del partner depresso mediano la relazione tra depressione e insoddisfazione coniugale nelle coppie in cui è forte l'aspettativa che il coniuge depresso possa fare qualcosa per cambiare (causa interna)
Correlazionale. Somministrazione di strumenti *self-report* a ciascun membro della coppia. Confronto tra gruppo sperimentale e di controllo	Nelle coppie con un partner depresso i pazienti riportano meno soddisfazione coniugale, valutano i propri coniugi come più ostili e meno socievoli e si aspettano che i propri coniugi siano meno soddisfatti e li valutino come più ostili e dominanti di quanto non facciano in realtà; i soggetti non depressi del gruppo di controllo fanno valutazioni più accurate
Osservazionale. Compito di discussione di coppia (10 min.) in cui i coniugi devono cercare di risolvere un problema coniugale (*Communication Box,* Floyd e Markman, 1983). Al termine dell'interazione, i coniugi completano individualmente un questionario *self-report* sulle percezioni della comunicazione di coppia	Le coppie insoddisfatte e in cui la moglie è depressa usano più comunicazioni negative e la comprensione reciproca delle comunicazioni tra i partner è bassa (nessuna correlazione tra l'intenzione comunicativa di un partner e l'impatto che tale comunicazione ha sull'altro); le coppie non depresse, e in particolare quelle soddisfatte, hanno comunicazioni più chiare, con maggiore comprensione reciproca;

(*cont.* →)

Tabella 5 Funzionamento coniugale in coppie con un partner depresso *(continua)*

AUTORI	CAMPIONE	VARIABILI DELLA RELAZIONE	ALTRE VARIABILI
		di comunicazione e della comunicazione di coppia ingenerale (*Post Session Questionnaire: PSQ*, strumento self-report con risposte tipo Likert creato ad hoc)	
Sacco et al. (1993)	22 coppie sposate: la moglie ha depressione maggiore o distmia (*Beck Depression Inventory: BDI*, Beck et al. 1961; *Structured Clinical Interview for DSM III-R: SCID*, Spitzer et al. 1986) + 23 coppie di controllo	Soddisfazione coniugale (*Marital Adjustment Test: MAT*, Locke e Wallace, 1959) Percezione: personalità del partner depresso (*Spous Rating Scale: SRS*, scala creata ad hoc) Attribuzioni causali per eventi positivi/negativi, ipotetici/reali capitati al partner depresso (*Revised Attributional Style Questionnaire: RASQ*, Peterson et al. 1992)	Reazioni emotive positive/ negative indotte dal comportamento del partner depresso (*Affective Reaction Scale: ARS*, scala creata ad hoc) Sintomi depressivi (*Beck Depression Inventory: BDI*, Beck et al. 1961)
Florin et al. (1992)	17 coppie con un partner con depressione maggiore o distmia (*Diagnostisches Interview bei Psychischen Storungen: DIPS*, Margraf et al. 1990) + 20 coppie di controllo	Attitudine emotiva nei confronti del partner: livelli di Emotività Espressa - EE (*Five Minute Speech Sample*, Magana et al. 1986)	Gravità del disturbo depressivo (*Beck Depression Inventory: BDI*, Beck et al. 1961)
Basco et al. (1992)	17 coppie sposate in cui uno o entrambi i partner hanno depressione maggiore o distmia (*Structured Clinical Interview for DSM III-R: SCID*, Spitzer et al. 1986; *Hamilton Rating Scale for*	Comunicazione (*Clinician Rating of Adult Communication: CRAC*, Basco et al. 1991): *problem solving*, attribuzione della colpa, aggressività verbale, coinvolgimento, chiarezza della comunicazione Intimità della relazione (*Intimacy Status Interview: ISI*, Orlofsky et al. 1973) Soddisfazione coniugale (*Dyadic Adjustment Scale: DAS*, Spanier, 1976;	

METODO	RISULTATI
	le comunicazioni negative sono correlate con un incremento dell'insoddisfazione in coppie insoddisfatte e con un incremento della soddisfazione in coppie soddisfatte
Correlazionale. Compito strutturato di conversazione di coppia per attivare nel marito le rappresentazioni mentali relative al partner depresso. Entrambi i partner completano il MAT, solo il marito completa RASQ, SRS e ARS. Confronto tra gruppo sperimentale e gruppo di controllo	I mariti di donne depresse valutano più negativamente la personalità delle mogli, fanno attribuzioni causali disposizionali per spiegare gli eventi negativi capitati alle mogli, riportano più reazioni emotive negative (rabbia, turbamento, confusione) e più sintomi depressivi rispetto ai mariti del gruppo di controllo; le coppie in cui la moglie soffre di depressione sono più insoddisfatte e l'insoddisfazione coniugale è predetta dalle attribuzioni negative fatte dai mariti
Osservazionale. I partner, individualmente, sono intervistati dallo sperimentatore e parlano dei propri pensieri e sentimenti relativi al coniuge. Codifica dell'intervista audioregistrata. Confronto tra gruppo sperimentale e gruppo di controllo	Rispetto al gruppo di controllo, le coppie in cui un partner è depresso hanno livelli di EE più alti (in particolare criticismo); correlazione tra i livelli di EE di paziente e coniuge; elevati livelli di EE nel paziente e nel coniuge sono correlati ad un disturbo depressivo più grave nel paziente
Osservazionale. Compito videoregistrato di discussione di coppia (8 min.) su un argomento moderatamente conflittuale con la consegna di cercare una soluzione al problema. Osservatori esterni esperti codificano l'interazione di coppia (CRAC). I partner completano poi individualmente questionari *self-report* (DAS, MSI e ACQ). Confronto tra gruppo sperimentale e gruppo di controllo. Regressione statistica (variabile dipendente: soddisfazione coniugale)	Rispetto alle coppie di controllo, le coppie depresse sono meno soddisfatte (in particolare relativamente alla comunicazione delle emozioni e al *problem solving*), hanno più problemi coniugali irrisolti, comunicano in modo maggiormente disfunzionale (povertà degli scambi tra i partner in tutte e cinque le variabili considerate) e hanno una minore capacità di stabilire e mantenere relazioni coniugali intime; paziente depresso e partner hanno punteggi simili; mentre nelle coppie di controllo la soddisfazione coniugale è predetta dalla qualità della comunicazione e dall'intimità della relazione coniugale, l'unica variabile che nelle coppie depresse predice

(*cont.* →)

Tabella 5 Funzionamento coniugale in coppie con un partner depresso *(continua)*

AUTORI	CAMPIONE	VARIABILI DELLA RELAZIONE	ALTRE VARIABILI
	Depression, HRS-D, Hamilton, 1960) + 17 coppie di controllo	*Marital Satisfaction Inventory: MSI,* Snyder, 1979) Problemi irrisolti della relazione coniugale (*Areas of Change Questionnaire: ACQ,* Weiss e Margolin, 1977)	
Schmaling et al. (1991)	4 gruppi sperimentali (soddisfazione coniugale x depressione maggiore della moglie): 24 coppie depresse (*Beck Depression Inventory: BDI,* Beck et al. 1961*; Hamilton Rating Scale for Depression, HRS-D,* Hamilton, 1960) e insoddisfatte, 38 solo depresse, 14 solo insoddisfatte, 24 né depresse né insoddisfatte	Soddisfazione coniugale (*Dyadic Adjustment Scale: DAS,* Spanier, 1976) Comunicazione verbale: processi di definizione delle aree di conflitto coniugale (*scala di osservazione creata ad hoc*)	
Schmaling e Jacobson (1990)	4 gruppi sperimentali (soddisfazione coniugale x depressione della moglie)	Soddisfazione coniugale Interazioni coniugali: comportamento aggressivo	Sintomi depressivi
Gotlib e Whiffen (1989a)	20 coppie sposate con un partner con depressione maggiore o distmia (*DSM III, APA, 1980; Hamilton Rating Scale for Depression: HRSD,* Hamilton,	Soddisfazione coniugale (*Marital Adjustment Test: MAT,* Locke e Fallace, 1959) Valutazione del comportamento interattivo del partner: dimensioni dominio-sottomissione e ostilità-cordialità (*Impact Message Inventory: IMI,*	Stato emotivo successivo all'interazione di coppia: emozioni positive/negative (*Today Form of the Multiple Affect Adjective Checklist: MAACL,* Zuckerman e Lubin, 1965)

METODO	RISULTATI
	la soddisfazione coniugale è la gravità della sintomatologia depressiva del paziente
Osservazionale: compito videoregistrato di discussione di coppia in cui i partner devono definire le aree problematiche della loro relazione di coppia e identificarne 2 da affrontare successivamente per tentare di trovare una soluzione. Osservatori esterni esperti codificano l'interazione coniugale	Controllando gli effetti dello stress coniugale, le coppie in cui la moglie soffre di depressione hanno comunicazioni più disfunzionali nell'identificazione delle aree problematiche della loro relazione di coppia: fanno meno uso di riassunti; questa tendenza è tipica delle pazienti depresse rispetto alle mogli non depresse, mentre i mariti di mogli depresse usano i riassunti in misura maggiore rispetto alle proprie mogli e ai mariti di donne non depresse; quanto più le mogli fanno uso di riassunti durante l'interazione coniugale, tanto più la loro sintomatologia depressiva è lieve; le mogli, sia depresse che non, si sentono sopraffatte dai problemi coniugali e tendono a evitare di affrontarli in misura maggiore dei mariti
Osservazionale. Compito di discussione di coppia su un argomento neutro o controverso fonte di conflitto. Confronto tra i pattern interattivi dei 4 gruppi sperimentali	L'espressione di sintomi depressivi nell'interazione di coppia è più evidente nelle coppie depresse, ma solo quando la discussione verte su un argomento controverso; nelle coppie insoddisfatte prevalgono i comportamenti aggressivi; nelle coppie, anche se soddisfatte, in cui la moglie è depressa, la moglie, ma non il marito, si comporta in modo aggressivo
Osservazionale. Compito videoregistrato di interazione di coppia (20 min.) in cui i partner devono discutere 5 argomenti identificati precedentemente come aree di difficoltà o disaccordo coniugale. Misure osservazionali (osservatori esterni indipendenti codificano l'interazione di coppia) + strumenti *self-report* (i coniugi completano individualmente MAT prima dell'interazione, e IMI e MAACL dopo).	Sia le coppie con un partner depresso che quelle cliniche con disturbi diversi dalla depressione sono meno soddisfatte e hanno pattern di comunicazione non verbale caratterizzati da meno sorriso, meno espressioni facciali di piacere e attivazione, meno contatto visivo rispetto alle coppie di controllo; solo nelle coppie depresse l'interazione coniugale è seguita da stati emotivi negativi e da valutazioni negative del comportamento

(cont. →)

Tabella 5 Funzionamento coniugale in coppie con un partner depresso *(continua)*

AUTORI	CAMPIONE	VARIABILI DELLA RELAZIONE	ALTRE VARIABILI
	1980; *Beck Depression Inventory: BDI,* Beck et al. 1961) + 32 coppie di controllo (popolazione normale o clinica: artrite)	Kiesler, 1984) Comunicazione non verbale: sorriso, espressioni facciali di piacere e attivazione, contatto visivo, gesti di illustrazione e adattamento (protocollo adattato da Youngren e Lewinsohn, 1980)	
Gotlib e Whiffen (1989b)	40 coppie in cui la moglie soffre di depressione + 40 coppie di controllo	Soddisfazione coniugale Strategie di coping del conflitto	Stress psicologico
Whisman e Jacobson (1989)	50 coppie in cui la moglie soffre di depressione maggiore + 25 coppie di controllo	Soddisfazione coniugale (*Dyadic Adjustment Scale: DAS,* Spanier, 1976) Ruoli coniugali: distribuzione delle responsabilità domestiche e della presa di decisioni (*Who Does What: WDW, Cowan* et al. *1983*)	Sintomi depressivi (*Beck Depression Inventory: BDI,* Beck et al. 1961) Mascolinità/Femminilità (*Masculinity (MSC) and Femininity (FMN) Scales,* Baucom, 1976)
Ruscher e Gotlib (1988)	11 coppie in cui un partner soffre di depressione + 11 coppie di controllo	Soddisfazione coniugale Qualità della comunicazione di coppia: proporzione di comportamenti positivi/ negativi verbali e non verbali Percezioni dell'interazione coniugale	Stato emotivo successivo all'interazione di coppia
Smolen et al. (1988)	32 donne sposate depresse (*Zung Self-Rating Depression Scale,* Zung, 1965) + 33 donne non depresse	Soddisfazione coniugale (*Dyadic Adjustment Scale: DAS,* Spanier, 1976) Comportamento assertivo in situazioni coniugali conflittuali (*Marital Situations Inventory,* creato ad hoc)	
Kowalik e Gotlib (1987)	9 coppie sposate in cui un partner soffre di depressione + 20 coppie di controllo	Comunicazione di coppia: intenzioni comunicative e effetti del messaggio sul ricevente: positivi, negativi, neutri e coerenza tra intenzioni ed effetti	Qualità del ricordo

METODO	RISULTATI
Confronto tra gruppo sperimentale e gruppi di controllo	del partner (dominante e ostile); questa tendenza è più pronunciata quando il coniuge depresso è la moglie
Correlazionale. Confronto tra gruppo sperimentale e gruppo di controllo	Le coppie in cui la moglie soffre di depressione sono più insoddisfatte, usano strategie di coping disfunzionali ed entrambi i coniugi hanno più stress psicologico delle coppie di controllo
Correlazionale. Somministrazione degli strumenti a ciascun membro della coppia separatamente. Analisi delle correlazioni tra variabili della relazione, caratteristiche di personalità e depressione. Confronto tra gruppo sperimentale e di controllo	Rispetto alle coppie non depresse, quelle in cui la moglie soffre di depressione sono più insoddisfatte, in particolare relativamente ai ruoli coniugali: entrambi i coniugi lamentano una ineguale distribuzione dei compiti domestici e della presa di decisioni, mentre le donne sono insoddisfatte anche della distribuzione delle responsabilità dei figli; correlazione negativa, nelle donne, tra mascolinità e depressione
Osservazionale. Compito videoregistrato di interazione coniugale (15 min.). Osservazione del comportamento verbale e non della coppia + somministrazione di questionari	Le coppie con un partner depresso hanno una proporzione maggiore di comportamenti verbali e non verbali negativi e una proporzione minore di comportamenti positivi rispetto alle coppie non depresse; le comunicazioni non verbali hanno un carattere più negativo rispetto alle espressioni verbali che le accompagnano; le coppie depresse provano sentimenti maggiormente negativi dopo aver interagito con il partner
Correlazionale. Somministrazione di strumenti *self-report*. Confronto tra gruppo sperimentale e gruppo di controllo	Le donne depresse riportano meno soddisfazione coniugale, meno comportamenti assertivi in situazioni coniugali conflittuali e l'aspettativa di non riuscire a far valere i propri diritti con il proprio partner
Osservazionale. Compito videoregistrato di interazione di coppia. Codifica degli scambi comunicativi fatta sia da osservatori esterni esperti (misure oggettive) che dagli stessi partecipanti (misure soggettive),	Le coppie con un partner depresso percepiscono la propria comunicazione di coppia come caratterizzata da scambi negativi e poca coerenza tra intenzione dell'emittente e impatto del messaggio sul ricevente; i ricordi sono accurati e le valutazioni non cambiano

(*cont.* →)

Tabella 5 Funzionamento coniugale in coppie con un partner depresso *(continua)*

AUTORI	CAMPIONE	VARIABILI DELLA RELAZIONE	ALTRE VARIABILI
	(popolazione normale o clinica)		
Hooley (1986)	30 coppie sposate in cui un partner soffre di depressione maggiore (*Research Diagnostic Criteria: RDC,* Spitzer et al. 1978; *Parent State Examination: PSE,* Wing et al. 1974)	Comunicazione verbale e non verbale (*Kategoriensystem fur* Partner*shaftilche Interaction: KPI,* Hahlweg et al. 1984): comunicazioni positive (accettazione, accordo, *problem solving* costruttivo, apertura all'altro), comunicazioni negative (criticismo, disaccordo, problem solving distruttivo, chiusura al dialogo), comunicazioni neutre (domande, descrizioni, metacomunicazioni)	Livelli di emotività espressa - EE (*Camberwell Family Interview: CFI,* Vaughn e Leff, 1976)
Crowther (1985)	22 coppie sposate in cui un partner soffre di depressione	Adattamento coniugale Conflitto coniugale	Sintomi depressivi (*Beck Depression Inventori: BDI,* Beck et al. 1961)
Biglan et al. (1985)	52 coppie sposate divise in 3 gruppi sperimentali: depressione della moglie e insoddisfatte, depressione della moglie e soddisfatte, di controllo	Soddisfazione coniugale Strategie di *problem solving* per far fronte ad un problema di coppia Comunicazione di coppia: comportamenti verbali e non verbali: apertura nei confronti del partner, facilitazione della reciprocità tra partner	
Mirowsky (1985)	680 coppie appartenenti alla popolazione generale	Distribuzione del potere all'interno della coppia	Sintomi depressivi

METODO	RISULTATI
contemporaneamente e dopo l'interazione (valutazione della qualità del ricordo)	a distanza di tempo dall'interazione; discrepanza tra le valutazioni delle coppie e quelle dei ricercatori: le coppie depresse, nonostante abbiano percezioni negative, sopravvalutano comunque le proprie interazioni di coppia
Osservazionale. Compito videoregistrato di discussione di coppia (15 min.) di argomenti su cui c'è disaccordo tra i partner e identificati precedentemente (*Strodtbeck Revealed Differences Inventory*, Strodtbeck, 1951). Osservatori esperti indipendenti codificano l'interazione di coppia. Analisi delle correlazioni tra categorie comportamentali e livelli di EE	Se il partner del soggetto depresso ha livelli elevati di EE, il suo comportamento verbale e non verbale nell'interazione di coppia è più negativo e caratterizzato da critica, disaccordo, non accettazione delle idee dell'altro; se il paziente interagisce con un partner con alti livelli di EE, non ha comportamenti più negativi, ma tende a non confidarsi con lui e ad avere più comportamenti neutri, soprattutto a livello non verbale
Correlazionale. Somministrazione di strumenti *self-report* a ciascun membro della coppia. Confronto tra le valutazioni della coppia e le valutazioni fatte dai terapeuti	Correlazione negativa, sia per le coppie che per i terapeuti, tra la severità dei sintomi depressivi e l'adattamento coniugale; differenze di genere: non ci sono differenze nella gravità dei sintomi depressivi, ma gli uomini depressi valutano la qualità della propria relazione coniugale migliore rispetto alle donne depresse
Osservazionale. Compito di discussione di coppia (2 da 10 min. ciascuna) in cui i coniugi devono cercare di risolvere un problema della loro relazione. Osservatori esterni esperti codificano l'interazione di coppia	Nelle coppie depresse, rispetto a quelle di controllo, la comunicazione è caratterizzata da meno assertività, meno apertura nei confronti del partner e, in particolare nelle donne, meno comportamenti volti alla soluzione del problema; se queste coppie sono anche insoddisfatte, si aggiungono comportamenti che non facilitano la reciprocità tra partner
Correlazionale. Somministrazione di interviste telefoniche. Analisi della relazione tra variabili della relazione e sintomi depressivi	Livelli inferiori di depressione in entrambi i coniugi sono associati ad una distribuzione equa del potere all'interno della coppia, oppure ad uno sbilanciamento del potere a favore del marito, se è accompagnato da suoi guadagni elevati e da accettazione dei ruoli sessuali tradizionali da parte della moglie

(*cont.* →)

Tabella 5 Funzionamento coniugale in coppie con un partner depresso *(continua)*

AUTORI	CAMPIONE	VARIABILI DELLA RELAZIONE	ALTRE VARIABILI
Hautzinger et al. (1982)	2 gruppi sperimentali: coppie sposate insoddisfatte con o senza un partner che soffre di depressione	Comunicazione di coppia: comportamenti verbali	
Hoover e Fitzgerald (1981)	42 coppie sposate in cui un partner soffre di disturbo maniaco-depressivo + 30 coppie di controllo	Disaccordo e conflitto coniugali *Conflict In Marriage Scale: CIMS*)	

Tabella 6 Elementi della relazione di coppia come fattori di rischio/protezione per la depressione *(continua*

AUTORI	CAMPIONE	VARIABILI DELLA RELAZIONE	ALTRE VARIABILI
Scott e Cordova (2002)	91 coppie sposate appartenenti alla popolazione generale (età: 19-78 anni)	Adattamento coniugale (*Dyadic Adjustment Scale: DAS, Spanier, 1976*) Stile di attaccamento (*Adult Attachment Questionnaire*, Shaver e Hazan, 1993)	Sintomi depressivi (*Beck Depression Inventory: BDI*, Beck et al. 1961)
Lynch et al. (2001)	74 pazienti con depressione (età: 21-70)	Funzionamento coniugale: percezione dell'interazione coniugale e dei pattern di comunicazione (*Communication Patterns Questionnaire: CPQ*, Christensen e Sullaway, 1984) Soddisfazione coniugale (*Dyadic Adjustment Scale: DAS, Spanier, 1976*) Desiderio di intimità (*Relationship Issues Questionnaire: RIQ*, Christensen e Sullaway, 1984)	Caratteristiche di personalità: "autonomy" (indipendenza), "*sociotropy*" (dipendenza dall'altro) (*Personal Style Inventory: PSI*, Robins et al. 1994)

METODO	RISULTATI
Osservazionale. Compito di discussione di coppia. Osservatori esterni esperti codificano le interazioni verbali della coppia	Le coppie insoddisfatte e depresse hanno una comunicazione caratterizzata da maggiore irregolarità, asimmetria, espressioni negative e centrata su lamentele somatiche o psicologiche; i queste coppie il coniuge non depresso percepisce se stesso positivamente, ma valuta il partner depresso negativamente; nelle coppie non depresse ci sono più regolarità, simmetria, supporto ed espressioni positive
Correlazionale. Somministrazione di strumenti *self-report*. Confronto tra gruppo sperimentale e gruppo di controllo	Le coppie con un partner che soffre di disturbo maniaco-depressivo riportano una maggiore conflittualità coniugale rispetto alle coppie di controllo; nelle coppe di controllo c'è una correlazione significativa tra i livelli di conflittualità riportati dai due partner, mentre nelle coppie depresse non c'è correlazione: i pazienti riportano una conflittualità maggiore rispetto ai propri partner

METODO	RISULTATI
Correlazionale. Ciascun membro della coppia completa individualmente gli strumenti *self-report*, inviati per posta. Valutazione del ruolo predittivo adattamento coniugale rispetto alla sintomatologia depressiva e del ruolo dello stile di attaccamento come fattore di mediazione di tale relazione	Lo stile di attaccamento media la relazione tra adattamento coniugale e depressione sia nei mariti che nelle mogli (ma in modo più accentuato per le donne): l'adattamento coniugale è correlato negativamente con i sintomi depressivi solo nei soggetti con attaccamento insicuro, in particolare con attaccamento ansioso-ambivalente
Correlazionale. Somministrazione di strumenti *self-report*. Analisi correlazionale	I tratti di personalità dipendenza e autonomia aumentano la vulnerabilità alla depressione attraverso gli effetti sulle relazioni intime del soggetto: il tratto dipendenza del paziente è correlato con la ricerca di affiliazione da parte propria, cui corrisponde un atteggiamento di indipendenza del partner; il tratto autonomia del paziente è correlato con insoddisfazione coniugale e il proprio atteggiamento indipendente, cui corrisponde la ricerca di affiliazione da parte del partner; differenze di genere: le donne depresse tendono ad avere punteggi più alti nel tratto dipendenza, gli uomini depressi nel tratto autonomia

(cont. →)

Tabella 6 Elementi della relazione di coppia come fattori di rischio/protezione per la depressione *(continu..*

AUTORI	CAMPIONE	VARIABILI DELLA RELAZIONE	ALTRE VARIABILI
Partridge (2001)	94 soggetti (maschi e femmine) appartenenti alla popolazione generale	Soddisfazione coniugale (*Dyadic Adjustment Scale: DAS*, Spanier, 1976) Funzionamento coniugale: coinvolgimento emotivo, criticismo (*Family Emotional Involvement and Criticism Scale*)	Sintomi depressivi (*Beck Depression Inventory: BDI*, Beck et al. 1961) Caratteristiche di personalità: : "autonomy" (indipendenza), "sociotropy" (dipendenza dall'altro) (*Personal Style Inventory: PSI*, Robins et al. 1994)
Christian-Herman et al. (2001)	50 donne (età: 21-44 anni) senza storia di depressione	Eventi coniugali negativi (*Negative Relationship Event Interview*, intervista semistrutturata creata ad hoc) Soddisfazione coniugale (*Dyadic Adjustment Scale: DAS*, Spanier, 1976)	Depressione (*Structured Clinical Interview for the DSM III-R: SCID*, Spitzer et al. 1990) Sintomi depressivi (*Center for Epidemiological Studies Depression Scale: CES-D*, Radloff, 1977)
Thompson et al. (2001)	146 soggetti (maschi e femmine) appartenenti alla popolazione generale	Stress coniugale: criticismo e intolleranza del partner percepiti nei propri confronti (scala del *Level of Expressed Emotion: LEE*, Cole e Kazarian, 1988)	Sintomi depressivi (*Beck Depression Inventory: BDI*, Beck et al. 1961) Stile interpersonale: "*silencing the self*" (inautenticità nelle relazioni significative) (*Silencing The Self Scale: STSS*, Jack, 1991)
Sayers et al. (2001)	63 coppie appartenenti alla popolazione generale	Stress coniugale: conflittualità Percezioni del funzionamento coniugale attuale e aspettative per il futuro (*Authomatic Thoughts Questionnaire, Deardorff* et al. *1984; Marital Attitude Survey,* Pretzer et al. 1992)	Sintomi depressivi
Whisman (2001)	Pazienti depressi in terapia (età: 21-60 anni)	Adattamento coniugale (*Marital Adjustment Scale: MAS*, Weissman e Paykel, 1974)	Evoluzione della depressione (*Beck Depression Inventory: BDI*, Beck et al. 1961; *Hamilton Rating Scale for Depression: HRS-D*, Hamilton, 1960)

METODO	RISULTATI
Correlazionale. Somministrazione di strumenti self-report. Analisi correlazionale e regressione statistica (variabile dipendente: sintomi depressivi)	I tratti di personalità autonomia e dipendenza e l'insoddisfazione coniugale sono fattori di vulnerabilità predittori della depressione; la dipendenza media la relazione tra l'insoddisfazione coniugale e la depressione: nei soggetti con alti livelli di dipendenza tale correlazione è più forte che nei soggetti con punteggi bassi in quel tratto
Longitudinale. Somministrazione di interviste per identificare gli eventi della relazione di coppia percepiti come estremamente negativi e fonte di conflittualità. Rilevazione della sintomatologia depressiva e della soddisfazione coniugale nel corso dei 2 mesi successivi al verificarsi dell'evento	Gli eventi coniugali negativi fonte di conflittualità più frequentemente citati sono separazione/divorzio, relazione extraconiugale, aggressione fisica; tali eventi negativi (in particolare separazione/divorzio) predicono l'insorgenza della depressione dopo un mese e il mantenimento di sintomi depressivi anche successivamente; l'insoddisfazione coniugale correlata a tali eventi negativi predice l'insorgenza della depressione, ma non viceversa
Correlazionale. Questionari *self-report* sono inviati per posta e completati da ciascun membro della coppia. Analisi correlazionale e regressione statistica (variabile dipendente: sintomi depressivi)	La percezione dell'atteggiamento critico del partner nei propri confronti è un predittore della depressione, con lo stile interpersonale *"silencing the self"* come fattore di mediazione; componenti differenti di tale stile interpersonale fungono da mediatori in maschi e femmine: nelle donne il "Sé diviso" (espressione esterna incongruente con sentimenti interni di rabbia), negli uomini "Percezione di sé esterna" (tendenza a giudicare se stessi in modo duro e usando uno standard esterno)
Correlazionale. Compito di discussione di coppia su un problema coniugale. Somministrazione di strumenti *self-report* a entrambi i membri della coppia. Valutazione della relazione tra cognizioni coniugali e depressione nel contesto della conflittualità coniugale	In interazioni coniugali conflittuali, le mogli con sintomi depressivi hanno rappresentazioni della relazione coniugale più negative: biasimano se stesse e il partner e hanno meno speranze per il futuro; le cognizioni negative spiegano la relazione tra la conflittualità coniugale e la depressione
Longitudinale. Valutazione dell'adattamento coniugale prima e dopo il trattamento della depressione, valutazione della depressione a 6, 12 e 18 mesi dalla fine della terapia. Valutazione dell'impatto dell'adattamento coniugale sull'evoluzione della depressione	Il miglioramento della depressione per effetto della terapia produce un miglioramento anche dell'adattamento coniugale, mentre un cattivo adattamento coniugale al termine della terapia è un fattore di rischio per il peggioramento della depressione al *follow-up*; un cattivo adattamento coniugale precedente al trattamento non ha un effetto significativo sull'esito della terapia

(cont. →)

Tabella 6 Elementi della relazione di coppia come fattori di rischio/protezione per la depressione *(continu...*

AUTORI	CAMPIONE	VARIABILI DELLA RELAZIONE	ALTRE VARIABILI
Sandberg e Harper (2000)	535 coppie (età: 55-75 anni) appartenenti alla popolazione generale	Stress coniugale	Sintomi depressivi Salute fisica Stress psicologico
Kung e Elkin (2000)	88 soggetti depressi in psicoterapia individuale	Adattameno coniugale	Sintomi depressivi (*Beck Depression Inventory: BDI*, Beck et al. 1961; *Hamilton Raring Scale for Depression: HRS-D*, Hamilton, 1960) Funzionamento sociale
Brummett et al. (2000)	898 coppie (età media: 43 anni) appartenenti alla popolazione generale	Funzionamento coniugale: ostilità (cinismo, risposte aggressive, sentimento ostile)	Sintomi depressivi Caratteristiche di personalità: ostilità
Whisman e Bruce (1999)	904 soggetti con o senza storia di depressione (maschi e femmine, età media: 40 anni)	Soddisfazione coniugale (*1 item con risposta tipo Likert*)	Sintomi depressivi (DSM III, APA, 1987)
Whiffen e Aube (1999)	64 coppie appartenenti alla popolazione generale	Intimità della relazione coniugale Criticismo	Caratteristiche di personalità: autocritica, dipendenza dagli altri sintomi depressivi
Culp (1998)	196 donne appartenenti alla popolazione generale	Soddisfazione coniugale Funzionamento coniugale: accettazione/critica dell'espressione emotiva del partner	Sintomi depressivi Stile interpersonale: "*silencing the self*" (inautenticità nelle relazioni significative) (*Silencing the Self Scale*, Jack, 1991) Autostima
Culp e Beach (1998)	260 soggetti (uomini e donne) appartenenti alla popolazione generale	Qualità della relazione coniugale (*Quality of Marriage Index*): intimità	Sintomi depressivi (*Beck Depression Inventory: BDI*, Beck et al. *1961*) Autostima (*Rosenberg Self Esteem Scale*, Rosenberg, 1965)

METODO	RISULTATI
Correlazionale. Somministrazione degli strumenti a entrambi i membri della coppia. Analisi correlazionale	Lo stress coniugale e/o lo stress psicologico e/o la salute fisica dei partner è correlata con la depressione di entrambi i membri della coppia
Longitudinale. Valutazione del miglioramento della depressione e del funzionamento sociale del soggetto a 6, 12 e 18 mesi dall'inizio della psicoterapia in funzione delle caratteristiche della relazione coniugale	Livelli elevati di adattamento coniugale e/o il miglioramento della relazione di coppia nel corso del trattamento (anche se non costituisce un obiettivo della terapia) predicono l'esito della psicoterapia al *follow-up* intermini di miglioramento della depressione e del funzionamento sociale del paziente
Longitudinale. Valutazione dell'impatto dell'ostilità coniugale sullo sviluppo di sintomi depressivi nei partner	Avere un carattere ostile predispone allo sviluppo di sintomi depressivi sia negli uomini che nelle donne, ma avere relazioni coniugali ostili è un fattore di rischio per lo sviluppo della depressione solo nelle donne
Longitudinale. Valutazione dell'incidenza di episodi depressivi nell'arco dei 12 mesi successivi alla rilevazione della soddisfazione coniugale dei soggetti	I soggetti, maschi e femmine, che riportano una relazione coniugale insoddisfacente hanno una probabilità 3 volte maggiore dei soggetti soddisfatti di sviluppare un episodio depressivo nell'anno successivo e circa il 30% dei nuovi episodi sono associati all'insoddisfazione coniugale; tale relazione non è influenzata da un'eventuale precedente storia di depressione
Correlazionale. Somministrazione di strumenti self-report. Analisi correlazionale	Soggetti con tendenza all'autocritica e alla dipendenza dagli altri sviluppano con maggiore probabilità una sintomatologia depressiva se la loro relazione coniugale è caratterizzata mancanza di intimità e dall'atteggiamento critico dei partner nei loro confronti
Correlazionale. Somministrazione di strumenti *self-report*. Analisi correlazionale e regressione statistica (variabile dipendente: sintomi depressivi)	La percezione che il partner non accetti l'espressione delle proprie emozioni predica la depressione, con lo stile interpersonale *"silencing the self"* come fattore di mediazione; nelle donne, autostima e soddisfazione coniugale influenzano la relazione tra lo stile *"silencing the self"* e depressione
Correlazionale. Somministrazione di strumenti *self-report*. Analisi delle relazioni tra le variabili e delle differenze di genere	L'intimità della relazione coniugale è interpretata dalle donne come apertura del sé all'altro e dagli uomini come compagnia; nelle donne l'autostima media la relazione tra qualità della relazione coniugale e depressione, mentre negli uomini l'autostima è un fattore che modera tale relazione

(*cont.* →)

Tabella 6 Elementi della relazione di coppia come fattori di rischio/protezione per la depressione *(continu*

AUTORI	CAMPIONE	VARIABILI DELLA RELAZIONE	ALTRE VARIABILI
Dehle e Weiss (1998)	47 coppie sposate da 1-3 anni, appartenenti alla popolazione generale	Qualità della relazione coniugale (*Dyadic Adjustment Scale: DAS*, Spanier, 1976)	Sintomi depressivi (*Beck Depression Inventory: BDI*, Beck et al. 1961)
Sandberg (1998)	10 coppie (non giovani) in cui un partner soffre di depressione	Funzionamento coniugale: comunicazione, problem solving, comprensione, intimità (*interviste*)	Attribuzioni causali relative alla depressione (interviste)
Schafer et al. (1998)	98 coppie appartenenti alla popolazione generale	Stress coniugale: disaccordo sui ruoli coniugali (*5 item con risposte tipo Likert, creati ad hoc*), disparità nella relazione coniugale (*Hatfield Global Measure of equity/inequity*, Hatfield et al. 1979)	Sintomi depressivi (scala di Derogatis et al. 1971) Autostima (*Rosenberg Self-Esteem Scale*, Rosenberg, 1965) Senso di efficacia personale (scala di Pearlin et al. 1981) Valutazioni di sé riflesse: come si pensa di essere percepiti dal partner (*Sherwood Self-concept Inventory*, Sherwood, 1970)
Fincham et al. (1997)	150 coppie appartenenti alla popolazione generale	Soddisfazione coniugale (*Marital Adjustment Test: MAT*, Locke e Wallace, 1959)	Sintomi depressivi (*Beck Depression Inventory: BDI*, Beck et al. 1961)
Katz e Beach (1997)	138 donne appartenenti alla popolazione generale	Soddisfazione coniugale Feedback del partner: conferma o no della visione di sé	Sintomi depressivi (*Beck Depression Inventory: BDI*, Beck et al. 1961; *Center for Epidemiological Studies Depression Scale: CES-D*, Radloff, 1977) Autostima
Horneffer e Fincham (1996)	150 coppie appartenenti alla popolazione	Stress coniugale (*Marital Adjustment Test: MAT*, Locke e Wallace, 1959)	Sintomi depressivi (*Beck Depression Inventory: BDI*, Beck et al. 1961)

METODO	RISULTATI
Longitudinale. Somministrazione di strumenti *self-report* a entrambi i membri della coppia e valutazione del ruolo predittivo della qualità della relazione coniugale sull'insorgenza di sintomi depressivi nell'arco di 3 mesi (regressione statistica)	Una cattiva qualità della relazione coniugale predice l'insorgenza di sintomi depressivi (soprattutto nelle mogli), ma anche la presenza di sintomi depressivi in un partner predice un peggioramento nella relazione coniugale, sia per le mogli sia per i mariti, nell'arco di 3 mesi
Studio qualitativo di tipo retrospettivo: individuazione dei temi principali emergenti dai racconti della coppia relativi alla depressione di un partner e al funzionamento della coppia	I soggetti depressi attribuiscono la causa della propria depressione a importanti cambiamenti di vita (problemi di salute, pensione, perdita di una persona cara), ma ritengono che la qualità della loro relazione coniugale (scarsi comunicazione, incapacità a risolvere i problemi, incomprensioni e isolamento) abbia giocato un ruolo importante nel determinare lo sviluppo e il corso della loro depressione
Longitudinale. Somministrazione di interviste a ciascun membro della coppia separatamente a distanza di 13 anni (T1: 1979; T2: 1992)	Lo stress coniugale (T1) influenza la percezione di essere valutati negativamente dal partner (T1) che, attraverso l'impatto negativo su variabili personali (autostima e senso di efficacia personale scarsi) (T2), favoriscono lo sviluppo o il peggioramento della depressione (T2); differenze di genere: per gli uomini, la variabile più importante per lo sviluppo della depressione è l'autostima, mentre le donne sono particolarmente sensibili allo stress coniugale (in particolare al disaccordo sui ruoli coniugali)
Longitudinale. Somministrazione degli strumenti *self-report* a ciascun membro della coppia 2 volte, a distanza di 18 mesi. Analisi delle relazioni causali tra soddisfazione coniugale e sintomi depressivi	Esiste una relazione causale tra soddisfazione coniugale e sintomi depressivi, me la direzione di tale relazione è differente per maschi e femmine: negli uomini la presenza di sintomi depressivi è un predittore dell'insoddisfazione coniugale, mentre nelle donne l'insoddisfazione coniugale è un fattore di rischio per la depressione
Correlazionale. Somministrazione degli strumenti. Analisi correlazionale e regressione statistica (variabile dipendente: sintomi depressivi)	In generale, ricevere dal partner un *feedback* positivo che confermi la propria opinione di sé porta ad un decremento della depressione attraverso l'aumento della soddisfazione coniugale, ma solo nei soggetti con elevata autostima, altrimenti tale *feedback* porta a un incremento della depressione perché rinforza la visione negativa di sé
Correlazionale. Gli strumenti *self-report* sono inviati per posta e completati individualmente da ciascun membro	Non solo lo stile attributivo che predispone alla depressione e le attribuzioni interpersonali negative che mantengono lo stress coniugale

(cont. →)

Tabella 6 Elementi della relazione di coppia come fattori di rischio/protezione per la depressione *(continua*

AUTORI	CAMPIONE	VARIABILI DELLA RELAZIONE	ALTRE VARIABILI
	generale (età media: 30 anni)	Attribuzioni interpersonali negative che mantengono lo stress coniugale (*Relationship Attribution Measure: RAM*, Fincham et al. 1990)	Stile attributivo che predispone alla depressione (*Attributional Style Questionnaire: ASQ*, Peterson et al. 1982)
Tower e Kasl (1996)	317 coppie (età: 65 anni e oltre) appartenenti alla popolazione generale	Intimità della relazione coniugale: vicinanza emotiva tra i partner	Sintomi depressivi
O'Leary et al. (1994)	328 coppie sposate da poco appartenenti alla popolazione generale	Stress coniugale: conflittualità (*Marital Adjustment Test: MAT*, Locke e Wallace, 1959)	Sintomi depressivi (*Beck Depression Inventory: BDI*, Beck et al. 1961)
Beach e O'Leary (1993)	241 coppie (età: 19-37 anni) sposate da poco	Soddisfazione coniugale	Sintomi depressivi
Goering et al. (1992)	47 donne (età: 22-63 anni) con depressione	Qualità della relazione coniugale attuale e precedente all'insorgenza della depressione	Sintomi depressivi
Hickie e Parker (1992)	69 soggetti (età: 20-78 anni) con depressione	Funzionamento coniugale: percezione della sollecitudine-cura del partner nei propri confronti	Decorso della depressione
Heim e Snyder (1991)	14 coppie in terapia di coppia + 45 coppie di controllo	Stress coniugale: disarmonia, distanza emotiva (*scale del Marital Satisfaction Inventory: MSI*, Snyder, 1981) Attribuzioni ed aspettative relative alle difficoltà coniugali *Marital Attitude Survey: MAS*, Pretzer et al. 1985)	Sintomi depressivi (*Beck Depression Inventory: BDI*, Beck et al. *1961; Zung Self-Rating Scale of Depression*, Zung, 1965)
Fiske e Peterson (1991)	71 soggetti appartenenti alla popolazione generale	Caratteristiche delle passate relazioni sentimentali: soddisfazione, dipendenza dal partner (interviste)	Sintomi depressivi (*Beck Depression Inventory: BDI*, Beck et al. 1961)

METODO	RISULTATI
della coppia. Valutazione del ruolo predittivo delle attribuzioni dei soggetti rispetto allo stress coniugale e ai sintomi depressivi (regressione statistica)	sono predittori, rispettivamente, della depressione e dello stress coniugale, ma anche le attribuzioni che mantengono lo stress coniugale sono predittori dei sintomi depressivi, e le attribuzioni che predispongono alla depressione sono predittori dello stress coniugale
Correlazionale. Somministrazione di interviste ai coniugi separatamente	La vicinanza emotiva tra i partner è associata a meno sintomi depressivi nelle mogli (sentono di essere emotivamente importanti per il proprio coniuge) e a più sintomi depressivi nei mariti (si sentono meno depressi se le mogli sono emotivamente indipendenti)
Longitudinale. Analisi delle correlazioni tra conflittualità coniugale e insorgenza di sintomi depressivi a 18 e 30 mesi dal matrimonio	La probabilità di sviluppare sintomi depressivi è 10 volte maggiore nei soggetti con relazioni coniugali conflittuali che in soggetti senza stress coniugale
Longitudinale. Analisi delle correlazioni tra soddisfazione coniugale e insorgenza di sintomi depressivi prima del matrimonio e 6 e 18 mesi dopo	L'insoddisfazione coniugale predice lo sviluppo della depressione, in particolare nei soggetti con disforia cronica; nessuna differenza di genere
Longitudinale. Valutazione del decorso della depressione 6 mesi dopo la dimissione dall'ospedale e del valore predittivo della qualità della relazione coniugale	Il miglioramento della depressione nelle pazienti è predetto dalla propria valutazione della qualità attuale della relazione coniugale e dalla valutazione dei mariti della qualità della relazione coniugale precedente all'insorgenza della depressione
Longitudinale. Valutazione dell'impatto della sollecitudine del partner nei confronti del paziente sull'esito della depressione nell'arco di 18 mesi	La depressione del paziente migliora se la propria relazione coniugale è caratterizzata dalla sollecitudine del partner nei propri confronti, oppure se la relazione con un partner non sollecito viene interrotta
Correlazionale. Valutazione del ruolo predittivo delle variabili della relazione e dei processi attributivi rispetto allo sviluppo di sintomi depressivi (regressione statistica)	Sia negli uomini che nelle donne la distanza emotiva e la disarmonia coniugale sono i migliori predittori della depressione; a loro volta, tali variabili della relazione sono predette, negli uomini, dall'attribuzione di responsabilità per le difficoltà coniugali al coniuge e dalla convinzione di mancanza di amore da parte sua e, nelle donne, dell'attribuzione di responsabilità a se stesse
Studio retrospettivo. Valutazione dell'impatto della qualità di passate relazioni sentimentali sull'attuale sintomatologia depressiva	I soggetti che attualmente mostrano sintomi depressivi riportano, rispetto ai soggetti non depressi, più insoddisfazione

(cont. →)

Tabella 6 Elementi della relazione di coppia come fattori di rischio/protezione per la depressione *(continu*

AUTORI	CAMPIONE	VARIABILI DELLA RELAZIONE	ALTRE VARIABILI
Hooley e Teasdale (1989)	39 pazienti depressi (*Research Diagnostic Criteria: RDC*, Spitzer et al. 1978; *Beck Depression Inventory: BDI*, Beck et al. 1961) ospedalizzati (maschi e femmine, età: 27-70 anni)	Soddisfazione coniugale (*Dyadic Adjustment Scale: DAS*, Spanier, 1976) Criticismo (*Perceived Criticism: PC*, scala Likert creata ad hoc)	Livelli di Emotività Espressa – EE del partner non depresso (*Camberwell Family Interview: CFI*, Vaughn e Leff, 1976) Evoluzione della depressione: ricadute
Gruen et al. (1987)	30 coppie appartenenti alla popolazione generale	Emozioni: rabbia, disgusto, preoccupazione, paura	Sintomi depressivi Salute fisica
Schafer (1985)	336 coppie appartenenti alla popolazione generale	Accordo tra coniugi sui ruoli coniugali	Sintomi depressivi della moglie Concetto di sé della moglie Percezione della moglie dell'opinione del marito nei propri confronti
Roy (1985)	160 pazienti con depressione (*DSM III, APA, 1987; Hamilton Rating Scale for Depression: HRSD-R*, Hamilton, 1960)	Qualità della relazione coniugale (interviste semistrutturate)	
Waring e Patton (1984)	Coppie in cui un partner soffre di depressione	Funzionamento coniugale: intimità della relazione di coppia	Sintomi depressivi

METODO	RISULTATI
	e più dipendenza dal partner come caratteristica delle loro relazioni sentimentali passate
Longitudinale. Somministrazione di interviste a paziente (DAS, PC) e coniuge (DAS, PC, CFI) nel periodo di ospedalizzazione. Valutazione del ruolo predittivo di soddisfazione coniugale, criticismo e livelli di EE del partner rispetto alle ricadute nella depressione 9 mesi dopo la dimissione dall'ospedale	Insoddisfazione coniugale, alti livelli di EE del partner e percezione dell'atteggiamento critico del partner nei propri confronti sono tutti predittori di ricadute nella depressione, ma i pazienti con la maggiore probabilità di ricadute sono quelli che valutano l'atteggiamento del proprio partner come critico nei propri confronti
Correlazionale. Analisi dei pattern di comunicazione delle emozioni quando la coppia affronta un evento stressante e dell'impatto di tali pattern su depressione e salute fisica	Quando le reazioni emotive dei due partner ad un evento stressante sono discordanti (la moglie prova rabbia, disgusto, preoccupazione e paura mentre il marito no), le mogli hanno più sintomi depressivi e i mariti hanno una salute fisica peggiore
Correlazionale. Somministrazione di interviste a ciascun membro della coppia. Analisi correlazionale e regressione statistica (variabile dipendente: sintomi depressivi della moglie)	Il disaccordo sui ruoli coniugali predice lo sviluppo di sintomi depressivi nelle mogli tramite l'influenza del disaccordo sul concetto di sé delle mogli e sulle opinioni del marito percepite nei propri confronti
Studio retrospettivo: somministrazione di interviste semistrutturate ai pazienti per valutare la qualità della loro relazione coniugale precedente all'insorgenza del disturbo depressivo	La maggior parte dei pazienti riporta relazioni coniugali disfunzionali prima dell'insorgenza della depressione: la predisposizione alla depressione influenza negativamente la qualità della relazione coniugale oppure avere una relazione coniugale disfunzionale predispone alla depressione
Longitudinale. Valutazione dell'impatto dell'intimità della relazione coniugale sull'evoluzione della depressione del paziente e sullo sviluppo di sintomi depressivi nel partner nell'arco di un mese	Nelle coppie che hanno una relazione caratterizzata da intimità e confidenza scarse non solo c'è una minore probabilità di miglioramento della depressione del paziente, ma anche è più probabile che il partner sviluppi sintomi depressivi

Indice analitico

A

Adattamento
- alla malattia 26
- psicosociale 22, 25-26, 115, 174-175

Alienazione 49
Alleanza 135, 137
Alterazioni del bilanciamento autonomico 94
Altri significativi 11, 15, 45-46, 50, 131, 160-161, 163
Ambiente sociale 5, 44
Ambivalenza 9
Amore 15-16, 139, 207
Anger in 7, 150-152, 155
Anger out 6-7, 150-153, 155
Ansia 7, 11, 25, 40, 81, 98, 108-109, 113-115, 126, 128-131, 148-152, 154, 162-163, 170, 178, 180, 183
Assenza di speranza 36
Assessment 38, 172, 180
Attaccamento insicuro 50-51, 66, 71, 132, 185, 199
Atteggiamento
- ostile 6, 10, 168
- supportivo 6

Attivazione fisiologica 5, 8, 18, 81, 119
Attribuzioni negative 62, 65-66, 70, 118, 191
Aumento di rischio 43, 93
Autonomia 71, 162-163, 199, 201
Autovalutazioni negative 49

B

Beck Depression Inventory (BDI) 38, 61, 73, 98, 160, 170, 184, 186, 188, 190, 192, 194, 198, 200, 202, 204, 206, 208
Benessere psicologico 11, 25, 71, 119, 126, 178-179
Bilanciamento simpato/vagale 94, 96, 100-101, 105, 107, 111-112
Bisogni
- emozionali 98
- interattivi 98, 106-107, 109, 114-115
By-pass coronarico arterioso 36

C

Camberwell Family Interview (CFI) 63, 196, 208
Caratteristiche cliniche 37, 97
Cause multifattoriali 37
Centers for Epidemiological Studies-Depression (CES-D) scale 38
Chi squared test statistic 100
Chiarezza della comunicazione 63, 190
Close relationship 15, 98, 109
Complicanza psicologica 59, 118
Componenti
- cognitive 38
- dell'umore 38-39
Comportamento
- dominante 8, 20, 155, 157
- ostile 6-7, 154-155
- sottomesso 192
Composite International Diagnostic Interview (CIDI) 38
Comprensione
- della depressione 48-49
- reciproca 63, 189
Comunanza (communion) 8, 25

Comunicazione 8, 22, 25, 61-64, 69-70, 73, 82-83, 85, 98, 109, 114-115, 119, 128, 133, 157-158, 164-165, 168, 172-173, 184, 186-199, 204-205, 209
Condivisione emotiva 139-140
Conflitto coniugale 20, 60, 184, 186-187, 192, 196
Conflittualità 18-19, 22, 24-25, 48-51, 61, 63-64, 69, 72, 118, 130, 160, 164, 183-185, 199-201, 206-207
Consolidamento 134-135, 141
Contatto emotivo 10, 70, 161
Controllo negativo 10, 161
Coping interpersonale 10-11, 160-161, 170, 176
Coppia
– disfunzionale vi, 24, 49, 59, 67, 71-72, 116, 118-119
– elettiva 17
– funzionale v, 24
– ostile 70
Couple's helping exercise 83
Cross-sectional 41

D

Decorso della patologia 10, 21-22, 24, 128
De-escalation 134
Demand-withdraw 19, 115
Depressione
– atipica 32, 36-38, 40
– contagiosa 73, 119
– maggiore 31-33, 35, 38, 41, 51, 184, 186, 188, 190, 192, 194, 196
– melanconica 37
– unipolare 41
Deterioramento progressivo 22, 173
Diagnostic Interview Schedule (DIS) 35, 38
Differenze neuro-ormonali 37
Dimensione traumatica 125
Dimensioni
– della qualità della relazione 109
– relazionali 109
Dinamiche
– disfunzionali 141
– relazionali 106, 113
Disclosure
– of emotion 86, 88
– of fact 86, 88
– of feelings 88
Disegno metodologico 96-97, 117

Disturbi depressivi 33, 40, 42, 44
Disturbo Cardiaco (CAD) 5, 9-11, 21-24, 116, 147, 155, 158-161, 168
Divisione del sé 49
Dominio interpersonale 7, 19, 147, 154
Dyadic Adjustment Test (DAS) 61

E

Emotional self-disclosure 85, 96, 109
Emotionally Focused Couple Therapy (EFT) 126, 131-134, 137
Emotività Espressa (EE) 63, 70, 190, 196, 208
Emozioni negative 5, 7, 24, 64-66, 87, 148, 150-154, 184, 188-189
Empatia 10, 23, 79, 82-88, 94, 96, 109,113, 117, 127, 133, 160-161, 173
Episodi d'insorgenza 7, 22, 33, 49, 68-70, 72, 115, 118, 120, 128, 130, 159, 201, 205-209
Equazioni strutturali (lisrel) 99, 106, 110
Equilibrio di coppia 23
Esaurimento vitale 36, 43
Esito della riabilitazione cardiaca 23, 93-94, 96, 100-102, 105-106, 111-113
Esperienza traumantica 79, 114, 125, 133
Evento
– traumatico vi, 81-82, 114, 128-130, 133, 140
– cardiaco 9, 11, 21, 23-24, 41, 79, 81, 97, 113, 115-116, 118-119, 127-129, 131, 133, 141, 168, 175, 177
Evidence practices 94
Evitamento 64, 81, 98, 108-109, 113-116, 118, 129, 132, 139, 186, 187
Experiences in Close Relationships (ECR) 98, 107

F

Factual self-disclosure 85
Fattori
– cronici 33
– di mediazione 50, 66, 86, 159, 173, 187, 199, 201, 203
– di protezione 112
– di rischio vi, viii, 8-9, 17, 32-33, 39-41, 44, 50, 59, 69-70, 72, 93-94, 100, 112, 119, 128, 130, 201, 203, 205
– episodici 33
– predittivi 26, 41, 43

- psicosociali 4-5, 127
- sociali 46, 48
- stressanti 80, 126

Fenomenologia della depressione 49
Fighting spirit 25, 147, 172
Funzionamento
- coniugale 19, 21-22, 24, 60-61, 71-73, 115, 118-119, 147, 168-169
- della coppia 21, 82, 129, 205
- interpersonale 9

Funzione riflessiva 114

G

Goodness-of-Fit Index (GFI) 99-100, 110

H

Heart Rate Variability (HRV) 40, 94, 111
Help intended communication 83
Helper disclosure 83-84
Helper self-disclosure 84
Hospital anxiety and depression scale 35, 38, 83

I

IAS-R (Interpersonal Adjective Scales-Revised) 6, 148, 154, 156, 166
Insoddisfazione coniugale 24, 50, 62, 66-68, 72, 175, 185, 187, 189, 191, 199, 201, 203, 205, 207, 209
Interazione di coppia 60-63, 73, 165, 167, 189, 191-195, 197
Interazioni
- di aiuto 84
- di sostegno 84
- sociali
- ostili 5, 7, 154
- provocatorie 5, 7, 154

Interdipendenza 15-16, 116, 118
Interlocutore 6, 8, 10, 19, 46, 149, 153-155, 157-159
Interpersonalità 3-4, 9, 18, 20, 44-45
Intimità
- relazionale 128

Iperreattività cardiaca 5, 7, 115

L

Legame
- di attaccamento 133-134
- di coppia 16, 114, 116

Listener 85

Loop
- interattivo 115-116
- relazionale depressivo 106

M

Maastricht questionnaire 36, 38
Malattia cardiaca vi, xiii, xiv, 10-11, 21, 25, 31-33, 80-81, 93, 113, 125, 127-130, 140
Manuale diagnostico statistico (DSM-IV) 38
Marital Adjustment Test (MAT) 61, 170, 186, 190, 192, 204, 206
Meccanismi
- di difesa 23, 115
- patofisiologici 39

MICS (Marital Interaction Coding System) 61, 184, 186
Modello
- di Reis e Shaver 84, 86
- mediazionale 87
- Multiple Affect Adjective Checklist (MAACL) 61, 176, 178, 192

N

Negazione 23, 113, 115-116, 160, 180-183

O

Odds Ratio (OR) 42, 104-105
Operazionalizzare l'empatia 84
Ostilità 6-7, 18-20, 23, 33, 63, 65, 70, 148-151, 153, 157-159, 164-167, 169, 172, 180-181, 188, 192, 202-203

P

Paradigma interpersonale 31, 44-45
Partner disclosure 86-88
Partner Relationship Inventory (PRI) 98
Partner responsiveness 85-88, 96, 109
Partner
- amorosi 16
- depressi 60, 62-66, 147, 184-196, 198-199
- ostili 20

Partner's level of responsiveness 84
Patologia
- cardiaca v, xiii-xiv, 5, 10, 17, 21-26, 31-32, 35, 115, 118-119, 125-127, 131, 133-134
- psicologica 126

Pattern
- comunicativi 118
- comunicativi disfunzionali 62-64

- comunicativo evitante 18
- di interazione 132
- fisiologico 94, 101
- interattivi 19, 22, 115, 133-135, 181, 183, 185, 193
- psicofisiologici 93

Patto
- dichiarato 17
- segreto 17

Paziente
- depresso 46, 113, 117, 191
- nascosto 126

Percezione
- di initimità 88
- delle relazioni interpersonali 10-11, 149, 160, 162-163
- di empatia 87, 117

Perdere la vita 79, 125
Personalità di tipo A 7
Posizioni interattive 135
Predittore 24-25, 60, 67, 70-71, 100-101, 103, 173, 201, 205
Pressione sanguigna 5-6, 8, 21, 24, 115, 130, 148-149, 158, 164-165, 168-169
Procedure longitudinali 21, 67, 73

Processo
- di cambiamento 133-134
- di cura 40, 114, 125, 127-128

Prognosi
- miglioramento xiii, 24
- peggioramento 10, 24, 46, 49, 119

Prospettiva interpersonale 44-47
Psicopatogenesi della sintomatologia depressiva 93
Psicoterapia 69, 130, 202-203

Q

Qualità
- dell'adattamento 5, 22, 25-26, 68-69, 72, 99-100, 110, 115, 175, 179, 183
- della relazione xiii, 9, 18-19, 22-25, 50, 60, 62, 68, 71-72, 80, 94-96, 105-109, 111-115, 119, 126-127, 130, 158-159, 168-172, 174, 176-183, 202-209

Questionari 38, 61, 149, 161, 169, 173, 175, 177, 179, 181, 183, 185, 189, 191, 195, 201

R

Rabbia 6-7, 33, 48-49, 66, 71, 133, 136-140, 148-154, 158-159, 166-167, 172-173, 188, 191, 201, 208-209

Rapporti affettivi 16, 118
Reattività cardiaca 4-10, 17-20, 115, 119-120, 147-148, 150, 164
Reciprocità negativa 64, 115
Recupero 11, 23-24, 82, 115, 128, 161, 174-177

Relazione
- ambivalente 5, 9, 159
- coniugale 18, 22-24, 50, 68-69, 71-72, 120, 168-172, 174, 176-183, 191-192, 197, 201-209
- disfunzionale 24, 49, 59, 67, 71-72, 118-119
- empatica 83, 114
- soddisfacente 24

Restricted cohort study 97, 117
Riabilitazione cardiaca 23-24, 93-96, 98-106, 111-113, 117, 119

Rischio
- cardiaco 3-4, 7, 15, 18, 32, 37, 41, 59, 93-95, 100-101, 111-113, 116, 118-119, 130
- di depressione 47, 51, 69, 73
- di morbilità 31-32, 94
- di mortalità 31-32, 94

Riuscita personale (agency) 9
Rochesters Interaction Record (RIR) 87

S

Salute mentale 80, 126, 174-175
Sbilanciamento
- del potere 19, 65, 197
- simpato/vagale 111

Scambi interattivi 44
Schedules for Clinical Assessment in Neuropsychiatry (SCAN) 38

Sé
- ideale 48-49
- psicologico 16
- vero 48

Self-disclosure 84-88, 96, 109
Semantica ossessivo-compulsiva 116
Sentimenti ambivalenti 9, 159
Silencing the self 47-49, 71, 147, 200-203
Simmetria 17, 199

Sintomatologia
- depressiva vi, viii, 31-33, 36, 45-46, 49-50, 59-60, 62, 64-65, 68, 70, 73, 93-96, 101, 106, 109, 111-113, 116, 118-119, 125, 130, 132-133, 137, 139, 141, 187-189,

193, 199, 201, 203, 207
Sintonia emotiva 132
Sistema
— di attaccamento 50, 82
— relazionale 16
Sociotropy 71, 198, 200
Soddisfazione
— coniugale 18-20, 22, 24, 25-26, 50, 61-62, 66-68, 72-73, 164, 168-171, 173-175, 177, 180-181, 184-196, 198-209
— emotiva 109, 112-113, 115
Sofferenza psicologica 127
Soppressione della positività 64, 115
Sostegno emotivo 25, 128, 130
Spazio mentale 141
Speaker 85
Stile
— attributivo 69
— interattivo 108-109
— interpersonale 71, 116, 163
— supportivo 83
Strategie
— di attacco 187
— di coping 25
— di evitamento 187
Stress
— coniugale 18-19, 69-70, 165, 170, 193, 200, 202-207
— interpersonale 4-7, 17-20
— psicologico 23, 25, 80-81, 118, 126, 129, 160-161, 168-171, 174-185, 194-195, 202-203
Structured Clinical Interview for DSM-IV Axis I Disorders (SCID) 38

Strumenti self-report 4, 22, 61-62, 66-68, 71, 73, 83, 117, 185, 187, 189, 193, 195, 197, 199, 201, 203, 205
Studi prospettici 36, 41
Supporto
— familiare 18, 20-21, 164-165
— psicologico 82
Sviluppo della depressione 47, 50, 67-70, 72, 203, 205, 207

T
Temporalità 16
Teoria
— del trauma 82, 129
— dell'attaccamento 49, 131
Terapia di coppia 50, 119, 130-132, 135, 141, 206
Tolleranza allo sforzo (METS) 99, 102-105
Trattamento della depressione 44, 50, 69, 72, 119, 135, 201
Trauma
psicologico 81
— emotivo 133
Tucker-Lewis Index (TLI) 99, 100

V
Valore prognostico 9, 24, 169, 171
Variabili interpersonali 4, 10, 47
Vicinanza
— emotiva 70, 114, 127, 206-207
— psicologica 16
Vissuto psicologico 114, 125
Vulnerabilità 8, 44, 47-48, 50, 68-72, 82, 119, 129-130, 199, 201

MIX
Papier aus verantwortungsvollen Quellen
Paper from responsible sources
FSC® C105338

If you have any concerns about our products,
you can contact us on
ProductSafety@springernature.com

In case Publisher is established outside the EU,
the EU authorized representative is:
**Springer Nature Customer Service Center GmbH
Europaplatz 3, 69115 Heidelberg, Germany**

Printed by Libri Plureos GmbH
in Hamburg, Germany